生物活性物质在器官纤维化治疗中的应用

张志刚　李心慰　徐　闯　主编

中国农业出版社

北　京

编写人员

主　编　张志刚　东北农业大学动物医学学院

　　　　李心慰　吉林大学动物医学学院

　　　　徐　闯　中国农业大学动物医学学院

副主编　黄宇翔　黑龙江省农业科学院畜牧兽医分院

　　　　郭昌明　吉林大学动物医学学院

　　　　李思雨　内蒙古农业大学兽医学院

　　　　韩碧琦　东北农业大学动物医学学院

　　　　吴殿君　吉林大学动物医学学院

参　编　孔　涛　河南科技大学动物科技学院

　　　　于美玲　广西大学动物科学技术学院

　　　　张　才　河南科技大学动物科技学院

　　　　吕占军　东北农业大学动物医学学院

　　　　杨大千　北京大学国际癌症研究院

　　　　高瑞峰　内蒙古农业大学兽医学院

　　　　王建国　西北农林科技大学动物医学学院

　　　　李佳益　东北农业大学动物医学学院

　　　　潘志忠　松原职业技术学院农牧科技分院

　　　　朱言柱　吉林农业科技学院

　　　　吕玥莹　上海交通大学第一人民医院

　　　　王　妍　西北农林科技大学动物医学学院

　　　　逯静静　黑龙江八一农垦大学动物科技学院

　　　　刘　燕　内蒙古民族大学生命科学学院

吴晨晨　西北农林科技大学动物医学学院

杨　威　黑龙江八一农垦大学动物科技学院

孙旭东　黑龙江八一农垦大学动物科技学院

李　鹏　沈阳农业大学动物科学与医学学院

龙　淼　沈阳农业大学动物科学与医学学院

张　燚　沈阳农业大学动物科学与医学学院

曹子凌　东北农业大学动物医学学院

于　璐　哈尔滨工业大学生命科学与技术学院

李　铭　中国农业大学动物医学学院

郭鑫宇　广西大学动物科学技术学院

杨　旭　锡林郭勒盟农牧局

姜惠洁　东北农业大学动物医学学院

马家瞳　东北农业大学动物医学学院

主　审　刘国文　王　哲　吉林大学

前　言
· F O R E W O R D ·

纤维化是一类疾病的统称，也是一种慢性的进行性的病变，以细胞外基质过度增生和异常沉积为特征。近年来，随着对纤维化的深入研究，纤维化从不治之症逐渐被认为是一个可逆的病理过程。但是，由于现有的治疗药物价格昂贵、适应范围窄和有毒副作用，开发纤维化治疗药物仍是亟待解决的关键问题。生物活性物质由于其来源广泛、化学结构多样和毒副作用小等优点，成为药物开发的热点方向，目前已经有部分生物活性物质被认为具有临床应用前景。

本书分为"纤维化及其机制"和"生物活性物质的抗纤维化作用"两章。第一章阐述了最新的器官纤维化的病理机制，包括星状细胞激活、氧化应激、内质网应激、自噬、炎症、细胞凋亡、铁死亡和细胞焦亡。第二章以国内外近三年的生物活性物质治疗各种纤维化疾病动物模型及部分临床研究文献为基础，将生物活性物质分为生物碱、多糖、黄酮类化合物、萜类化合物、酚类化合物及其他化合物共六节进行归纳总结。

随着生物技术的进步，21世纪以来，生物医药及相关行业迅猛发展，相关科研成果呈指数式增长，由此带来的知识更新换代迫使科研人员必须投入极大的精力进行相关文献的阅读，同时也使普通读者面对海量信息难以筛选，入门困难。本书的编写团队均具有多年科研和临床实践经验，站在国际视角，将丰富的相关知识结合实践经验编纂成书，旨在为生命科学领域的科研工作者提供最新和较全面的参考和思路，以使读者能从浩如烟海的国内外文献中进行有针对性的筛选和阅读。本书可以为对生物活性物质及其抗纤维化机制感兴趣的科研人员提供科研方向，也可以作为医学、药学、动物医学、动物药学和食品科学等专业的教师和研究生、本科生的教材或教辅用书。同时对普通读者可起到科普作用。

  由于编者水平所限，本书中的不妥和疏漏之处在所难免，敬请各位读者不吝指正，以便我们及时修改。

编 者

2024 年 9 月

目 录
• C O N T E N T S •

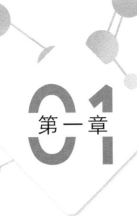

第一章　纤维化及其机制

第一节　纤维化概述

纤维化既是一类疾病的统称，也是一种慢性的进行性病变，以细胞外基质（extracellular matrix，ECM）过度增生和异常沉积为特征。纤维化是许多常见病的最终病理结果，也是这些疾病发生和发展的主要原因。与纤维化相关的常见疾病包括病毒性肝炎、非酒精性脂肪性肝病（non-alcoholic fatty liver disease，NAFLD）、慢性肾脏疾病、特发性肺纤维化（idiopathic pulmonary fibrosis，IPF）、肺气肿和囊性纤维化（cystic fibrosis，CF）。纤维化相关疾病的年发病情况约为每 10 万人中有 4 968 例。此外，纤维化相关疾病占 2019 年全球伤残调整生命年（disability adjusted life years，DALYs）的很大比例。因此，纤维化逐渐成为一个重大的健康挑战。

正常的伤口愈合过程和纤维化疾病的发病机制有许多共同点。有多种因素可对正常组织结构造成损害，引发伤口愈合反应，如感染因子、酒精、环境刺激和基因突变。组织修复反应通常始于炎症，炎性反应发生时，炎症介质上调，并促进中性粒细胞、嗜酸性粒细胞和巨噬细胞向损伤部位迁移，以清除碎片和坏死区域，然后，成纤维细胞和其他间充质细胞通过上调纤维化相关细胞因子，如成纤维细胞生长因子（fibroblast growth factor，FGF）和血小板衍生生长因子（platelet derived growth factor，PDGF），形成肌成纤维细胞，这些细胞可以分泌 ECM 成分。在正常的伤口愈合反应中，活化的肌成纤维细胞（myofibroblasts，MFb）将在损伤修复后通过细胞凋亡从伤口部位被清除。然而，在纤维化过程中，肌成纤维细胞未能经历细胞凋亡，并持续被激活，最终导致过度的 ECM 沉积。ECM 的渐进性积累导致受伤组织的僵硬程度增加，并阻碍氧气扩散，进一步促进细胞损伤。此外，其他实质细胞功能障碍和损伤引起的细胞-细胞相互作用失调也是纤维化的重要原因，如血管内皮细胞功能异常诱导的血管增殖等。纤维化过程可以发生在许多器官中，肝、肺、肾和心脏的纤维化占所有纤维化疾病的大部分。这些器官之间组织结构和微环境的不同特征导致纤维化过程的差异。尽管近年来科研人员对纤维化的深入研究越来越多，但其机制尚未得到充分解释。本章节主要介绍目前已知的关于纤维化进展的重要机制，并简要描述各机制参与的器官纤维化。

1

第二节　纤维化发病机制

一、星状细胞激活

星状细胞中目前研究较多的是肝星状细胞（hepatic stellate cell，HSC）和胰腺星状细胞（pancreatic stellate cell，PSC），以下内容以这两种星状细胞为重点，阐述星状细胞激活与纤维化之间的关系。

（一）HSC

早在 1876 年，德国 Carl Wilhelm von Kupffer 在使用氯化金染色法研究肝脏的神经系统时，在肝血窦周围发现一种呈星状形态的细胞，这是 HSC 首次被发现。HSC 定位于肝窦内皮细胞（livers inusoidal endothelial cells，LSEC）和肝细胞之间的窦间隙内，分散在整个肝脏中，占肝脏固有细胞总数的 15%，占非实质细胞的 30% 左右。其形态不规则，胞体呈圆形或不规则形态。此外，HSC 伸出的胞突还会与肝细胞和邻近的星状细胞接触。HSC 胞质中含有 1~14 个直径为 1.0~2.0 μm 的富含维生素 A 和甘油三酯的脂滴，胞质中有丰富的游离核糖体、粗面内质网及发达的高尔基复合体，其细长的突起向外延伸环绕在血窦内皮细胞外，是体内储存视黄醛衍生物的主要部位。细胞核形态不规则，由于脂滴的挤压，常致细胞核呈一个或多个凹陷，核内可见 1~2 个核仁。正常肝脏中 HSC 的数目很少，但 HSC 的立体分布和伸展足以覆盖整个肝窦微循环。

在正常生理状态下，HSC 位于窦间隙内表现为富含维生素 A 脂滴的静止型，其主要功能包括：代谢和贮存维生素 A，储存脂肪，合成和分泌胶原及糖蛋白、蛋白多糖等基质成分，合成基质金属蛋白酶（matrix metalloproteinase，MMP）及其组织抑制剂、表达细胞因子及受体和参与肝窦血流调节，不表达 α-平滑肌蛋白（alpha smooth muscle actin，α-SMA），增殖活性低，合成胶原能力低。在肝脏受到理化或生物因素刺激造成慢性损伤时，HSC 由静止状态转变为活化状态，细胞质中脂滴逐渐消失，活化的 HSC 在组织修复部位迁移并积累，分泌大量胶原和其他 ECM，并调节 ECM 降解，转化为肝肌成纤维细胞。肝肌成纤维细胞具有增殖性、收缩性、促炎性和成纤维性。此外，静态 HSC 表达脂肪细胞特征的标志物有过氧化物酶体增殖物激活受体 γ、固醇调节元件结合蛋白-1c 和瘦素，而活化的 HSC 表达肌源性标志物有 α-SMA、转录因子 c-Myb 和肌细胞增强因子-2。

活化的 HSC 有以下特征：

（1）形态学上的变化　脂滴消失，胞体增大，伸出细长的伪足，呈现星形外观。胞质中储存的脂滴和维生素 A 减少或消失。胞质内粗面内质网增加、高尔基体发达，具有旺盛的蛋白质合成能力。

（2）增生频率增加　细胞大量增生，并且向肝损伤部位迁移。

（3）表达 α-SMA、波形蛋白及结蛋白。

（4）收缩性增强　HSC 的收缩与内皮素（endothelin，ET）和 P 物质等收缩因子有关，其舒张与一氧化氮（NO）、前列腺素 E2（prostaglandin E2，PGF2）等舒张因子有关。肝脏损伤时，内皮细胞及活化的 HSC 合成 ET 增加，作用于 HSC 表面的特异性 ET 受体，引起细胞收缩，使肝窦血管阻力升高，致肝硬化门静脉高压进一步发展。

（5）ECM 产生增多　活化的 HSC 可分泌Ⅰ、Ⅲ、Ⅳ型胶原，板层素、纤连蛋白（fibronectin，FN）、层黏连蛋白（laminin，LN）、腱蛋白和粗纤维调理素等糖蛋白成分，以及硫酸皮肤素、硫酸软骨素和透明质酸（hyaluronic acid，HA）等蛋白多糖，这些蛋白多糖是生成 ECM 的主要物质。

（6）分泌趋化因子及细胞因子，参与炎症反应及趋化作用　活化的 HSC 生成单核细胞趋化蛋白 1（monocyte chemoattractant protein-1，MCP-1）、肝细胞生长因子（hepatocyte growth factor，HGF）、成纤维细胞生长因子和表皮生长因子、结缔组织生长因子（connective tissue growth factor，CTGF）、胰岛素样生长因子及白介素-1（interleukin 1，IL-1）和白介素-6（interleukin 6，IL-6）等。同时，活化的 HSC 能够表达多种受体，例如转化生长因子 β（transforming growth factor beta，TGF-β）及其Ⅰ型受体、PDGF 及其受体、ET 及其受体等。上述细胞因子和受体构成细胞因子的网络调控系统。

（7）组织金属蛋白酶抑制剂（tissue inhibitors of metalloproteinases，TIMPs）合成和分泌增加　活化的 HSC 是基质金属蛋白酶（matrix metalloproteinases，MMPs）及 TIMP 的主要来源细胞，HSC 激活后所分泌的 TIMP-1、TIMP-2 增加，抑制了 MMP 对 ECM 的降解。

（8）分泌基质降解素及明胶酶　降解基底膜，破坏肝血窦，同时，肝血窦内皮细胞的窗孔消失，导致肝窦毛细血管化。

HSC 的持续激活是肝纤维化发生发展过程中的关键环节。HSC 的激活过程主要包括两个阶段：启动阶段及持续阶段。启动阶段是指早期基因表达的改变及在细胞因子等刺激因素作用下产生的细胞表型改变。当肝实质细胞受到损伤时，邻近的肝细胞、Kupffer 细胞、窦内皮细胞和血小板等通过旁分泌作用可分泌多种细胞因子，如肿瘤坏死因子 α（tumor necrosis factor-alpha，TNF-α）、TGF-β、胰岛素样生长因子、HGF、PDGF 和 ET-1 等，作用于 HSC 并使之出现肌成纤维细胞样表型转化，激活并导致细胞增殖、ECM 合成增加等。激活后的 HSC 可自分泌 TGF-β、PDGF、ET 等细胞因子使活化得以持续，此时即使除去原发因素，纤维化仍会持续发生。持续阶段指由于上述各种因子的作用而维持 HSC 的激活状态并有纤维形成。HSC 活化的持续阶段会出现以下特征性的变化：细胞增殖、细胞趋化聚集、纤维形成、细胞收缩作用、基质降解、视黄醇类消失、白细胞趋化及释放细胞因子，这些改变会直接或间接增加 ECM 的沉积。在此阶段，HSC 的活化受到自分泌和旁分泌的双重调节。

在肝纤维化的逆转过程中，随着肝组织结构完整性的恢复，激活的 HSC 数量会减少。导致 HSC 数量减少有两种可能：一种是由激活表型转化为静止表型，另一种是发生细胞凋亡而死亡。研究表明，在肝纤维化恢复阶段，主要是表现为激活状态的 HSC 凋亡，而不是表型的转化。

（二）PSC

胰腺纤维化是由于过多的 ECM 在胰腺内沉积所致，这是慢性胰腺炎和胰腺癌共有的病理学特性。1982 年，日本学者首次在鼠的胰腺组织中发现了贮存维生素 A 的细胞。1997 年，Saotome 等报道了从人胰腺组织中分离出一种肌成纤维细胞，发现该细胞可表达 α-SMA，合成 ECM。1998 年，Apte 等从大鼠胰腺组织中成功分离并培养出 PSC，该细胞分布在胰腺腺泡周围，约占所有胰腺泡细胞的 4%，使用免疫组化比较 PSC 和 HSC，发现两者有以下共同之处。

（1）在细胞静息期时，细胞呈梭形或星形。

（2）在细胞质中有大量富含维生素 A 的脂滴。

（3）结蛋白和细胞骨架蛋白染色均呈阳性。

（4）体外培养 48h 后，细胞进入激活状态，α-SMA 染色呈阳性。

由于该细胞与 HSC 存在的相似性，被命名为 PSC。PSC 同样有静止和活化两种表现型。在未受损伤的正常胰腺组织中，PSC 呈静止状态，与静止 HSC 相似，具有储存和代谢视黄醇的功能。当受到致病因子刺激时，PSC 转变为活化状态，导致细胞形态的改变和功能的障碍。活化的 PSC 具有的生物学特性包括：①细胞体积明显增大，增殖活跃。②细胞骨架蛋白和胶原纤维酸性蛋白染色呈阳性。③促炎因子等可使之活化为肌成纤维细胞，可表达 α-SMA。④产生Ⅰ、Ⅲ型胶原，FN 和 LN 等 ECM。⑤视黄醇类消失。⑥活化状态的 PSC 具有细胞迁移能力。

研究表明，PSC 在多种因素作用下可以被激活为肌成纤维细胞，是胰腺纤维化发生与发展的中心环节之一。活化的 PSC 会合成大量的 ECM 沉积在胰腺组织，继而导致胰腺纤维化的发生。1999 年，Haber 等基于胰腺纤维化动物模型及人慢性胰腺炎术后标本，证实胰腺纤维化与 PSC 的激活存在密切相关性。此外，体外试验证实了 PSC 具有合成胶原和 ECM 的能力，并发现 PDGF 与 TGF-β 对 PSC 增生和胶原的合成有促进作用。

研究表明，PSC 的激活主要受细胞因子和乙醇及其代谢产物的影响，起激活作用的细胞因子主要包括：PDGF、转化生长因子 β1（transforming growth factor-β1，TGF-β1）、IL-1 和 IL-6 和 TNF-α。一般来说，当胰腺受到损伤时，腺泡细胞、巨噬细胞及血小板被激活，促进 TGF-β1、TNF-α、IL-1 和 IL-6 等刺激因子的分泌，作用于PSC，诱导其激活。而活化的 PSC 自身也会分泌 TGF-β1、TNF-α、IL-1、IL-6 和ET-1，进一步促进胰腺纤维化的发展。

二、氧化应激

氧化应激是指体内氧化与抗氧化作用失衡的一种状态，导致中性粒细胞炎性浸润，蛋白酶分泌增加，产生大量氧化中间产物。氧化应激过程中，机体活性氧（reactive oxygen species，ROS）、活性氮（reactive nitrogen species，RNS）产生过多，机体抗氧化能力降低，氧化系统和抗氧化系统平衡紊乱，从而导致 ROS 在体内增多并引起细胞氧化损伤的病理过程。

ROS 是指在氧化还原反应过程中产生的与氧相关的化学反应性分子，通常不稳定且具有高反应性，包括过氧化物、超氧化物、羟基自由基等；RNS 包括 NO、NO_2 和过氧化亚硝酸盐等。机体存在两类抗氧化系统，一类是酶抗氧化系统，包括超氧化物歧化酶（superoxide dismutase，SOD）、过氧化氢酶（catalase，CAT）、谷胱甘肽过氧化物酶（glutathione peroxidase，GSH-Px）等；另一类是非酶抗氧化系统，包括麦角硫因、维生素 C、维生素 E、谷胱甘肽（glutathione，GSH）、褪黑素、α-硫辛酸、类胡萝卜素，以及微量元素铜、锌、硒等。

ROS 可分为自由基和非自由基，自由基包括超氧阴离子、羟基自由基、烷氧基自由基和过氧自由基；非自由基包括过氧化氢（H_2O_2）和单线态氧。在正常生理条件下，ROS 作为细胞代谢副产物自然产生，具有信号转导、调节细胞周期、调节基因表达和防御微生物等作用。但在某些病理状态下，细胞中 ROS 过度产生，即诱导氧化应激，通过坏死和（或）凋亡机制诱导细胞死亡，导致细胞和组织损伤。

氧化应激在各器官纤维化的发生发展过程中发挥重要作用，在各种疾病所致的纤维化过程中均伴有不同程度的氧化应激参与。在大多数情况下，氧化应激与其他因素相互影响共同参与纤维化这一病理过程。氧化应激会诱导脂质过氧化和蛋白质变性等，进而造成组织和器官损伤。研究表明，氧化应激能通过激活转录因子——核因子 κB（nuclear factor-kappa B，NF-κB）、核因子相关因子 2 等途径调节基因转录、蛋白质表达、细胞凋亡和星状细胞活化。

特别是在肝脏中，氧化还原状态的改变与肝纤维化的发展密切相关，过量的 ROS 会干扰肝脏内细胞（如肝细胞、HSC 和 Kupffer 细胞）的正常功能。一般来说，氧化应激既可以单独促进纤维化的发生发展，又可以与其他病理生理过程，如炎症、凋亡和自噬等相互作用，共同影响纤维化的发展。近年来，大量研究表明肝纤维化的发生伴随不同程度氧化应激水平的升高，抗氧化剂也会抑制肝纤维化的发展。

以肝脏为例，还原型烟酰胺腺嘌呤二核苷酸磷酸氧化酶（nicotinamide adenine dinucleotide phosphate oxidase，NOX）是多蛋白亚基组成的跨膜复合体，是肝细胞中 ROS 的主要来源，而 HSC、Kupffer 细胞是肝脏 NOX 表达的关键效应细胞。其中，Kupffer 细胞主要通过表达 NOX2 参与早期肝纤维化时 ROS 的生成。Kupffer 细胞产生 NOX2 后，通过释放生物活性物质（如趋化因子、细胞因子、黏附分子和 ROS 等）诱导 HSC 活化，进而促进肝纤维化的发生。同时在这个过程中，生物活性物质会攻击相邻的肝细胞，造成肝损伤。HSC 产生的 NOX1、NOX2 和 NOX4 可以通过 PDGF 和 TGF-β1 等通路促进肝纤维化的发展。综上，NOX 介导的氧化应激在肝纤维化的发展中起重要作用。

氧化应激与炎症在纤维化中可以同时存在并相互作用，共同促进纤维化的发生发展。氧化应激可以诱导炎症发生，炎症又可促进氧化应激水平提高，两者相互影响，共同参与各种组织器官疾病的发生发展。具体来说，ROS/RNS 能通过刺激关键炎症因子 NF-κB

等细胞内信号级联提升关键促炎因子（如 IL-6 和 IL-1β）的水平，而炎性细胞的活化会反过来诱导更多 ROS/RNS 的产生，在炎症反应的基础上进一步提升氧化应激水平。提升的氧化应激水平进而通过激活 HSC 产生胶原纤维、促纤维化细胞因子、生长因子和前列腺素，促进肝纤维化的发生。多项研究表明，CCl_4 促进小鼠体内自由基大量产生，发生脂质过氧化，诱导肝细胞的坏死和炎症的发生，从而促进肝纤维化。

氧化应激还可以通过凋亡参与纤维化的发生，同时凋亡也是纤维化的调控通路之一。当组织器官受损时，ROS 过量生成，诱导细胞凋亡，进而加重纤维化。有研究表明，线粒体动力学失衡会引起线粒体断裂，抑制线粒体融合，造成 ROS 的过量产生，诱导肝细胞凋亡，加重肝纤维化。

细胞自噬是一种通过溶酶体分解受损细胞器和蛋白质聚集体来维持内环境稳态的特殊机制，氧化应激和自噬也能共同参与纤维化的发生。有研究表明，自噬能够抑制脂质积累和氧化应激，减轻肝纤维化。此外，肝脏中 Sirtuin1 缺失会导致肝脏中 ROS 水平显著提高，促进氧化应激，最终导致肝纤维化。研究发现，自噬也可以通过保护肝窦内皮细胞免受氧化应激的刺激改善肝纤维化，肝窦内皮细胞中自噬缺乏可降低肝内 NO 的生物利用度，抗氧化能力减弱，从而加重内皮功能障碍并激活 HSC，加重肝纤维化。

三、内质网应激

内质网是广泛存在于真核生物体内的最大细胞器，是蛋白质折叠、类固醇生成、脂质合成、糖原生成和储存，以及钙平衡调节的主要场所。内质网应激（endoplasmic reticulum stress，ERS）是指在一定应激条件下，蛋白质加工及折叠过程被扰乱，细胞为应对内质网腔内错误折叠与未折叠蛋白质聚集，以及钙离子平衡紊乱等状况，激活未折叠蛋白反应、内质网超负荷反应和半胱氨酸天冬氨酸蛋白酶（cysteinyl aspartate specific proteinase，caspase）12 介导的凋亡通路等信号途径的一种病理生理过程。慢性内质网应激是许多疾病的关键致病因素，包括神经变性、糖尿病、癌症和代谢性疾病。目前的证据显示，内质网应激与未折叠蛋白反应在许多器官（包括肾脏、心脏、肝脏、胃肠道和肺）的纤维化中发挥关键作用。

近年来，研究较多的是内质网应激与肺纤维化（pulmonary fibrosis，PF）之间的关系。内质网应激的促纤维化作用可以通过肺的几种不同细胞类型转导，包括肺泡上皮细胞（alveolar eqithelial cell，AECs）、成纤维细胞和巨噬细胞：

（1）肺泡上皮细胞　在肺纤维化患者的肺部，内质网应激标志物主要见于Ⅱ型肺泡上皮细胞（负责合成表面活性物和维持肺泡完整性）。研究发现，从肺纤维化患者获得的肺切片中可以观察到激活转录因子（activating transcription factor，ATF）、ATF6 和 C/EBP 同源蛋白（c/EBP-homologous protein，CHOP）的表达增加，同时伴有 caspase-3 诱导的细胞凋亡。内质网应激调节的肺泡上皮细胞凋亡可能依赖于以 caspase-4 和 caspase-12 为介质的凋亡机制，伴随 caspase-3 活化。此外，肺泡上皮细胞发生的上皮-间质转化（epithelial mesenchymal transition，EMT）也可能参与内质网应激与纤维化之间的相互作用。

（2）成纤维细胞　成纤维细胞在血管形成、感知损伤、募集炎症细胞及重塑器官中起到重要作用，有利于维持生理组织平衡。在损伤、感染等刺激下，成纤维细胞会分化为肌成纤维细胞，驱动病理性炎症和 ECM 过度沉积，最终导致组织纤维化，形成瘢痕结构。

上皮细胞功能障碍和异常上皮-间质转化传导可以引起肌成纤维细胞活化并产生大量胶原和 ECM，并受 TGF - β 等细胞因子调节。在肺纤维化患者肺组织的肺成纤维细胞中药理学抑制内质网应激能够降低 TGF - β1 诱导的肌成纤维细胞分化、α - SMA 表达和胶原生成。

在肺纤维化模型中发现，成纤维细胞中使用 siRNA 敲低内质网伴侣钙网蛋白可降低 TGF - β1 诱导的胶原和纤连蛋白的产生。此外，磷脂酰肌醇 3 - 激酶/蛋白激酶 B（protein kinase B，Akt）信号传导的内质网应激调控与成纤维细胞增殖和分化有关。

（3）巨噬细胞　巨噬细胞对先天性和适应性免疫起关键作用。巨噬细胞可通过分泌促纤维化介质（如 TGF - β）、趋化因子和 MMP 来促成肺纤维化。已有研究证实，石棉肺患者通过支气管肺泡灌洗获得的巨噬细胞和石棉诱导的肺纤维化小鼠的肺泡巨噬细胞中存在内质网应激。研究表明，内质网应激可以影响巨噬细胞表型，尽管现有研究表明，内质网应激对巨噬细胞极化的影响取决于疾病的情况，但肺巨噬细胞的内质网应激似乎偏向于 M2 极化。除了对巨噬细胞极化的影响外，内质网应激还可能通过诱导巨噬细胞凋亡来影响纤维化，从而消除 M2 极化的影响。Ayaub 等的研究表明，CHOP 表达诱导巨噬细胞凋亡，并防止博来霉素（bleomycin，BLM）诱导的肺纤维化。此外，二氧化硅已被证明可以通过体外内质网应激诱导肺泡巨噬细胞凋亡。综上所述，内质网应激和巨噬细胞表型之间的复杂相互作用，同样需要进一步探究其对肺纤维化的影响。

四、自噬

自噬一词源自希腊语，意思是"自食"，是细胞降解聚集的细胞蛋白和功能失调性细胞器的主要途径，是真核细胞通过空泡介导的真核细胞通过形成双层膜结构的自噬体包裹胞质成分，与溶酶体融合降解的分解代谢过程，以实现细胞本身的代谢需要，实现某些细胞器的更新，维持细胞自身的稳态。通常来说，自噬被认为是一种细胞保护机制，是一种普遍的生物学现象，在能量代谢、细胞周期、生长调节等病理生理过程及心血管系统、神经系统疾病和肿瘤等多种人类疾病中发挥着重要作用。在哺乳动物细胞中，根据底物递送至溶酶体进行降解的方式，自噬主要分为三种类型，分别是巨自噬、微自噬和分子伴侣介导的自噬。

其中，巨自噬是目前研究最广泛的，也被认为是自噬最主要的类型，是内质网非核糖体区域、高尔基体脱落来源的双层膜包裹待降解物形成自噬体，然后与溶酶体融合形成自噬溶酶体，细胞质成分在溶酶体酶的作用下被降解并循环利用。微自噬是指自身发生内陷的溶酶体的膜直接包裹长寿命蛋白等多余细胞质成分，并在溶酶体内降解的过程，在微自噬过程中，溶酶体通过膜的内陷吞没细胞质中的成分，过程中的膜动力学可能与依赖运输的多泡体形成的核内体分复合物相同。分子伴侣介导的自噬指分子伴侣结合胞质内蛋白后被转运到溶酶体腔中，然后被溶酶体酶消化，其底物是可溶的蛋白质分子，这种类型的自噬往往取决于分子伴侣的结构具有高度特异性，在清除蛋白质时有选择性，而前两种自噬形式无明显的选择性。除上述三种类型的自噬外，还存在一类选择性自噬过程，选择性自噬通常具有特定底物，例如，线粒体-线粒体自噬，脂类-脂类自噬，病原体-异种自噬等。

自噬参与了多种人类疾病的病理生理过程，其中包括纤维化。本部分以研究较多的肺纤维化、肝纤维化、胰腺纤维化和肾纤维化为例，阐述自噬在各器官纤维化中的作用。

（一）自噬与肺纤维化

肺纤维化是一类慢性、进行性肺部疾病，是由多种原因导致的肺泡上皮持续损伤，以成纤维细胞增殖、大量 ECM 异常聚集及纤维蛋白过度分泌并伴炎症损伤、组织结构破坏，导致肺泡逐渐被纤维性物质取代为特征的一大类肺疾病的终末期改变，也就是正常的肺泡组织被损坏后经过异常修复导致结构异常，即疤痕形成。肺泡上皮细胞中重复性的微损伤和随后的损伤修复失调被认为是造成肺纤维化的关键因素。

多项研究证明了自噬与多种肺内纤维化疾病的密切关系，如囊性纤维化肺病、特发性肺纤维化、硅肺和吸烟引起的肺纤维化。研究表明，自噬在促炎免疫细胞和成纤维细胞中起保护作用，但在上皮细胞或极化的促纤维化巨噬细胞中激活时，可能促进或加剧致病机制，将自噬作为治疗慢性肺病的目标将取决于每种细胞类型中存在的自噬缺陷的确切性质。

（二）自噬与肝纤维化

肝纤维化是由多种致病因子所致肝 ECM 过度增生，并影响肝脏的功能，反复持续的慢性肝实质损伤，导致肝脏持续不断地纤维增生形成肝纤维化。如果致病因素长期存在，纤维化会逐渐发展为肝硬化、肝癌，甚至肝衰竭。自噬有助于维持内皮细胞表型，并在肝病早期保护肝窦内皮细胞免受氧化应激。

近年来，越来越多的研究证明自噬与肝纤维化密切相关，在活化 HSC、保护肝细胞、稳定肝窦内皮细胞等过程中发挥着重要的作用。多项研究证实，自噬能够减轻肝细胞损伤，降低代谢水平，从而减轻肝纤维化。自噬还可降解活化的含半胱氨酸的天冬氨酸蛋白水解酶，减轻肝损伤，继而发挥抗纤维化作用。以上研究结果证明了增强自噬对肝纤维化的积极作用。

此外，被研究较多的是自噬与 HSC 激活的关系，有研究证实，HSC 激活过程中伴有自噬程度的增加，且自噬抑制剂可明显干扰这一过程。Hernández - Gea 等的研究证明，自噬能够激活小鼠与人体中的 HSC，释放脂质，进而促进纤维化的发生。还有研究证明，HSC 中自噬相关基因 Atg5（autophagy related 5，Atg5）或 Atg7（autophagy related 7，Atg7）受抑制或药理作用抑制自噬时，纤维化发生减弱。HSC 的活化依赖于自噬，而肝细胞自噬可以减轻损伤，需根据不同状态区分作用。以上这些结果均表明肝纤维化过程中 HSC 自噬活性的增强。此外，还有研究证明，体外培养的 Atg2A 缺失的 HSC 不能自发地向肌纤维母细胞转化，这些结果表明 HSC 的活化依赖于自噬。从机制角度讲，这是由于自噬通过脂滴的动员、游离脂肪酸的释放和线粒体 β 氧化为 HSC 的活化提供能量，从而将 HSC 从静止状态转变为激活状态。综上所述，自噬通过线粒体氧化提供了支持 HSC 活化所必需的能量，从而促进了 ECM 的产生，加重肝纤维化。而抑制自噬可导致 HSC 中脂滴的积累，从而导致 HSC 由活化状态转变为静止状态，减弱肝纤维化。因此，合理调节细胞特异性自噬对肝纤维化的治疗有重要意义。

（三）自噬与胰腺纤维化

胰腺纤维化过程涉及多种细胞因子与炎症因子的参与，其中 PSC 的激活是胰腺纤维化发生的关键因素。近年来的研究表明，自噬能够调节慢性胰腺炎中 PSC 从静止状态向激活状态的转变。Cui 等研究发现，PSC 活化期间，自噬水平增加，降低自噬水平会抑制 PSC 的激活，同时降低 TGF-β1 表达，促进 ECM 的降解，进而减轻胰腺纤维化。此外，柴胡皂苷可通过激活磷脂酰肌醇 3-激酶/蛋白激酶 B/雷帕霉素靶蛋白途径抑制自噬，升高 MMP/TIMP 比例，同时促进 ECM 的降解，最终减轻胰腺纤维化。还有多项研究报道了自噬和胰腺纤维化之间的密切关系。

（四）自噬与肾纤维化

肾纤维化是所有慢性肾病进展到终末期的共同特征，其发病机制较为复杂，包括成纤维细胞过度增殖和活化、ECM 过度沉积、炎症细胞浸润、肾小管萎缩和肾小球硬化等。研究发现，自噬与肾脏疾病的发病机制密切相关，在维持肾小球内皮细胞、肾小管上皮细胞（tubular epithelial cells，TECs）和足细胞等细胞稳态方面发挥着重要作用。研究发现，肾萎缩和肾衰竭患者的肾纤维组织中，微管相关蛋白（microtubule associated protein 1S，MAP1S）的表达水平显著降低，而 FN 的表达水平显著升高。Nam 等发现 Atg7 特异性缺失的小鼠间质细胞通过 Smad 依赖的 TGF-β 信号转导途径和 NOD 样受体热蛋白结构域相关蛋白 3（NOD-like receptor thermal protein domain associated protein 3，NLRP3）炎症小体通路，促进肾脏周细胞向肌成纤维细胞转化。

五、炎症

（一）参与炎性反应的细胞因子

炎症在宿主抵抗感染因子和损伤的过程中发挥着重要作用，同时也参与了许多慢性疾病的病理生理过程。前列腺素、血小板活化因子、白三烯、TNF-α、IL-1β、NF-κB 和氧化应激等多种分子机制参与炎症过程。这些炎症分子共同作用产生炎症。

许多内源性化学介质在介导血管通透性、血管舒张、趋化、细胞迁移和组织损伤等炎症过程中的各种反应中发挥着重要作用。炎症是由许多炎症介质介导的，如 TNF-α、NF-κB、γ 干扰素（interferon-γ，IFN-γ）、NO 和 IL，它们来源于不同类型的细胞、血浆或来自受损组织本身。大多数炎症介质是在发生炎性反应的损伤组织或迁移的免疫细胞中新合成的。病原微生物如细菌，通过巨噬细胞上的受体激活 NF-κB。活化的巨噬细胞可以释放 TNF-α，从而增加其他炎症介质的产生，包括前列腺素、NO 和自由基。大量自由基的存在为 NF-κB 的释放创造了条件，NF-κB 进入细胞核促进环氧合酶-2（cyclooxygenase-2，COX-2）和诱导型一氧化氮合酶（inducible nitric oxide synthase，iNOS）基因的转录。最终，COX-2 和 iNOS 产生过量，从而引起炎症。

（二）炎性反应在器官纤维化中的作用

急性炎性反应在许多不同器官系统的纤维化触发中起着重要作用。例如，在博来霉素诱导的肺纤维化和四氯化碳诱导的肝纤维化中，短暂暴露于这些药物分别导致上皮细胞凋亡和肝细胞坏死，从而激活炎性伤口愈合反应，这可能导致 ECM 成分在受损组织中短暂过多沉积。低级别但持续的炎症也被认为促进了心血管疾病和高血压的纤维化进展。事实上，在许多纤维化疾病中，持续的炎症触发因素对于纤维化伤口的愈合程序至关重要。

凝血反应是损伤后激活的第一个创面愈合机制。当内皮受损时，循环血小板在遇到内皮下层暴露的胶原蛋白和血管性血友病因子（von willebrand factor，VWF）时被激活。凝血酶作为一种丝氨酸蛋白酶，将可溶性纤维蛋白原转化为不溶性纤维蛋白链，从而帮助血小板聚集形成纤维蛋白凝块，确保快速止血。活化的血小板还会释放生长因子，如 PDGF 和 TGF-β1，刺激局部成纤维细胞合成 ECM。最近的一项研究表明，活化的凝血因子 X 通过诱导肌成纤维细胞分化促进急性肺损伤后的纤维化进程。当凝血因子 X 被中和时，博来霉素诱导的小鼠肺纤维化可以被抑制。凝血反应也被认为是肝纤维化发病机制中的一个主要驱动因素。除在凝血级联中发挥作用外，凝血酶还可通过诱导产生趋化因子配体2（chemokine ligand 2，CCL 2）和通过肝成纤维细胞、肝星状细胞上表达的蛋白酶激活受体进行信号传导，从而直接促进纤维化。然而，虽然凝血级联可能是纤维化的重要启动因素，但已证明凝血途径的缺陷也会促发纤维化。促凝血缺乏在肝硬化和门静脉高压症患者中常见，微血栓导致门静脉和肝静脉出现闭塞性病变，而微血栓通过肝实质消失导致组织缺血、内皮细胞死亡和纤维化。

除了激活凝血级联反应外，血小板和受损的上皮和内皮细胞释放出多种趋化因子，这些因子将炎症性单核细胞和中性粒细胞招募到组织损伤部位。这些细胞对 CCL2 的梯度做出反应，并被招募到受损组织中，在那里它们分化成吞噬纤维蛋白凝块和细胞碎片的巨噬细胞。ECM，包括透明质酸，也被证明是纤维化的重要驱动因素，通过刺激炎症性单核细胞和巨噬细胞产生趋化因子和促炎细胞因子驱动纤维化的发生。细胞在受损后中性粒细胞也迅速被招募并参与组织碎片的清除和入侵细菌的杀灭。虽然在组织损伤部位募集单核细胞和中性粒细胞对伤口愈合过程很重要，但这些细胞也分泌多种有毒介质，包括对周围组织有害的活性氧和活性氮。因此，如果炎症巨噬细胞和中性粒细胞不能迅速消除，它们会进一步加剧导致瘢痕形成的组织损伤性炎性反应。因此，只有在这些炎症细胞得到控制后，才能发生适当的伤口愈合。已有研究表明早期的巨噬细胞消耗可以大大减少小鼠肝纤维化的发展。也有研究确定了中性粒细胞在博来霉素和超敏反应肺炎诱导的小鼠肺纤维化中的类似促纤维化作用。此外，肝树突状细胞通过促进炎症和激活肝星状细胞，在肝纤维化的发展中起作用。

先天性炎性细胞（包括巨噬细胞、中性粒细胞、肥大细胞和嗜酸性粒细胞）分泌的各种生长因子和细胞因子已成为抗纤维化治疗的潜在靶标。TNF-α 和 IL-1β，已被确定为各种纤维化疾病中的重要靶点，有研究表明在肺部过度表达 TNF-α 或 IL-1β 的小鼠会发展为高度进行性肺纤维化。研究还表明，TNF-α 在二氧化硅和博来霉素诱导的小鼠肺纤维化发展中起着关键作用。特发性或系统性硬化症相关性肺纤维化患者具有高水平的 TNF-α。此外，TNF-α 也被证明在辐射诱导的纤维化，克罗恩病诱导的肠纤维化，CCl_4 和胆汁淤积诱导的肝纤维化和非酒精性脂肪肝病中起关键作用。与 TNF-α 一样，IL-1β 也是一种有效的促炎介质，可加剧实质细胞损伤，它还诱导 TGF-β1 介导上皮-间充质转化和肌原纤维细胞活化。IL-1β 和 TNF-α 也增加 IL-6 的表达，IL-6 是弥漫性系统性硬化症纤维化、CCl_4 暴露后肝纤维化和慢性心脏同种异体移植物排斥反应纤维化的重要介质。

在伤口愈合反应早期出现的巨噬细胞也是 TGF-β1 的主要生产者，这无疑是纤维化的关键驱动因素之一。TGF-β1 的产生与肝、肺、肾、皮肤和心脏纤维化的进展相关，并且在许多试验模型中，TGF-β1 信号通路的抑制已被证明可以减少纤维化的发展。除了有促纤维细胞因子的作用，TGF-β1 还可以直接诱导成纤维细胞分化成分泌胶原蛋白的肌成纤维细胞。因此，TGF-β1 现在被广泛描述为一种多功能细胞因子，具有广泛的调节活性，影响许多重要的生物学途径。这些途径包括参与胚胎发生，免疫，癌变，细胞增殖和迁移，伤口愈合，炎症和纤维化等的调节。此外，TGF-β1 的细胞来源决定了其活性，来自巨噬细胞的 TGF-β1 通常显示出伤口愈合和促纤维化活性，来自 $CD4^+T$ 调节细胞的 TGF-β1 作为抗炎和抗纤维化介质。

六、细胞凋亡

（一）细胞凋亡的机制

细胞凋亡在过去三十年中一直是深入研究的主题，并且在这一时期被认为是唯一的程序性细胞死亡形式。细胞凋亡的一个基本特征是从线粒体中释放细胞色素 C（cytochrome C，Cyto-C），由 B 淋巴细胞瘤-2（B-cell lymphoma-2，Bcl-2）家族的促凋亡和抗凋亡蛋白、启动子半胱天冬酶（caspase-8/9/10）和效应子半胱天冬酶（caspase-3/6/7）之间的平衡调节。细胞凋亡最终导致 caspase-6 分解核膜、许多细胞内蛋白（如层黏连蛋白）裂解，以及基因组 DNA 分解成核小体结构。这些事件是细胞凋亡的标志，通常用于识别细胞死亡的途径。一般情况下，细胞凋亡通过两种主要途径触发：内源性和外源性途径。

1. 细胞凋亡的内源性途径　内源性途径由毒性物质或 DNA 损伤引起的细胞内稳态失调或失衡触发。其特征是线粒体外膜通透性增强，导致 Cyto-C 释放到细胞质中。线粒体外膜通透性增强和 Cyto-C 的释放触发了凋亡小体的形成和 caspase-3 的激活，并且通常被认为是凋亡细胞死亡的不可逆点。Bcl-2 家族的促凋亡蛋白，如 Bcl-2 相关 X 蛋白（bcl-2 associated x protein，Bax）和肿瘤蛋白 53（tumor protein 53，p53）上调凋亡调控因子（p53 up-regulated modulator of apoptosis，PUMA），促进 Cyto-C 释放到细胞质中。该家族可进一步分为激活剂和敏化剂，激活蛋白直接与凋亡的主要效应器（Bax 和 Bak）结合，这些效应器通过构象变化使其寡聚化。寡聚化的 Bax 和 Bak 在线粒体膜上形成孔隙，引起线粒体外膜通透性增强。敏化蛋白通过抑制抗凋亡因子或控制 Bax 和 Bak 的细胞定位来促进细胞凋亡。有趣的是，Bcl-2 家族的其他成员，Bcl-2 和 Bcl-xl，也能够抑制细胞凋亡。这些抗凋亡蛋白具有两个 Bcl-2 同源（bH3）结构域，它们形成一个结合槽，将激活剂或敏化剂 Bcl-2 蛋白或 Bax 和 Bak 复合物隔离。Bcl-2 蛋白的结合亲和力和表达水平的良好平衡最终调节了对凋亡的敏感性或抗性。这种平衡进一步受到 Bcl-2 蛋白的翻译后修饰和细胞质定位的影响。此外，细胞周期蛋白依赖性激酶通过转录抑制敏化剂或稳定抗凋亡因子来抑制细胞凋亡。转录因子 p53 是 DNA 损伤的首批应答者之一，是 DNA 修复机制和细胞周期停滞的触发因素，也是一种促凋亡调节因子。P53 靶向控制几种促凋亡 Bcl-2 蛋白表达的启动子区域。这表明了凋亡过程的微妙平衡，促凋亡和抗凋亡团队都在"死亡拔河"游戏中用力拉绳子。

线粒体外膜通透性增强还诱导凋亡小体的形成，凋亡小体是一个由 Cyto-C、凋亡蛋白酶激活因子 1（apoptotic protease-activating factor，Apaf-1）、去氧腺苷三磷酸（deoxyadenosine triphosphate，dATP）和 caspase-9 组成的巨大复合体。组装后的凋亡小体激活凋亡启动子 caspase-9。caspase-9 活化 caspase-3 和 caspase-7，释放它们的凋亡"刽子手"功能。与它们抑制受体相互作用蛋白激酶（receptor interacting protein kinase，RIPK）1/3 依赖性程序性坏死的作用相似，IAP 家族（inhibitor of apoptosis family of proteins，IAPs）的蛋白（IAP1/2 和 XIAP）也可以抑制 caspase-3 的激活。此外，XIAP 与 caspase-9 和 caspase-7 相互作用，从而保持对凋亡过程的严密控制。然而，在线粒体外膜通透性增强过程中，线粒体来源的胱冬肽酶激活剂（second mitochondria-derived activator of caspases，SMAC）和高温需求蛋白 A2（high temperature requirement protein A2，HTRA2）与 Cyto-C 一起释放，作为 XIAP 的抑制剂，促进细胞凋亡。caspase-3 本身可以通过将 caspase-9 加工成缺乏 XIAP 对接结构域的 p10 片段来进一步促进细胞凋亡，从而避免抑制作用。一旦被激活，作为凋亡过程的最后一步，caspase-3 和 caspase-7 将其他几种半胱天冬酶（即 caspase-2/6/8/10）切割为其活性形式，产生凋亡级联反应。

2. 细胞凋亡的外源性途径 外源性途径由细胞表面死亡受体的激活启动。促凋亡的死亡受体包括 TNFR1/2、Fas 和 TRAIL。死亡受体被它们的配体（分别为 TNF-α、FasL 和 TRAIL）激活后，在细胞表面寡聚化形成平台。这一事件导致衔接蛋白［死亡结构域蛋白（TNF receptor-associated death domain，TRADD）和 Fas 相关死亡域蛋白（Fas-associating via death domain，FADD）］的募集和凋亡启动子 caspase-8 和 caspase-10 的激活，随后形成死亡诱导信号复合体（death-inducing signaling complex，DISC）。caspase-8 和 caspase-10 的激活受 caspase 样蛋白 FLIP 的调节。另一种调节外源性凋亡途径激活的蛋白是 RIPK1。通过翻译后修饰，RIPK1 可以促进 NF-κB 介导的促生存通路和促死亡通路，其途径包括细胞凋亡。在激活的早期阶段，TRADD、pro caspase-8、泛素化 RIPK1 和调节蛋白 FLIP 限制了 caspase-8 的促凋亡功能，同时促进了促炎和 NF-κB 依赖的信号通路。这一促存活复合体（也称为复合体Ⅰ）随后内化或与受体完全分离，以促进具有促凋亡活性的复合体Ⅱ的形成。复合体Ⅰ和 RIPK1 泛素化完整性是诱导细胞凋亡之前的重要环节，有研究使用特异性小分子抑制剂靶向 TRADD 阻断了细胞凋亡，并激活了 Beclin-1 介导的自噬通路。在复合体Ⅱ中，pro caspase-8 和 caspase-10 通过自催化裂解被激活。这种裂解进而直接通过蛋白水解裂解或间接通过激活 Bcl-2 蛋白家族成员 BID 激活效应型半胱氨酸天冬氨酸蛋白酶（即 caspase-3/6/7），从而向内源性通路产生反馈并促进线粒体外膜通透性增强。

（二）细胞凋亡在器官纤维化中的作用

在特发性肺纤维化中，过量的肺泡上皮细胞（AECs）凋亡诱导肺泡基底膜破坏，促进过量的 ECM 沉积和肺结构破坏。同时，凋亡的 AECs 可以通过诱导邻近细胞的反应直接触发进行性纤维化。研究表明，巨噬细胞摄取凋亡的 AECs 通过增加 TGF-β 的表达而促进纤维化。

一般认为促炎细胞和炎性介质协同激活成纤维细胞，而细胞死亡主要是通过诱发炎性反应而非直接促进纤维化。然而，凋亡小体也可以直接激活成纤维细胞，从而绕过促炎细胞和炎性介质。ECM 的定性和定量变化会改变上皮细胞的行为，并可能激活促进肿瘤的通路，部分通过增加硬度和机械敏感性信号通路。细胞凋亡和坏死性凋亡在引发纤维化方面的相对效力仍不清楚。虽然最流行的肝纤维化动物模型［如 CCl₄ 和硫代乙酰胺（thioetamide，TAA）模型］是由坏死触发的，但细胞凋亡标志物和纤维化发展之间也有很强的相关性。

七、铁死亡

（一）铁死亡的机制

铁死亡是 2012 年首次报道的一种细胞死亡形式，在铁死亡被发现后的最初几年里，控制铁死亡的机制主要围绕半胱氨酸和谷胱甘肽代谢，以及磷脂过氧化物酶 4（glutathione peroxidase 4，GPX4）阻止过氧化脂质积累的能力。在 20 世纪 50 年代，有研究确定了许多细胞系的生存需要半胱氨酸，被剥夺半胱氨酸的细胞死亡的形态与被剥夺其他氨基酸引起的形态不同，但与一些病毒感染引起的形态相似。20 世纪 70 年代，有报道指出肝脏中依赖半胱氨酸并涉及谷胱甘肽（glutathione，GSH）耗竭的坏死性细胞死亡。20 世纪 70 年代，有研究报道缺乏 GSH 和半胱氨酸引起的细胞死亡可被 α-生育酚（一种脂质过氧化的抑制剂）抑制。然后，在 1982 年，分离出了后来被称为 GPX4 的酶，它可以抑制细胞膜中铁催化的脂质过氧化作用。在接下来的十年中，GPX4 被证明可以抑制与脂质过氧化作用和氧化应激相关的细胞死亡。

1. 铁在铁死亡过程中的调控作用 最初，人们对以下问题感到困惑：驱动铁死亡的脂质过氧化是由不稳定的铁池与脂质过氧化物反应以使这些物种在膜内繁殖引起，还是铁依赖性酶可单独驱动这一过氧化过程。研究表明，铁依赖性脂氧合酶（lipoxygenase，LOX）通常通过引起脂质过氧化物的出现来启动铁死亡，而不稳定的铁（未与酶结合）会促进这些过氧化物的积累，从而导致压倒性的脂质过氧化作用。在某些情况下，其他铁依赖性酶也可促进脂质过氧化（如细胞色素 P450 氧化还原酶被认为是铁死亡中脂质过氧化的驱动因子）。

铁蛋白用于以惰性形式储存铁（Ⅲ），在这种情况下，铁不会促进脂质过氧化。因此，铁蛋白的丰度是控制铁死亡敏感性的关键因素：随着不稳定铁池变得稀缺，更多的铁蛋白导致更多的铁（Ⅲ）储存和对铁死亡的更强抵抗力。相反，铁蛋白耗竭会导致铁释放到不稳定铁池，从而使机体对铁死亡更敏感。已有研究表明，铁蛋白靶向自噬可导致铁蛋白在溶酶体中降解并释放到不稳定的铁池中，从而增加对铁死亡的敏感性。

2. 脂质过氧化在铁死亡过程中的调控作用 谷胱甘肽依赖性磷脂过氧化物酶 GPX4 是首次发现的铁死亡的主要抑制剂。GPX4 是一种含硒蛋白，提示硒可影响铁死亡的敏感性。在脑出血的小鼠模型中，将硒输送到细胞或动物可抑制铁死亡。

对铁死亡敏感性调节因子进行的基因筛查显示，多药耐药蛋白 P‐糖蛋白（P‐glycoprotein，P‐gp）可将 GSH 泵出细胞，从而使表达 P‐gp 的细胞对铁死亡产生间接敏感性。

2016 年，一种新的铁死亡化学诱导剂 56（ferroptosis inducer 56，FIN56）被报道，FIN56 通过消耗 GPX4 蛋白和甲羟戊酸途径衍生的辅酶 Q10（Coenzyme Q10，CoQ10）的双重机制诱导铁死亡。CoQ10 不仅是线粒体电子传递链的重要组成部分，还在线粒体外发挥作用，如通过捕获自由基中间体抑制脂质过氧化反应。因此，CoQ10 的缺失会导致细胞对铁死亡敏感。也有研究报道铁死亡抑制蛋白 FSP1 可以阻断脂质过氧化而不需要GPX4 或 GSH。

（二）铁死亡与器官纤维化

肝硬化患者的肝活检样本显示铁水平和铁死亡标志物升高。通过抑制胱氨酸/谷氨酸反向转运体 SystemXc/SLC7A11 诱导的肌成纤维细胞铁死亡可加重慢性肝损伤，这与肝纤维化密切相关。高膳食铁使小鼠易发生肝纤维化，而这一过程可被铁死亡抑制剂（ferrostatin‐1，Fer‐1）逆转，表明铁死亡是纤维化的基础。实际上，铁死亡诱导的肝纤维化是由肝组织中过量的游离非血红素铁引发的。有研究利用肝细胞特异性促甲状腺素释放因子（thyrotropin releasing factor，Trf）敲除小鼠模型发现，肝脏 Trf 缺失导致了铁死亡诱导的肝纤维化。Trf 是一种血清含量丰富的金属结合蛋白，在铁稳态中发挥关键作用。在 Trf 不足的情况下，SLC39A14 将大量非 Trf 结合的铁转运到肝细胞中，从而在高膳食铁和四氯化碳注射下促进铁死亡诱导的肝纤维化铁过载通过血红素氧合酶‐1（heme oxygenase‐1，HO‐1）途径促进肝细胞铁死亡，导致肝损伤和纤维化。然而，其他几项研究报告了铁死亡对肝纤维化具有抑制作用，其机制可能是使 HSC 失活和诱导 HSC 死亡，这是在肝纤维化消退期间清除肝肌成纤维细胞的两种主要机制，并且铁死亡在纤维化中的作用存在器官和模型依赖性。

铁死亡已被证明参与不同实验动物模型中肾纤维化的发展，如糖尿病肾病（diabetic nephropathy，DN）、高脂肪饮食引起的肾损伤、叶酸诱导的肾损伤、单侧输尿管梗阻（unilateral ureteral obstruction，UUO）等。其主要机制是肾小管上皮细胞的铁死亡触发 TGF - β 和 PDGF 等促纤维化介质的释放，进而以旁分泌的方式调节间质成纤维细胞的增殖和分化。

八、细胞焦亡

（一）细胞焦亡的机制

细胞焦亡是一种新的细胞程序性死亡途径，可发生于实质细胞和非实质细胞，是不同于细胞凋亡的另一种细胞程序性死亡形式。细胞焦亡是一个快速的过程，涉及细胞膜破裂、水内流、细胞肿胀、渗透性溶解和细胞内容物释放，包括一些促炎细胞因子，如 IL - 1β、IL - 18 和 HMGB1 的释放，从而导致炎性反应。细胞焦亡还伴有细胞器变形、DNA 裂解和核浓缩。由于上述特点，焦亡细胞在末端脱氧核苷酸转移酶缺口末端标记（terminal dexynucleotidyl transferase（TdT）- mediated dUTP nick end labeling，TUNEL）和碘化丙啶（propidium iodide，PI）染色上均呈阳性。细胞焦亡最早在细菌感染的相关研究中被发现，其中细菌可引起巨噬细胞死亡，而 caspase - 1 在这一过程中起着至关重要的作用。随后，逐渐明确了由细菌引起的巨噬细胞死亡与细胞凋亡的区别。随着研究的深入，对细胞焦亡的认识逐渐从最初定义的 caspase - 1 依赖性细胞程序性死亡发展到 Gasdermin（GSDM）家族蛋白依赖性细胞程序性死亡。GSDM 家族蛋白主要包括 GSDMA、GSDMB、GSDMC、GSDMD、GSDME 和 DFNB59。除 DFNB59 外，其他 GSDM 家族蛋白具有类似的、与细胞膜寡聚化相关的 N 末端结构，从而形成焦亡孔。GSDMB、GSDMC、GSDMD 和 GSDME 参与细胞焦亡，而其他 GSDM 家族蛋白的作用有待阐明。

目前，主要有 4 条不同的信号通路被确定可诱导细胞焦亡，包括经典和非经典炎症小体通路、凋亡半胱氨酸天冬氨酸蛋白酶介导的通路和基于颗粒酶的通路。在这些信号通路中，GSDM 蛋白是最终的"刽子手"，其需要被上游的半胱氨酸天冬氨酸蛋白酶或颗粒酶裂解。caspase 根据功能可分为炎症性和凋亡性，通常情况下，caspase - 1/4/5/11 属于炎症性半胱氨酸天冬氨酸蛋白酶，可通过诱导细胞焦亡来中断入侵病原体的复制，以及通过加工促炎细胞因子使其成熟和释放，在固有免疫应答中发挥关键作用。炎症性半胱氨酸天冬氨酸蛋白酶的激活提供了抵御感染性病原体的第一道防线。在经典细胞焦亡途径中，caspase - 1 在炎症小体的多蛋白复合体中被激活。炎症性 caspase - 4/5/11 不需要这种分子复合物来激活，它们可以直接结合脂多糖（lipopolysaccharide，LPS）。凋亡型半胱氨酸天冬氨酸蛋白酶的功能主要是启动和执行细胞凋亡。此外，它们可以作为蛋白酶来切割 GSDM，从而诱导细胞焦亡。

1. 细胞焦亡经典途径　经典炎症小体通路是最早被发现的通路。炎症小体是针对病原体相关分子模式或非病原体损伤相关分子模式而组装的多蛋白复合体。通常，炎症小体由细胞内模式识别受体（pattern recognition receptor，PRRs）、凋亡相关斑点样蛋白（apoptosis - associated speck - like protein，ASC）和炎性半胱氨酸天冬氨酸蛋白酶组成。最常见的 PRRs 包括核苷酸结合寡聚化结构域样受体（nucleotide - binding and oligomerization domain - like receptors，NLRs），包括 NLRP1、NLRP3 和 NLRC4、黑色素瘤缺乏因子 2（absent in melanoma 2，AIM2）及热蛋白。NLRP1 由 N 端热蛋白结构域（pyrin domains，PYD）、核苷酸结合寡聚化结构域（Nucleotide - binding and oligomerization domain，NOD）、富含亮氨酸重复序列 LRR 和 C 端半胱氨酸天冬氨酸蛋白酶募集结构域 CARD 组成。与 ASC 结合需要 PYD，NOD 参与 ATP 依赖的信号激活，LRR 负责配体识别和自身抑制。CARD 参与了 pro caspase - 1 的招募。炭疽致死毒素、胞壁酰二肽、弓形虫成分均可激活 NLRP1。NLRP3 由 N 端 PYD、NOD 和 LRR 组成，无 C 端 CRAD。NLRP3 可被多种因素激活，包括细菌、病毒、真菌、尿酸、ROS、ATP 和内源性损伤信号。细胞外 ATP 通过激活嘌呤能 2X7 受体（purinergic 2X7 receptor，P2X7R）和诱导 K^+ 外排诱导 IL - 1β 分泌和 caspase - 1 活化。NLRC4 有一个 N 端 CARD 结构域、一个中央 NBD 结构域和一个 C 端 LRR 结构域。NLRC4 响应Ⅲ型分泌系统蛋白和鞭毛蛋白。AIM2 包含一个 PYD 结构域和一个 DNA 结合的 HIN - 200 结构域，该结构域可以感知细菌或病毒来源的双链 DNA。Pyrin 有一个 PYD 结构域，两个 B - box 结构域和一个 C 端 SPRY/PRY 结构域。Pyrin 主要识别由各种细菌毒素或效应器介导的宿主 Rho 鸟苷三磷酸酶的失活修饰。在 PRRs 的刺激下，caspase - 1 前体被携带 card 的 PRRs 直接募集或通过 ASC 间接募集，组装 caspase - 1 依赖的炎症小体，随后 caspase - 1 通过自裂解活化。有活性的 caspase - 1 不仅可以裂解无活性的 IL - 1β 和 IL - 18 前体，还可以裂解 GSDMD 释放 GSDMD - NT 形成孔，最终导致炎性反应和细胞焦亡。经典炎症小体途径介导的细胞焦亡主要发生在免疫细胞，是宿主抵抗病原体感染的一种防御机制。

2. 细胞焦亡非经典途径　非经典炎性小体途径独立于经典炎性小体复合体。大多数革兰氏阴性菌激活非经典炎症小体通路。细胞外 LPS 可诱导Ⅰ型干扰素的表达，然后形成一个反馈回路，激活Ⅰ型干扰素受体，诱导 caspase - 11 表达。革兰阴性菌释放的 LPS 可直接结合并激活 caspase - 11，然后 caspase - 11 裂解 GSDMD，促进细胞焦亡。在人体内，caspase - 4/5 可以被细胞内的 LPS 激活。caspase - 4/5/11 不能直接切割 pro - IL - 18 和 pro - IL - 1β，但 GSDMD - NT 孔引起的钾外排可以激活 NLRP3 和 caspase - 1，最终导致 IL - 18 和 IL - 1β 的成熟和释放。此外，在骨髓来源的巨噬细胞中，pannexin - 1 通道的切割和 ATP 的释放以 caspase - 11 依赖的方式发生，然后激活 ATP 门控离子通道 P2X7R，最终导致钾外流和随后的 NLRP3/caspase - 1 激活。因此，在非经典炎症小体通路中，活化的 caspase - 11 诱导的 NLRP3 炎症小体活化是 IL - 1β 加工所必需的。

3. 半胱天冬酶途径　除了炎性的 caspase - 1/4/5/11 外，一些凋亡相关的 caspase 也可以触发细胞焦亡。化疗药物可诱导 caspase - 3 介导的细胞凋亡，若靶细胞表达 GS-

DME，活化的 caspase‐3 可切割 GSDME 诱导细胞焦亡，从而改变细胞死亡方式。顺铂等常规化疗药物可通过 caspase‐3 介导的 GSDME 裂解诱导细胞焦亡。另一种可触发细胞焦亡的凋亡型 caspase 是 caspase‐8，在耶尔森菌感染过程中，caspase‐8 可诱导 GSD-MD 裂解，从而引发细胞焦亡。当转化生长因子β活化激酶 1（transforming growth factor‐β activated kinase 1，TAK1）被耶尔森菌效应蛋白 YopJ 抑制时，溶酶体 Rag‐Ragulator 作为平台激活 Fas 相关死亡结构域/受体相互作用的丝氨酸-苏氨酸蛋白激酶 1/caspase‐8 复合物，从而触发细胞焦亡。此外，caspase‐8 还可以裂解 GSDMC，释放 GSDMC‐N，在癌细胞膜上形成孔隙。此外，凋亡相关的 caspase‐3/6/7 切割 GSDMB，从而去除 C 端阻遏结构域，引起 N 端效应结构域的释放，穿透细胞膜，最终引起细胞焦亡。

4. 颗粒酶途径　最近的研究表明，自然杀伤细胞、细胞毒性 T 淋巴细胞或嵌合抗原受体 T 细胞衍生的颗粒酶通过穿孔素递送到靶细胞，可以切割特定的 GSDM 家族成员，从而诱导癌细胞焦亡。颗粒酶 A（granzyme A，GZMA）是颗粒酶家族中含量最丰富的丝氨酸蛋白酶，传统上被认为是细胞死亡的调节因子。然而，许多报道表明，除非使用非常高的浓度，否则 GZMA 不能在体外杀伤靶细胞。GZMA 在调节炎症中也发挥作用，如诱导促炎细胞因子的成熟和释放。细胞焦亡是一种伴随促炎细胞因子释放的细胞死亡方式，可能与 GZMA 相关。细胞毒性 T 淋巴细胞来源的 GZMA 可将 GSDMB 裂解形成膜孔，导致表达 GSDMB 的癌细胞焦亡。因此，GZMA 能否通过细胞焦亡杀死癌细胞还取决于 GSDMB 的表达，而 GSDMB 在部分人体组织中不表达，在小鼠体内也不表达。自然杀伤细胞衍生的颗粒酶 B（granzyme B，GZMB）可以直接在 caspase‐3 切割 GSDME 的同一位点上切割 GSDME，导致效应蛋白 N 末端的释放，穿透细胞膜。GZMB 通过直接裂解 GSDME 和间接激活 caspase‐3 诱导肿瘤靶点的 GSDME 依赖性细胞焦亡。GZMB 对 GSDME 的直接切割为炎症性死亡的触发提供了简单的机制和途径。

（二）细胞焦亡在器官纤维化中的作用

GSDMD 是目前研究最深入的、与细胞焦亡相关的蛋白。GSDMD 被活化的 caspase‐1 或 caspase‐11 切割为 GSDMD‐N，随后引起细胞焦亡和细胞内容物释放，导致炎性反应。炎性反应调节 HSC 的活化和胶原的分泌。趋化因子受体 CCR5 的抑制剂 Cenicriviroc 可通过减少 GSDMD 的裂解、IL‐1β 的释放，以及 TNF‐α 和 IL‐6 的募集来有效缓解肝损伤和纤维化。

细胞焦亡的经典途径是由 caspase‐1 依赖的 GSDMD 介导的细胞焦亡。活化的 caspase‐1 通过与炎症小体结合，裂解 IL‐1β 和 IL‐18，激活并诱导其释放，从而影响纤维化的进展。caspase‐1 的抑制剂 Ac‐YVAD‐CMK 和 VX‐765 可以在动物体内逆转肾脏的炎症和纤维化。氟非尼酮可以减少 NLRP3 与 ASC 的相互作用，以及 ASC 与 caspase‐1 的关联，从而减少 caspase‐1 的活化，以及 IL‐1β 的释放和胶原沉积。TNF‐α/caspase‐3/GSDME 介导的肾实质细胞焦亡是输尿管梗阻诱导的肾小管炎症和纤维化的重要方面，HMGB1 可放大肾小管炎症和纤维化。

肺是呼吸系统的核心，进行血液中的气体交换。肺是有弹性的，可以吸入或多或少的空气。然而，纤维化的发生导致肺组织弹性下降，严重影响肺的生理功能。许多研究表明，炎症小体和炎性细胞因子参与了肺纤维化的发生发展。在硅、石棉、机械牵张、IPF 和囊性纤维化（cystic fibrosis，CF）引起的肺损伤中，炎症小体、炎症细胞因子与纤维化呈正相关。IL-1β 和 IL-18 都能促进成纤维细胞的活化。ATP、ROS 和 cathepsin B 作为炎症小体激活的上游信号，也可作为抑制肺损伤和纤维化的靶点。此外，烟酰胺腺嘌呤二核苷酸（nicotina-mide adenine dinucleotide phosphate，NADPH）氧化酶可以参与巨噬细胞溶酶体的破坏，NADPH 可以通过质膜转移电子产生 ROS。血管紧张素Ⅱ（angiotensin，Ang Ⅱ）也可以促进纤维化的形成和 NOX4 源性 ROS 和线粒体依赖性 ROS 的积累。Ang Ⅱ还可以通过 NLRP3/caspase-1/IL-1β 通路刺激肺成纤维细胞的活化和胶原沉积，自噬可以清除 ROS，消除 NLRP3 的泛素化，抑制 IL-1β 的表达，从而逆转 Ang Ⅱ介导的肺纤维化。厌氧糖酵解和有氧糖酵解也被认为分别通过激活 NLRP3 或 AIM2 诱导巨噬细胞焦亡和通过低氧诱导因子-1α（Hypoxia-inducible transcription factor-1α，HIF-1α）通路介导 IL-1β 的转录促进肺纤维化的形成。

◆ 参考文献

杜灿灿，刘丽姗，李文静，等，2020. 自噬调控细胞代谢平衡的研究进展 [J]. 中国细胞生物学学报，42：2003-2013.

王志超，冯凡超，顾诚，等，2020. 内质网应激：特发性肺纤维化的潜在治疗方向 [J]. 中国呼吸与危重监护杂志，19：520-527.

Affo S，Yu LX，Schwabe RF，2017. The role of cancer-associated fibroblasts and fibrosis in liver cancer [J]. Annu Rev Pathol，12：153-186. PMID：27959632.

Akkoc Y，Gozuacik D.，2020. MicroRNAs as major regulators of the autophagy pathway [J]. Biochim Biophys Acta Mol Cell Res，1867：118662. PMID：32001304.

Alim I，Caulfield JT，Chen Y，et al.，2019. Selenium drives a transcriptional adaptive program to block ferroptosis and treat stroke [J]. Cell，177：1262-1279. e25. PMID：31056284.

Altenhöfer S，Radermacher KA，Kleikers PW，et al.，2015. Evolution of NADPH oxidase inhibitors：Selectivity and mechanisms for target engagement [J]. Antioxid Redox Signal，23：406-427. PMID：24383718.

Apte MV，Haber PS，Applegate TL，et al.，1998. Periacinar stellate shaped cells in rat pancreas：Identification，isolation，and culture. Gut，43：128-133. PMID：9771417.

Ayaub EA，Kolb PS，Mohammed-Ali Z，et al.，2016. GRP78 and CHOP modulate macrophage apoptosis and the development of bleomycin-induced pulmonary fibrosis [J]. J Pathol，239：411-425. PMID：27135434.

Baek HA，Kim DS，Park HS，et al.，2012. Involvement of endoplasmic reticulum stress in myofibroblastic differentiation of lung fibroblasts [J]. Am J Respir Cell Mol Biol，46：731-739. PMID：21852685.

Barrientos S，Stojadinovic O，Golinko MS，et al.，2008. Growth factors and cytokines in wound healing

［J］. Wound Repair Regen，16：585 – 601. PMID：19128254.

Bednarczyk M，Zmarzły N，Grabarek B，et al.，2018. Genes involved in the regulation of different types of autophagy and their participation in cancer pathogenesis［J］. Oncotarget，9：34413 – 34428. PMID：30344951.

Cao JY，Poddar A，Magtanong L，et al.，2019. A genome – wide haploid genetic screen identifies regulators of glutathione abundance and ferroptosis sensitivity［J］. Cell Rep，26：1544 – 1556. e8. PMID：30726737.

Chao KL，Kulakova L，Herzberg O，2017. Gene polymorphism linked to increased asthma and IBD risk alters gasdermin – B structure，a sulfatide and phosphoinositide binding protein［J］. Proc Natl Acad Sci USA，114：E1128 – E1137. PMID：28154144.

Chen J，Stubbe J，2005. Bleomycins：towards better therapeutics［J］. Nat Rev Cancer，5：102 – 112. PMID：15685195.

Chowdhury D，Lieberman J，2008. Death by a thousand cuts：granzyme pathways of programmed cell death［J］. Annu Rev Immunol，26：389 – 420. PMID：18304003.

Cui L，Li C，Gao G，et al.，2019. FTY720 inhibits the activation of pancreatic stellate cells by promoting apoptosis and suppressing autophagy via the AMPK/mTOR pathway［J］. Life Sci，217：243 – 250. PMID：30550889.

Cui LH，Li CX，Zhuo YZ，et al.，2019. Saikosaponin d ameliorates pancreatic fibrosis by inhibiting autophagy of pancreatic stellate cells via PI3K/Akt/mTOR pathway［J］. Chem Biol Interact，300：18 – 26. PMID：30611790.

Dixon SJ，Lemberg KM，Lamprecht MR，et al.，2012. Ferroptosis：an iron – dependent form of non-apoptotic cell death［J］. Cell，149：1060 – 1072. PMID：22632970.

Doll S，Freitas FP，Shah R，et al.，2019. FSP1 is a glutathione – independent ferroptosis suppressor［J］. Nature，575：693 – 698. PMID：31634899.

Duffield JS，Forbes SJ，Constandinou CM，et al.，2005. Selective depletion of macrophages reveals distinct，opposing roles during liver injury and repair［J］. J Clin Invest，115：56 – 65. PMID：15630444.

Farr SA，Ripley JL，Sultana R，et al.，2014. Antisense oligonucleotide against GSK – 3β in brain of SAMP8 mice improves learning and memory and decreases oxidative Stress：Involvement of transcription factor Nrf2 and implications for Alzheimer Disease［J］. Free Radic Biol Med，67：387 – 395. PMID：24355211.

Fattman CL，2008. Apoptosis in pulmonary fibrosis：too much or not enough［J］? Antioxid Redox Signal，10：379 – 385. PMID：18031201.

Feng S，Fox D，Man SM，2018. Mechanisms of gasdermin family members in inflammasome signaling and cell death［J］. J Mol Biol，430：3068 – 3080. PMID：29990470.

Feng X，Wang S，Sun Z，et al.，2021. Ferroptosis enhanced diabetic renal tubular injury via HIF – 1alpha/HO – 1 pathway in db/db mice［J］. Front Endocrinol（Lausanne），12：626390. PMID：33679620.

Fujii T，Fuchs BC，Yamada S，et al.，2010. Mouse model of carbon tetrachloride induced liver fibrosis：Histopathological changes and expression of CD133 and epidermal growth factor［J］. BMC Gastroen-

19

terol, 10: 79. PMID: 20618941.

Haber PS, Keogh GW, Apte MV, et al., 1999. Activation of pancreatic stellate cells in human and experimental pancreatic fibrosis [J]. Am J Pathol, 155: 1087-1095. PMID: 10514391.

Hernández-Gea V, Ghiassi-Nejad Z, Rozenfeld R, et al., 2012. Autophagy releases lipid that promotes fibrogenesis by activated hepatic stellate cells in mice and in human tissues [J]. Gastroenterology, 142: 938-946. PMID: 22240484.

Hosseinzadeh A, Javad-Moosavi SA, Reiter RJ, et al., 2018. Oxidative/nitrosative stress, autophagy and apoptosis as therapeutic targets of melatonin in idiopathic pulmonary fibrosis [J]. Expert Opin Ther Targets, 22: 1049-1061. PMID: 30445883.

Hou W, Han J, Lu C, et al., 2010. Autophagic degradation of activecaspase-8: A crosstalk mechanism between autophagy and apoptosis [J]. Autophagy, 6: 891-900. PMID: 20724831.

Hou W, Xie Y, Song X, et al., 2016. Autophagy promotes ferroptosis by degradation of ferritin [J]. Autophagy, 12 (8): 1425-1428. PMID: 27245739.

Hsu HS, Liu CC, Lin JH, et al., 2017. Involvement of ER stress, PI3K/AKT activation, and lung fibroblast proliferation in bleomycin-induced pulmonary fibrosis [J]. Sci Rep, 7: 14272. PMID: 29079731.

Hu YB, Wu X, Qin XF, et al., 2017. Role of endoplasmic reticulum stress in silica-induced apoptosis in RAW264.7 cells [J]. Biomed Environ Sci, 30: 591-600. PMID: 28807099.

Ingold I, Berndt C, Schmitt S, et al., 2018. Selenium utilization by GPX4 is required to prevent hydroperoxide-induced ferroptosis [J]. Cell, 172: 409-422. e21. PMID: 29290465.

Kim KK, Dotson MR, Agarwal M, et al., 2018. Efferocytosis of apoptotic alveolarepithelial cells is sufficient to initiate lung fibrosis [J]. Cell Death Dis, 9: 1 056. Published 2018 Oct 17. PMID: 30333529.

Kitani A, Fuss I, Nakamura K, et al., 2003. Transforming growth factor (TGF)-beta1-producing regulatory T cells induce Smad-mediated interleukin 10 secretion that facilitates coordinated immunoregulatory activity and amelioration of TGF-beta1-mediated fibrosis [J]. J Exp Med, 198: 1179-1188. PMID: 14557415.

Kolb M, Margetts PJ, Anthony DC, et al., 2001. Transient expression of IL-1beta induces acute lung injury and chronic repair leading to pulmonary fibrosis [J]. J Clin Invest, 107: 1529-1536. PMID: 11413160.

Korfei M, Ruppert C, Mahavadi P, et al., 2008. Epithelial endoplasmic reticulum stress and apoptosis in sporadic idiopathic pulmonary fibrosis [J]. Am J Respir Crit Care Med, 178: 838-846. PMID: 18635891.

Lenna S, Trojanowska M., 2012. The role of endoplasmic reticulum stress and the unfolded protein response in fibrosis [J]. Curr Opin Rheumatol, 2012; 24: 663-668. PMID: 22918530.

Levonen AL, Hill BG, Kansanen E, et al., 2014. Redox regulation of antioxidants, autophagy, and the response to stress: Implications for electrophile therapeutics [J]. Free Radic Biol Med, 71: 196-207. PMID: 24681256.

Li X, Zou Y, Xing J, et al., 2020. Pretreatment with roxadustat (FG-4592) attenuates folic acid-induced kidney injury through antiferroptosis via Akt/GSK-3β/Nrf2 pathway [J]. Oxid Med Cell Longev, 2020: 6286984. PMID: 32051732.

Li Y, Jiang D, Liang J, et al., 2011. Severe lung fibrosis requires an invasive fibroblast phenotype regulated by hyaluronan and CD44 [J]. J Exp Med，208：1459 - 1471. PMID：21708929.

Lin TA，Wu VC，Wang CY.，2019. Autophagy in chronic kidney diseases [J]. Cells，8：61. PMID：30654583.

Lin W，Tsai WL，Shao RX，et al.，2010. Hepatitis C virus regulates transforming growth factor beta1 production through the generation of reactive oxygen species in a nuclear factor kappaB - dependent manner [J]. Gastroenterology，138：2509 - 2518. e1. PMID：20230822.

Liu Y，Bi YM，Pan T，et al.，2022. Ethyl acetate fraction of *Dicliptera chinensis* (L.) *Juss.* ameliorates liver fibrosis by inducing autophagy via PI3K/AKT/mTOR/p70S6K signaling pathway [J]. Chin J Integr Med，28：60 - 68. PMID：34105096.

Luedde T，Kaplowitz N，Schwabe RF，2014. Cell death and cell death responses in liver disease：mechanisms and clinical relevance [J]. Gastroenterology，147：765 - 783. e4. PMID：25046161.

Luo Y，Chen H，Liu H，et al.，2020. Protective effects of ferroptosis inhibition on high fat diet - induced liver and renal injury in mice [J]. Int J Clin Exp Pathol，13：2041 - 2049. PMID：32922599.

Man SM，Kanneganti TD，2015. Regulation of inflammasome activation [J]. Immunol Rev，265：6 - 21. PMID：25879280.

Masamune A，Shimosegawa T.，2009. Signal transduction in pancreatic stellate cells [J]. J Gastroenterol，44：249 - 260. PMID：19271115.

Matsuzawa - Ishimoto Y，Hwang S，Cadwell K.，2018. Autophagy and inflammation [J]. Annu Rev Immunol，36：73 - 101. PMID：29144836.

McCarroll JA，Phillips PA，Kumar RK，et al.，2004. Pancreatic stellate cell migration：Role of the phosphatidylinositol 3 - kinase (PI3 - kinase) pathway [J]. Biochem Pharmacol，67：1215 - 1225. PMID：15006556.

Meyer JN，Leuthner TC，Luz AL.，2017. Mitochondrial fusion，fission，and mitochondrial toxicity [J]. Toxicology，391：42 - 53. PMID：28789970.

Miao EA，Leaf IA，Treuting PM，et al.，2010. caspase - 1 - induced pyroptosis is an innate immune effector mechanism against intracellular bacteria [J]. Nat Immunol，11：1136 - 1142. PMID：21057511.

Milani S，Herbst H，Schuppan D，et al.，1990. Procollagen expression by nonparenchymal rat liver cells in experimental biliary fibrosis [J]. Gastroenterology，98：175 - 184. PMID：2293576.

Miyazaki Y，Araki K，Vesin C，et al.，1995. Expression of a tumor necrosis factor - alpha transgene in murine lung causes lymphocytic and fibrosing alveolitis. A mouse model of progressive pulmonary fibrosis [J]. J Clin Invest，96：250 - 259. PMID：7542280.

Mortezaee K.，2018. Nicotinamide adenine dinucleotide phosphate (NADPH) oxidase (NOX) and liver fibrosis：A review [J]. Cell Biochem Funct，36：292 - 302. PMID：30028028.

Nam SA，Kim WY，Kim JW，et al.，2019. Autophagy in FOXD1 stroma - derived cells regulates renal fibrosis through TGF - β and NLRP3 inflammasome pathway [J]. Biochem Biophys Res Commun，508：965 - 972. PMID：30545632.

Oakes SA，Papa FR.，2015. The role of endoplasmic reticulum stress in human pathology [J]. Annu Rev Pathol，10：173 - 194. PMID：25387057.

Opal SM，2003. Interactions between coagulation and inflammation [J]. Scand J Infect Dis，35：545 - 554. PMID：14620133.

Pardo A, Barrios R, Gaxiola M, et al., 2000. Increase of lung neutrophils in hypersensitivity pneumonitis is associated with lung fibrosis [J]. Am J Respir Crit Care Med, 161: 1698 - 1704. PMID: 10806177.

Phillips PA, Wu MJ, Kumar RK, et al., 2003. Cell migration: A novel aspect of pancreatic stellate cell biology [J]. Gut, 52: 677 - 682. PMID: 12692052.

Potter WZ, Davis DC, Mitchell JR, et al., 1973. Acetaminophen - induced hepatic necrosis. 3. Cytochrome P - 450 - mediated covalent binding in vitro [J]. J Pharmacol Exp Ther, 187: 203 - 210. PMID: 4147720.

Racanelli AC, Kikkers SA, Choi AMK, et al., 2018. Autophagy and inflammation in chronic respiratory disease [J]. Autophagy, 14: 221 - 232. PMID: 29130366.

Ruart M, Chavarria L, Campreciós G, et al., 2019. Impaired endothelial autophagy promotes liver fibrosis by aggravating the oxidative stress response during acute liver injury [J]. J Hepatol, 70: 458 - 469. PMID: 30367898.

Ryan AJ, Larson - Casey JL, He C, et al., 2014. Asbestos - induced disruption of calcium homeostasis induces endoplasmic reticulum stress in macrophages [J]. J Biol Chem, 289: 33391 - 33403. PMID: 25324550.

Saotome T, Inoue H, Fujimiya M, et al., 1997. Morphological and immunocytochemical identification of periacinar fibroblast - like cells derived from human pancreatic acini [J]. Pancreas, 14: 373 - 382. PMID: 9163784.

Sarhan J, Liu BC, Muendlein HI, et al., 2018. caspase - 8 induces cleavage of gasdermin D to elicit pyroptosis during Yersinia infection [J]. Proc Natl Acad Sci U S A, 115: E10888 - E10897. PMID: 30381458.

Scotton CJ, Krupiczojc MA, Königshoff M, et al., 2009. Increased local expression of coagulation factor X contributes to the fibrotic response in human and murine lung injury [J]. J Clin Invest, 1192550 - 2563. PMID: 19652365.

Seki E, Schwabe RF, 2015. Hepatic inflammation and fibrosis: functional links and key pathways [J]. Hepatology, 61: 1066 - 1079. PMID: 25066777.

Shah R, Shchepinov MS, Pratt DA, 2018. Resolving the role of lipoxygenases in the initiation and execution of ferroptosis [J]. ACS Cent Sci, 4: 387 - 396. PMID: 29632885.

Sun J, Wu Y, Long C, et al., 2018. Anthocyanins isolated from blueberry ameliorates CCl_4 induced liver fibrosis by modulation of oxidative stress, inflammation and stellate cell activation in mice [J]. Food Chem Toxicol, 120: 491 - 499. PMID: 30056145.

Ursini F, Maiorino M, Valente M, et al., 1982. Purification from pig liver of a protein which protects liposomes and biomembranes from peroxidative degradation and exhibits glutathione peroxidase activity on phosphatidylcholine hydroperoxides [J]. Biochim Biophys Acta, 710: 197 - 211. PMID: 7066358.

Wanless IR, Wong F, Blendis LM, et al., 1995. Hepatic and portal vein thrombosis in cirrhosis: possible role in development of parenchymal extinction and portal hypertension [J]. Hepatology, 21: 1238 - 47. PMID: 7737629.

Wells RG, Crawford JM., 1998. Pancreatic stellate cells: The new stars of chronic pancreatitis [J]. Gastroenterology, 115: 491 - 493. PMID: 9758536.

Wu D，Cederbaum AI.，2013. Inhibition of autophagy promotes CYP2E1 – dependent toxicity in HepG2 cells via elevated oxidative stress，mitochondria dysfunction and activation of p38 and JNK MAPK ［J］. Redox Biol，1：552 – 565. PMID：24273738.

Wu J，Fernandes – Alnemri T，Alnemri ES，2010. Involvement of the AIM2，NLRC4，and NLRP3 inflammasomes in caspase – 1 activation by Listeria monocytogenes ［J］. J Clin Immunol，30：693 – 702. PMID：20490635.

Xu G，Yue F，Huang H，et al.，2016. Defects in MAP1S – mediated autophagy turnover of fibronectin cause renal fibrosis ［J］. Aging（Albany NY），8：977 – 985. PMID：27236336.

Yadav M，Niveria K，Sen T，et al.，2021. Targeting nonapoptotic pathways with functionalized nanoparticles for cancer therapy：current and future perspectives ［J］. Nanomedicine（Lond），16：1049 – 1065. PMID：33970686.

Young LR，Borchers MT，Allen HL，et al.，2006. Lung – restricted macrophage activation in the pearl mouse model of Hermansky – Pudlak Syndrome ［J］. JCI Insight，176：4361 – 4368. PMID：16547274.

Young LR，Gulleman PM，Short CW，et al.，2016. Epithelial – macrophage interactions determine pulmonary fibrosis susceptibility in Hermansky – Pudlak Syndrome ［J］. JCI Insight，1：e88947. PMID：27777976.

Zhou J，Tan Y，Wang R，et al.，2022. Role of ferroptosis in fibrotic diseases ［J］. J Inflamm Res，15：3689 – 3708. PMID：35783244.

Zimmerman KA，Graham LV，Pallero MA，et al.，2013. Calreticulin regulates transforming growth factor – β – stimulated extracellular matrix production ［J］. J Biol Chem，28：14584 – 14598. PMID：23564462.

Zuo L，Zhou T，Pannell BK，et al.，2015. Biological and physiological role of reactive oxygen species— the good，the bad and the ugly ［J］. Acta Physiol（Oxf），214：329 – 348. PMID：25912260.

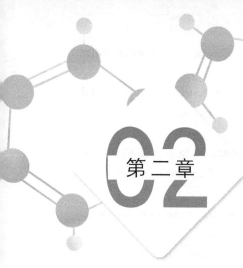

第二章 生物活性物质的抗纤维化作用

生物活性物质主要是指生物体内的化学成分，来源包括动物、植物和微生物，主要分类有蛋白质、肽类、氨基酸、糖类、生物碱、黄酮、萜类、酚类、醌类和抗生素等。生物活性物质由于其结构和功能的多样性被科学界重视。在开发药物时，生物活性物质及其衍生物是重要的原料来源。近年来，由于纤维化疾病及其相关综合征的深入研究，开发生物活性物质抗纤维化的药物成为研究的重要方向之一。已有研究表明，多种生物活性物质在纤维化防治方面具有很好的效果。近年来，一些生物活性物质如生物碱、多糖、黄酮类化合物、萜类化合物、酚类等已被发现具有抗纤维化活性。根据这些生物活性物质的抗纤维化作用可将其加以总结。

第一节 生物碱

生物碱具有明显的抗纤维化作用。同时，生物碱类的使用剂量和不良反应应引起重视。槟榔碱的摄入被认为是诱导口腔黏膜下纤维化（oral submucous fibrosis，OSF）甚至口腔癌的重要风险因素之一。

一、石蒜碱

石蒜碱（lycorine，LYC）是一种从石蒜科植物中分离出来的生物碱，LYC通过靶向含有CARD的凋亡相关斑点样蛋白（apoptosis - associated speck - like protein，ASC）的PYD结构域抑制NOD样受体蛋白3（NLRP3）炎性体激活和细胞焦亡，可以减轻博来霉素（BLM）诱导的肺纤维化。

二、长春花生物碱

长春花碱（conophylline，CnP）是一种从热带植物狗牙花的叶子中提取的生物碱，可减轻小鼠的肝纤维化。在高脂饮食诱导的非酒精性脂肪肝模型中，CnP增加了自噬体标志物微管相关蛋白1轻链3 - Ⅱ（microtubule associated protein 1 light chain 3 - Ⅱ，LC3 - Ⅱ）的表达并降低了p62的表达，通过刺激肝脏中的β-氧化和自噬来抑制肝脏脂肪变性。

长春西汀（vinpocetine，Vinpo）是长春花生物碱长春胺的合成衍生物。硫代乙酰胺诱导的大鼠肝纤维化模型中，Vinpo 降低了肝脏中血管内皮生长因子（vascular endothelial growth factor，VEGF）/Ki-67 的表达，证实了其对血管生成和增殖的影响，揭示了 Vinpo 的抗纤维化作用。

三、四甲基吡嗪

四甲基吡嗪（tetramethylpyrazine，TMP）是一种天然生物碱，已被广泛用于治疗肝损伤。在 CCl$_4$ 诱导的肝纤维化大鼠模型和血小板衍生生长因子诱导的 HSC 激活模型中，TMP 通过抑制蛋白激酶 B（Akt）-哺乳动物雷帕霉素靶蛋白（mammalian target of rapamycin，mTOR）信号通路促进自噬并减轻炎症，在肝纤维化中发挥治疗作用。

四、小檗碱

小檗碱（berberine，BBR）是一种重要的季苄基异喹啉生物碱，存在于许多常用药用植物中，如黄连、刺檗和印度小檗。在异丙肾上腺素诱导的大鼠纤维化模型中，BBR 通过减少巨噬细胞浸润和抑制成纤维细胞转分化为"激活的"肌成纤维细胞，对心脏损伤具有保护作用。在雨蛙素诱导的大鼠慢性胰腺炎中，BBR 通过腺苷酸活化蛋白激酶（AMP-activated protein kinase，AMPK）介导的 TGF-β/Smad 信号传导和 M2 极化减轻慢性胰腺炎和纤维化。亚甲基四氢小檗碱（demethylenetetrahydroberberine，DMTHB）是一种新型小檗碱衍生物。DMTHB 可以通过抑制小鼠 NLRP3 炎症小体和氧化应激来减轻非酒精性脂肪肝。

五、粉防己碱

粉防己碱（tetrandrine，TET）是中草药粉防己（*Stephania tetrandra* S. Moore）的主要活性成分，是一种双苄基异喹啉生物碱，已应用于临床治疗风湿病、肺癌和矽肺。TET 在冷冻期间保护了关节囊的正常网状结构，并通过抑制大鼠肩周炎模型中的炎症、血管生成和纤维化来抑制肩周炎的发生和发展。在 Su 等的工作中，开发了一种粉防己碱-羟丙基-β-环糊精包合物（tET-HP-β-CD），通过吸入给药可治疗肺纤维化。

六、苦参碱和氧化苦参碱

苦参碱是从苦参、苦豆子和广豆根中提取的生物碱。在对通过给予三硝基苯磺酸建立的大鼠胰腺纤维化模型进行研究时，苦参碱通过调节大鼠胰腺星状细胞中的 TGF-β/Smad 信号通路发挥其抗胰腺纤维化作用。LPS 培养人腹膜间皮细胞（human peritoneal mesothelial cell，HPMC）以诱导模拟腹膜炎的环境，结果表明，苦参碱能抑制人腹膜间皮细胞中 LPS 诱导的上皮间质转化（EMT），逆转 LPS 抑制人腹膜间皮细胞中 miR-29b 和 miR-129-5P 的表达，最终减轻腹膜纤维化。苦参碱通过调节聚合酶 δ 相互作用蛋白 2

(polymerase delta‐interacting protein 2，Poldip2) /mTOR 信号通路抑制人冠状动脉平滑肌细胞中晚期糖基化终产物诱导的纤维化反应。

氧化苦参碱是另一种从苦参中提取的生物碱。在 TGF‐β1 诱导的 HSC 细胞中，氧化苦参碱通过 miR‐195/Smad7 信号传导抑制 HSC 激活。在亚砷酸钠诱导的大鼠肝纤维化模型和体外人 HSC LX‐2 细胞系中，氧化苦参碱通过抑制内质网应激发挥抗纤维化作用。另外，氧化苦参碱通过抑制 αVβ3 整合素/黏附斑激酶（focal adhesion kinase，FAK）/磷酸化磷脂酰肌醇 3‐激酶（phosphatidylinositol 3‐kinase，PI3K）/Akt 信号传导有效逆转乳腺癌细胞中的 EMT。

七、益母草碱

益母草碱（leonurine，LE）是从益母草中提取的一种生物碱。在心肌梗死（myocardial infarction，MI）小鼠模型中，LE 可有效改善 MI 后小鼠的心脏功能，并减轻纤维化和心脏重塑。同时，在体外试验中，LE 抑制暴露于 Ang Ⅱ 的新生小鼠心脏成纤维细胞的增殖和迁移，并且显著抑制胶原合成和肌成纤维细胞激活。进一步的机制研究表明，LE 可能通过上调 miR‐29a‐3p 发挥心脏保护作用。

八、荜茇酰胺

荜茇酰胺（piperlongumine，PPLGM）是一种从荜茇（*Piper longum* L.）中提取的酰胺生物碱。在胆管结扎诱导的肝纤维化模型中，PPLGM 给药显著抑制了 TGF‐β1/Smad 和 EMT 信号通路。这表明 PPLGM 具有很强的保肝和抗纤维化活性。在 Ang Ⅱ 于体内和体外诱导心脏肥大和纤维化的模型中，PPLGM 通过降低 Akt 磷酸化水平来防止叉头框转录因子 1（forkhead box，FOXO1）的减少，从而发挥抗心肌肥大作用，并且 PPLGM 通过调节纤维化基因转录来减轻心脏纤维化。

九、异钩藤碱

异钩藤碱（isorhynchophylline）是从钩藤中分离得到的生物碱类化合物。异钩藤碱主要通过抑制炎症反应来防止二氧化硅诱导的肺纤维化。此外，它还能抑制胶原蛋白沉积和纤维化因子的释放，从而延缓肺纤维化的进展。

十、去甲乌药碱

去甲乌药碱（higenamine，HG）属于苄基异喹啉类生物碱。在左冠状动脉前降支结扎联合 5/6 肾大部切除术诱导 2 型心肾综合征大鼠模型和体外心肌细胞模型中，HG 减轻左心室（left ventricle，LV）重构和改善收缩功能，同时降低 TGF‐β1、α‐平滑肌蛋白（α‐SMA）和Ⅰ型胶原α1 亚基基因（collagen type Ⅰ alpha1，Col1A1）的表达。HG 通过靶向 ASK1/丝裂原活化蛋白激酶（mitogen‐activated protein kinase，MAPK）/核因子‐κB（NF‐κB）信号通路改善心肾综合征大鼠的心肾功能并减轻心脏和肾脏纤维化。

另外，有研究表明，HG 至少部分地通过抑制 TGF－β1/Smad 信号传导和心脏成纤维细胞激活来改善病理性心脏纤维化和功能障碍。

十一、甜菜红

甜菜红（betanin）是从食用红甜菜中提取，通过浸提、分离、浓缩、干燥而得到的一种吡啶生物类天然色素。在连续 4 周饲喂高脂饮食（high－fat diet，HFD）导致脂肪性肝炎伴纤维化的小鼠模型中，甜菜红通过上调过氧化物酶体增殖物激活受体-α（peroxisome proliferator－activated receptor－α，PPAR－α）、下调胆固醇调节元件结合蛋白 1（sterol regulatory element binding protein－1，SREBP－1）、改变脂肪因子水平和调节脂质分布来发挥抗纤维化作用。

十二、青藤碱

青藤碱（sinomenine，SIN）是从青藤的根茎中提取的一种生物碱单体，具有镇痛、免疫抑制作用。在高糖高脂饲喂并注射链脲佐菌素（streptozotocin，STZ）的 SD 大鼠 II 型糖尿病模型中，SIN 通过调节 Janus 激酶 2（janus kinase 2，JAK2）/信号转导及转录激活因子 3（signal transduction and transcriptional activator 3，STAT3）/细胞因子信号传送阻抑物 1（suppressor of cytokine signaling 1，SOCS1）通路来抑制氧化应激、减少肾细胞凋亡和纤维化，保护肾细胞并减少肾组织损伤。

十三、胡椒碱

胡椒碱（piperine）是属于桂皮酰胺类生物碱，在自然界中存在广泛，尤其在胡椒科植物中大量存在。在雨蛙素诱导的慢性胰腺炎模型和体外胰腺星状细胞模型中，胡椒碱治疗通过抑制慢性胰腺炎期间的 TGF－β/Smad 2/3 信号传导来改善胰腺纤维化。

十四、苦茶碱

苦茶碱（theacrine，1，3，7，9－四甲基尿酸）是在野生苦茶叶片中发现的嘌呤生物碱，其分子结构比茶叶常见的咖啡碱多一个甲基。在双侧卵巢切除后第 7 天结扎冠状动脉前降支建立心肌梗死模型中，苦茶碱激活沉默信息调节因子 2 相关酶 3（silent information regulator factor 2related enzyme 3，SIRT3）并抑制雌激素缺乏小鼠心肌梗死后的心肌纤维化（myocardial fibrosis，MF）和细胞凋亡，从而通过 β－catenin/过氧化物酶体增殖物激活受体 γ（peroxisome prolifeator－activated receptor gamma，PPARγ）下游信号通路改善心肌梗死小鼠的心脏功能。

十五、白屈菜红碱

白屈菜红碱（chelerythrine，CHE）是一种天然的苯并菲啶类生物碱，已在肾脏和肝脏中显示出其抗纤维化活性。CHE 通过激活核因子红系相关因子 2（nuclear factor erythroid 2 - related factor 2，Nrf2）/抗氧化反应元件（antioxidant response element，ARE）通路来增加抗氧化酶的活性，从而减轻 BLM 诱导的小鼠肺纤维化。

十六、β-咔啉类生物碱

β-咔啉类生物碱是天然的和合成的吲哚类生物碱中的一大类，具有不同程度的芳构化结构。在博来霉素诱导的小鼠肺纤维化模型中，甘肃雪灵芝中提取的 β-咔啉生物碱抑制炎症的初期、胶原蛋白的沉积和 TGF-β1 和 α-SMA 的表达，而且使上皮钙黏蛋白（epithelial cadherin，E-cadherin）的表达明显升高。β-咔啉生物碱通过核因子-κB（NF-κB）/p65 途径抑制炎症的起始并逆转 EMT 的过程。

十七、秋水仙碱

秋水仙碱（colchicine）是最初从百合科植物秋水仙中提取出来的一种生物碱，也称秋水仙素。在大鼠无菌性心包炎模型中，秋水仙碱通过抑制 p38 丝裂原活化蛋白激酶（p38mitogen-activated protein kinase，p38MAPK）、c-Jun 氨基末端激酶（c-Jun N-terminal kinase，JNK）、AKT 和 NF-κB 的激活来抑制白介素 1β（interleukin-1β，IL-1β）诱导的白介素 6 释放，进而减轻心房纤维化并预防心房颤动。

十八、甲基莲心碱

甲基莲心碱（neferine）是一种从莲（*Nelumbo nucifera* Gaertn）种子胚中提取的双苄基异喹啉生物碱，具有多种药理活性。在 CCl_4 诱导的肝纤维化的模型中，甲基莲心碱通过抑制 MAPK 和 NF-κB/核转录因子 κB 抑制蛋白 α（i-kappa B alpha，IκBα）信号通路，抑制氧化应激和炎症，发挥抗纤维化作用。

十九、加兰他敏

加兰他敏（galanthamine，Gal）是一种重要的石蒜科生物碱，具有抗乙酰胆碱酯酶和抗炎活性，现已经有处方药制剂用于治疗神经系统疾病及外伤所致运动障碍。在心肌缺血/再灌注大鼠模型中，Gal 通过激活 AMPK/Nrf2 通路来改善心肌缺血/再灌注诱导的心脏功能障碍、内质网应激相关的细胞凋亡和心肌纤维化。

二十、高三尖杉酯碱

高三尖杉酯碱（homoharringtonine，HHT）为从三尖科植物三尖杉或其同属植物中得到的生物碱。在兔膝关节内黏连模型和成纤维细胞细胞系中，HHT 通过 PI3K/AKT/mTOR 通路介导的细胞凋亡抑制成纤维细胞增殖、细胞外基质产生并减轻手术诱导的膝关节纤维化。

二十一、吴茱萸碱

吴茱萸碱（evodiamine）是吴茱萸的主要成分之一，是一种具有优良抗炎作用的生物碱。在 LPS 诱导的肺纤维化和 RAW264.7 细胞加入 LPS/尼日利亚菌素模型中，吴茱萸碱治疗减轻了 LPS 引起的肺部炎症和纤维化，刺激了脂肪细胞因子（adipocytokines，apelin）表达并抑制了炎性细胞因子。

二十二、葫芦巴碱

葫芦巴碱（trigonelline，TRIG）是一种常见于草本植物，包括咖啡豆和大豆等食用植物中的植物生物碱。在犬肾细胞（madin - darby canine kidney，MDCK）系中，TRIG 可以减弱草酸盐诱导的 EMT 的作用，因此可以作为预防或治疗慢性肾脏病（chronic kidney disease，CKD）的抗纤维化化合物。

二十三、黄连总生物碱

生物碱是黄连的主要药理成分，包括黄连素、巴马亭、黄连碱和表小檗碱等，是黄连的质量控制标准。在 db/db 小鼠中，黄连总生物碱对糖尿病肾病的肾脏保护可能与晚期糖基化终末产物（advanced glycation end products，AGEs）-晚期糖基化终末产物受体（receptor of advanced glycation endproducts，RAGE）- TGF - β/Smad2 和 PI3K - Akt 信号通路的激活有关。

◆ 参考文献

Bansod S，Doijad N，Godugu C. 2020. Berberine attenuates severity of chronic pancreatitis and fibrosis via AMPK - mediated inhibition of TGF - β1/Smad signaling and M2 polarization［J］. Toxicol Appl Pharmacol，403：115162. PMID：32721432.

Che Y，Shen DF，Wang ZP，et al.，2019. Protective role of berberine in isoprenaline - induced cardiac fibrosis in rats［J］. BMC Cardiovasc Disord，19：219. PMID：31615408.

Chen Y，Chen L，Zhang JY，et al.，2019. Oxymatrine reverses epithelial - mesenchymal transition in breast cancer cells by depressingαVβ3 integrin/FAK/PI3K/Akt signaling activation［J］. Onco Targets Ther，12：6253 - 6265. PMID：31496729.

Chilvery S，Bansod S，Saifi MA，et al.，2020. Piperlongumine attenuates bile duct ligation - induced liver fibrosis in mice via inhibition of TGF - β1/Smad and EMT pathways［J］. Int Immunopharmacol，88：106909. PMID：32882664.

Choi JW，Lee SK，Kim MJ，et al.，2019. Piperine ameliorates the severity of fibrosis via inhibition of TGF-β/SMAD signaling in a mouse model of chronic pancreatitis［J］. Mol Med Rep，20：3709 - 3718. PMID：31485676.

Cui Y，Jiang L，Yu R，et al.，2019. β - carboline alkaloids attenuate bleomycin induced pulmonary fibrosis in mice through inhibiting NF - kb/p65 phosphorylation and epithelial - mesenchymal transition［J］. J Ethnopharmacol，243：112096. PMID：31323300.

Deng T，Wei Z，Gael A，et al.，2020. Higenamine improves cardiac and renal fibrosis in rats with cardiorenal syndrome via ASK1signaling pathway［J］. J Cardiovasc Pharmacol，75：535 - 544. PMID：32168151.

Elnfarawy AA, Nashy AE, Abozaid AM, et al., 2021. Vinpocetine attenuates thioacetamide – induced liver fibrosis in rats [J]. Hum Exp Toxicol, 40: 355 – 368. PMID: 32840391.

Gu J, Qiu M, Lu Y, et al., 2021. Piperlongumine attenuates angiotensin –II– induced cardiac hypertrophy and fibrosis by inhibiting Akt – FOXO1 signalling [J]. Phytomedicine, 82: 153461. PMID: 33497927.

Hou X, Fu M, Cheng B, et al., 2019. Galanthamine improves myocardial ischemia – reperfusion – induced cardiac dysfunction, endoplasmic reticulum stress – related apoptosis, and myocardial fibrosis by suppressing AMPK/Nrf2 pathway in rats [J]. Ann Transl Med, 7: 634. PMID: 31930035.

Hu Z, Su H, Zeng Y, et al., 2020. Tetramethylpyrazine ameliorates hepatic fibrosis through autophagy – mediated inflammation [J]. Biochem Cell Biol, 98: 327 – 337. PMID: 32383631.

Li YZ, Peng X, Ma YH, et al., 2019. Matrine suppresses lipopolysaccharide – induced fibrosis in human peritoneal mesothelial cells by inhibiting the epithelial – mesenchymal transition [J]. Chin Med J (Engl), 132: 664 – 670. PMID: 30855347.

Liang Q, Cai W, Zhao Y, et al., 2020. Lycorine ameliorates bleomycin – induced pulmonary fibrosis via inhibiting NLRP3 inflammasome activation and pyroptosis [J]. Pharmacol Res, 158: 104884. PMID: 32428667.

Liu P, Zhu L, Zou G, et al., 2019. Matrine suppresses pancreatic fibrosis by regulating TGF – β/Smad signaling in rats [J]. Yonsei Med J, 60: 79 – 87. PMID: 30554494.

Liu X, Wang D, Yang W, et al., 2020. Oxymatrine exerts anti – fibrotic effects in a rat model of hepatic fibrosis by suppressing endoplasmic reticulum stress [J]. J Int Med Res, 48: 300060520961681. PMID: 33044865.

Ma W, Xu J, Zhang Y, et al., 2019. Matrine pre – treatment suppresses AGEs – induced HCSMCs fibrotic responses by regulating Poldip2/mTOR pathway [J]. Eur J Pharmacol, 865: 172746. PMID: 31634459.

Ohashi T, Nakade Y, Ibusuki M, et al., 2019. Conophylline inhibits high fat diet – induced non – alcoholic fatty liver disease in mice [J]. PLoS One, 14: e0210068. PMID: 30689650.

Peerapen P, Thongboonkerd V. 2020. Protective roles of trigonelline against oxalate – induced epithelial – to –mesenchymal transition in renal tubular epithelial cells: An in vitro study [J]. Food Chem Toxicol, 135: 110915. PMID: 31669600.

Peng L, Wen L, Shi Q, et al., 2021. Chelerythrine ameliorates pulmonary fibrosis via activating the Nrf2/ARE signaling pathway [J]. Cell Biochem Biophys, 79: 337 – 347. PMID: 33580396.

Qiu M, Yang Z, Bian M, et al., 2020. Protective effects of isorhynchophylline against silicon – dioxide – induced lung injury in mice [J]. Artif Cells Nanomed Biotechnol, 48: 1125 – 1134. PMID: 32885685.

Shen YW, Shih YH, Fuh LJ, et al., 2020. Oral submucous fibrosis: A review on biomarkers, pathogenic mechanisms, and treatments [J]. Int J Mol Sci, 21: 7231. PMID: 33008091.

Song LL, Zhang Y, Zhang XR, et al., 2019. Theacrine attenuates myocardial fibrosis after myocardial infarction via the SIRT3/β – catenin/PPARγ pathway in estrogen – deficient mice [J]. Eur Rev Med Pharmacol Sci, 23: 5477 – 5486. PMID: 31298401.

Song LY, Ma YT, Fang WJ, et al., 2019. Inhibitory effects of oxymatrine on hepatic stellate cells activation through TGF – β/miR – 195/Smad signaling pathway [J]. BMC Complement Altern Med, 19:

138. PMID：31221141.

Su W，Liang Y，Meng Z，et al.，2020. Inhalation of tetrandrine‐hydroxypropyl‐β‐cyclodextrin inclusion complexes for pulmonary fibrosis treatment [J]. Mol Pharm，17：1596‐1607. PMID：32142292.

Sun Y，Dai J，Jiao R，et al.，2021. Homoharringtonine inhibits fibroblasts proliferation，extracellular matrix production and reduces surgery‐induced knee arthrofibrosis via PI3K/AKT/mTOR pathway‐mediated apoptosis [J]. J Orthop Surg Res，16：9. PMID：33407698.

Wang R，Peng L，Lv D，et al.，2021. Leonurine attenuates myocardial fibrosis through upregulation of miR‐29a‐3p in mice post‐myocardial infarction [J]. J Cardiovasc Pharmacol，77：189‐199. PMID：33235025.

Wang Y，Wang S，Wang R，et al.，2021. Neferine exerts antioxidant and anti‐Inflammatory effects on carbon tetrachloride‐induced liver fibrosis by inhibiting the MAPK and NF‐κB/IκBα pathways [J]. Evid Based Complement Alternat Med，2021：4136019. PMID：33680053.

Wu Q，Liu H，Liao J，et al.，2020. Colchicine prevents atrial fibrillation promotion by inhibiting IL‐1β‐induced IL‐6 release and atrial fibrosis in the rat sterile pericarditis model [J]. Biomed Pharmacother，129：110384. PMID：32554248.

Xiao Y，Liu Y，Lai Z，et al.，2021. An integrated network pharmacology and transcriptomic method to explore the mechanism of the total Rhizoma Coptidis alkaloids in improving diabetic nephropathy [J]. J Ethnopharmacol，270：113806. PMID：33444721.

Yahaghi L，Yaghmaei P，Hayati‐Roodbari N，et al.，2020. Betanin effect on PPAR‐α and SREBP‐1c expression in NMRI mice model of steatohepatitis with fibrosis [J]. Physiol Int，107：67‐81. PMID：32491288.

Ye C，Zhang N，Zhao Q，et al.，2021. Evodiamine alleviates lipopolysaccharide‐induced pulmonary inflammation and fibrosis by activating apelin pathway [J]. Phytother Res，35：3406‐3417. PMID：33657655.

Zhang Y，Wen J，Liu D，et al.，2021. Demethyleneterahydroberberine alleviates nonalcoholic fatty liver disease by inhibiting the NLRP3 inflammasome and oxidative stress in mice [J]. Life Sci，281：119778. PMID：34192596.

Zhao H，Kong L，Shen J，et al.，2021. Tetrandrine inhibits the occurrence and development of frozen shoulder by inhibiting inflammation，angiogenesis，and fibrosis [J]. Biomed Pharmacother，140：111700. PMID：34044279.

Zhu JX，Ling W，Xue C，et al.，2021. Higenamine attenuates cardiac fibroblast abstract and fibrosis via inhibition of TGF‐β1/Smad signaling [J]. Eur J Pharmacol，900：174013. PMID：33766620.

Zhu M，Wang H，Chen J，et al.，2021. Sinomenine improve diabetic nephropathy by inhibiting fibrosis and regulating the JAK2/STAT3/SOCS1 pathway in streptozotocin‐induced diabetic rats [J]. Life Sci，265：118855. PMID：33278392.

第二节　多糖

多糖是一种天然聚合物，是超过10个单糖分子并由糖苷键链接的高分子化合物。根据组成多糖的单糖分子是否相同而分为均一性多糖和不均一性多糖。多糖一般为聚合程度不同的分子构成的混合物，一般不溶于水，无甜味，不能形成结晶，无还原性和变旋现象。近年来，多糖的研究已成为医学领域的一个突出热点。

一、秋葵多糖

秋葵，原产于非洲，20世纪初由印度传入中国，属于锦葵科经济蔬菜作物。饲喂高脂饮食联合腹腔注射 100mg/kg 链脲佐菌素的 2 型糖尿病小鼠模型中，秋葵多糖按 20mg/kg 或 400mg/kg 给药 8 周可显著缓解症状。秋葵多糖部分通过 PI3K/AKT/糖原合成酶激酶 3β（glycogen synthase kinase 3β，GSK‐3β）通路介导的 Nrf2 转运调节肝脏氧化应激发挥抗 2 型糖尿病（diabetes mellitus type 2，T2DM）作用。二型糖尿病肾病模型的研究表明，秋葵多糖通过调节 AMPK‐Sirt1‐过氧化物酶体增殖活化受体 γ 共激活因子 1α（peroxisome proliferator‐activated receptor gamma coactivator 1 alpha，PGC‐1α）信号轴介导抗氧化作用减轻糖尿病肾病。

二、当归多糖

当归多糖（angelica sinensis polysaccharide，ASP）是从当归中分离出的一种新型水溶性多糖。在 CCl_4 诱导肝纤维化小鼠模型中，ASP 通过白介素 22（interleukin‐22，IL‐22）/STAT 3 通路抑制 HSC 活化，有效缓解慢性肝纤维化。气管内注射 BLM 建立的大鼠肺纤维化模型和体外大鼠肺泡Ⅱ型上皮细胞（rat lung epithelial‐T‐antigen negative，RLE‐6TN）中，ASP 下调分化拮抗非蛋白编码 RNA（differentiation antagonizing non‐protein coding RNA，DANCR）的表达，进而抑制富含 AU 元件的 RNA 结合因子（aU‐rich element‐RNA binding factor，AUF1）介导的叉头框转录因子 3（forkhead box O3，FOXO3）翻译，以抑制 EMT 和肺纤维化。

三、猪苓多糖

猪苓多糖（polyporus umbellatus polysaccharide sclerotia，PUPS）是从名贵药用真菌猪苓菌核中提取的，具有多种生物活性。单侧输尿管结扎的肾间质纤维化小鼠模型中，PUPS 表现出显著的抗纤维化作用。其机制可能是抑制炎症、阻断 EMT、调节 MMPs/金属蛋白酶组织抑制剂（tissueinhibitor of metalloproteinase，TIMP）和促纤维化/抗纤维化因子的相互作用平衡，从而最终减少肾组织中细胞外基质（ECM）的产生和沉积。在博来霉素诱导的肺纤维化模型和活化的肺成纤维细胞中，PUPS 通过抑制成纤维细胞向肌成纤维细胞转化、抑制 ECM 沉积和抑制肺成纤维细胞增殖和迁移发挥有效的抗纤维化作用。具体机制为 PUPS 抑制 TGF‐β1 诱导的 Smad2/3 激活。

四、虎掌菌多糖

黑虎掌菌（*Sarcodon imbricatus*）是一种广受欢迎的食用菌，因其口感和保健价值而在中国和其他亚洲国家常用作功能性食品。虎掌菌多糖（*Sarcodon imbricatus* polysaccharides）是从黑虎掌菌中提取得到的多糖。在 H_2O_2 诱导 A549 细胞氧化损伤和气管内滴注 BLM 诱导的肺纤维化模型中，虎掌菌多糖可以通过 Nrf2/MAPK 信号通路有效减弱 H_2O_2 诱导的细胞氧化应激，并通过 NF-κB/TGF-β1/MAPK 通路减少氧化损伤和炎症来延缓肺纤维化的进展。

五、总状蕨藻粗多糖

总状蕨藻粗多糖提取物（polysaccharide extract from the seaweed caulerpa racemosa，PCR）具有抗氧化和抗炎特性。在糖尿病大鼠模型中，PCR 治疗显著降低了高血糖、改善了血脂异常和肾脏氧化应激指标。肾脏中 IL-1β、IL-6、TNF-α 和 TGF-β 的水平升高也显著逆转，PCR 剂量依赖性地减轻肾病理组织学改变。此外，PCR 降低了肾组织中 α-SMA、FN、胶原蛋白-1（collagen I，COL I）和 TGF-β1 的表达。

六、兰坪虫草多糖

兰坪虫草（*Ophiocordyceps lanpingensis*）是一种虫生真菌，采集于喜马拉雅山脉东部。在博来霉素诱导的小鼠肺纤维化模型中，兰坪虫草多糖（*O. lanpingensis* polysaccharides，OLP）主要通过减少巨噬细胞的募集及抑制其在肺部的功能来抑制肺纤维化。OLP 降低了单核细胞趋化蛋白-1（monocyte chemoattractant protein-1，MCP-1）的表达水平，进而抑制巨噬细胞的积累，然后 M1 和 M2 巨噬细胞数量减少，导致其生成的相关细胞因子的表达水平下调。最后，根据肌成纤维细胞标志物 α-SMA 蛋白的表达水平，判断 OLP 抑制肌成纤维细胞生成，减弱肺纤维化的进程。在腺嘌呤（adenine，A）灌胃建立的 CKD 小鼠模型中，OLP 可以通过减少肾脏的氧化应激、炎症、细胞凋亡和纤维化来减轻小鼠 CKD。具体机制是 OLP 通过 Toll 样受体 4（toll-like receptor 4，TLR4）介导的 MAPK 和 NF-κB 通路降低促炎因子的表达水平，通过 MAPK 通路抑制肾细胞的凋亡，通过下调 TGF-β1 的表达来缓解肾纤维化。

七、桑叶多糖

桑椹富含桑叶多糖（mulberry leaf polysaccharide，MLP-1），具有免疫刺激、抗肿瘤、抗糖尿病和抗炎活性。MLP-1 减轻了链脲菌素诱导的糖尿病肾病大鼠血清胰岛素、空腹血糖（fasting blood glucose，FBG）、尿白蛋白、尿蛋白和结缔组织生长因子表达的增加。总之，MLP-1 是潜在的可用于治疗糖尿病肾病的药物之一。

八、黄芪多糖

黄芪多糖（astragalus polysaccharides，APS）是黄芪的主要成分。在博来霉素诱导的肺纤维化小鼠体内模型和 TGF-β1 刺激的人肺上皮 A549 细胞体外模型中，APS 通过抑制上皮间质转化和 NF-κB 通路激活减轻肺纤维化。在单侧输尿管结扎法建立大鼠肾纤维化模型中，采用高通量代谢组学结合四极杆飞行时间质谱技术对对照组、模型组和APS治疗组的血清进行分析。APS预处理后，20个生物标志物显著调节，与苯丙氨酸、酪氨酸、色氨酸生物合成，苯丙氨酸代谢，花生四烯酸代谢等相关，揭示了APS对肾纤维化的代谢变化的干预作用。

九、岩藻多糖

低分子量岩藻依聚糖（oligo-Fucoidan，Oligo-FO）是从褐藻中提取的一种富含岩藻糖的硫酸化多糖，其具有抗炎、抗癌和抗糖尿病等多种有益作用。Oligo-FO对糖尿病诱发的肾纤维化的抑制作用是通过Sirtuin 1蛋白（Sirt-1）、血红素氧合酶1（heme oxygenase-1，HO-1）和胰高血糖素样肽-1受体（glucagon-like peptide-1 receptor，GLP-1R）依赖性抑制TGF-β1激活的促纤维化过程来介导的。在CCl_4诱导的肝纤维化过程中，Oligo-FO通过恢复生化和组织功能、调节TGF-β1/Smads通路、细胞外基质蛋白和炎症基因发挥抗纤维化作用。通过对野生型斑马鱼饲喂Oligo-FO后的肝脏进行转录组学分析，发现Oligo-FO可能会增强抗病毒能力，增加对病毒感染的免疫力并且下调脂质代谢、纤维化和肝癌的相关基因，特别通过qPCR验证脂肪酸合成酶（fatty acid synthase，FASN）、硬脂酰辅酶A去饱和酶（stearoyl-CoA desaturase，SCD）、loxl2a、FOXO3b和甾醇O-酰基转移酶1（sterol O-acy ltransferase-1，SOAT1）的表达。Oligo-FO可以通过与肝细胞上的去唾液酸糖蛋白受体（asialoglycoprotein receptor，ASGPR）结合，激活ASGPR/STAT3轴增加P1-HNF4A水平，从而保护肝细胞。Oligo-FO进行氧化降解可以得到不同分子量（MW范围从3.3 kDa到49.3 kDa）的小分子LHX 1-9，它们具有相似的化学成分和糖链结构，并且其与抗EMT作用不是简单的线性关系。LHX 1和LHX 3-9都可以通过维持细胞正常形态和抑制EMT标志物的表达来抑制小鼠胸腺上皮细胞（mouse thymic epithelial cell，MTEC）中TGF-β1诱导的EMT。其中LHX1、LHX5和LHX8在TGF-β1处理的MTEC细胞中通过降低FN和CTGF的表达而表现出比其他Oligo-FO更好的抗EMT作用。岩藻黄质是一种存在于褐藻叶绿体中的类胡萝卜素。在NAFLD患者、高脂饮食小鼠模型和HepaRG细胞系中，Oligo-FO和高稳定性岩藻黄质（lMF-HSFx）能够对抗脂毒性、炎症、胰岛素抵抗（insulin resistance，IR）和肝脂肪变性。LMF-HSFx通过激活SIRT-PGC-1信号可以减轻NAFLD患者的肝炎甚至肝纤维化。Oligo-FO可以通过胞外信号调节激酶（extracellular signal-regulated kinases，ERK）信号传导抑制TGF-β1诱导的EMT，从而减轻博来霉素诱导的肺纤维化。

十、冬虫夏草多糖

冬虫夏草多糖（cordyceps cicadae polysaccharides，CCP）是从一种传统的药用寄生菌冬虫夏草中提取到的。在高脂饮食饲喂8周后腹腔注射链脲菌素诱导的大鼠糖尿病肾病模型中，CCP通过阻断TLR4/NF-κB和TGF-β1/Smad信号通路，抑制炎症反应和调节肠道微生物群失调，减轻肾小管间质纤维化。但是同样有研究表明，CCP 治疗降低了高脂喂养小鼠的体重和附睾脂肪，但会增加炎症、血清三酰甘油（triglyceride，TG）、血糖、胰岛素和丙氨酸转氨酶（alanine aminotransferase，ALT）的水平或活性，以及肝脏脂肪堆积、纤维化、肝脂肪变性和脂肪性肝炎的程度。CCP 主要通过降低放线菌降解，并且高丰度的放线菌加重了肠道菌群的紊乱，促进了从肥胖到非酒精性脂肪性肝炎（non-alcoholic steatohepatitis，NASH）及相关疾病的发展。因此，纯化的天然产物，尤其是来自中药或其他的可发酵天然产物，应谨慎用作改善代谢疾病的方法，因为这些分子会改变肠道微生物群而发挥负面作用。

十一、磷酸化红平菇菌丝体多糖

红平菇（*Pleurotus djamor*）属于侧耳科的侧耳属，其提取物红平菇菌丝体多糖（mycelia polysaccharides，MPS）具有多种生物活性。磷酸化是多糖支链中的羟基被游离磷酸基团取代的过程，研究发现磷酸化多糖具有显著提高抗氧化能力。在腺嘌呤诱导的慢性肾功能衰竭小鼠模型中，磷酸化红平菇菌丝体多糖（pMPS）作为一种无毒副作用的膳食补充剂和功能性食品，可以缓解慢性肾功能衰竭和其他肾损伤相关疾病。

十二、灰树花多糖

灰树花（*Grifola frondosa*）是一种担子菌纲多孔真菌。在高糖高脂饮食并注射链脲佐菌素诱导的糖尿病肾病模型中，纯化的灰树花多糖（polysaccharides from *G. frondosa*，PGF）显著降低空腹血糖水平，增加体重，降低血清 N-乙酰-β-D-氨基葡萄糖苷酶（n-acetyl-β-D-glucosaminidase，NAG）、血尿素氮（blood urea nitrogen，BUN）、血肌酐（serum creatinine，Scr）、尿微量白蛋白（urinary microalbumin，U-mAlb）等生化指标。PGF 具有降血糖、提高肾小球的过滤能力和修复近曲小管上皮细胞、降低炎症细胞因子和肾纤维化指标 TGF-β1 和 FN 的作用。

十三、金顶侧耳酶提取残留多糖

金顶侧耳酶提取残留多糖（enzymatic-extraction residue polysaccharide，ERPS）是典型的 β 型糖苷键吡喃糖，对 CCl_4 引起的急性肝损伤具有抗氧化、抗炎和抗纤维化作用。ERPS 处理后，白介素 10（interleukin-10，IL-10）和 I-κBα 含量明显升高，TNF-α 和 IL-6 表达水平明显降低。ERPS 抑制 TGF-β1 的表达或阻断 TGF-β1 受体复合物从细胞质到细胞核的信号转导发挥保肝作用。

十四、假蜜环菌多糖

假蜜环菌多糖（armillariella tabescens mycelia polysaccharides，ATMP）是从一种食药用真菌假蜜环菌［*Armillariella tabescens*（Scop.：Fr.）Sing］菌丝体中提取的一种多糖。在糖尿病肾病模型中，ATMP 通过调节肠道菌群组成、改善肠道屏障功能、降低

LPS 含量和抑制 NLRP3 炎性小体活化减轻全身炎症，最终减轻 2 型糖尿病小鼠的肾损伤。

十五、灵芝残留多糖

灵芝是一种珍贵的药用真菌，已在中国和其他东亚国家得到广泛应用。在 CCl_4 致肝损伤的小鼠模型中，灵芝残留多糖（ganoderma applanatum residue polysaccharides，GRP）可以恢复和维持 SOD、GSH - Px、CAT 的活性，以及减少丙二醛（malondialdehyde，MDA）和脂质过氧化物（lipid peroxide，LPO）的产生。分子量为 12.2 kDa 的 GRP 通过缓解氧化应激、炎症反应和纤维化进展，显示出减轻 CCl_4 诱导的肝损伤的潜在作用。有研究表明，GRP 缓解 CCl_4 诱导的肝损伤的机制是通过增加抗氧化酶活性，抑制 TLR4/NF - κB 信号传导途径，以及减少炎症细胞因子的释放。

十六、柴胡多糖

柴胡多糖（bupleurum polysaccharides，BPs）是从小叶黑柴胡的根中分离得到的。在糖尿病肾损伤小鼠模型中，BPs 治疗明显减轻了肾组织的病理损伤，Ⅳ 型胶原蛋白（collagen Ⅳ，COL Ⅳ）、FN 和 α - SMA 的表达减少。肾脏炎症的抑制与 TNF - α 和 IL - 6 水平的降低有关。BPs 给药抑制了 TLR4 和高迁移率族蛋白 B1（high mobility group box - 1 protein，HMGB1）的过度表达，降低了 NF - κB 的活性。BPs 可能通过阻断 HMGB1 - TLR4 通路抑制肾脏炎症和纤维化过程。

十七、鸡枞菌的菌丝体多糖

鸡枞菌的菌丝体多糖（mycelium polysaccharides of *Termitomyces albuminosus*）用去离子水洗脱的主要部分 MPT - W 是 α - 和 β - 构型的多糖，含有木糖（xylose，xyl）、岩藻糖（fucose，fuc）、甘露糖（mannose，man）、半乳糖（galactose，gal）和葡萄糖（glucose，glu）。MPT - W 可以抑制 TGF - β1/Smad3 和 NF - κB 通路，降低细胞色素 P450 2E1（cytochrome P450 2E1，CYP2E1）、MDA 和血清酶的水平和活性，激活 HO - 1/Nrf2 通路并增加抗氧化酶，最终减轻 CCl_4 诱导的小鼠慢性肝损伤。

十八、牡丹皮新型多糖

牡丹皮（*Paeonia suffruticosa* Andr.）是芍药属多年生牡丹（*Paeonia suffruticosa* Andrews）的干燥根皮，是著名的中药材。2 型糖尿病大鼠模型和人脐静脉内皮细胞（human umbilical veinendolial cell，HUVEC）中，牡丹皮新型多糖（mC - Pa）可以降低细胞外基质主要蛋白（FN 和 COL Ⅳ）的表达，减少炎症因子细胞间黏附分子 - 1（intercellular adhesion molecule - 1，ICAM - 1）和血管细胞黏附分子 - 1（vascular cell adhesion molecule - 1，VCAM - 1）的产生，从而调节 TGF - β1 通路。结果表明，MC - Pa 可能是通过抑制 AGEs 诱导的血管内皮细胞产生活性氧（ROS）提高抗氧化能力，通过调节 TGF - β1 的通路抑制肾小球基底膜增厚来发挥防治糖尿病肾病（diabetic nephropathy，

DN）的作用。

十九、昆布多糖

β-葡聚糖是一种多糖，由通过β-糖苷键连接的D-葡萄糖单元组成。昆布多糖（paramylon）是由一种具有动植物特性的单细胞光合作用绿藻细小裸藻（*Euglena gracilis* Z）提取得到的一种新型β-葡聚糖。在具有残肾的CKD大鼠模型中，昆布多糖抑制了尿毒症毒素的积累，包括与TCA循环相关的代谢物并调节了部分CKD相关肠道微生物群。昆布多糖主要抑制非微生物群来源的尿毒症溶质的吸收，从而通过抗炎和抗纤维化作用减轻肾损伤。

二十、菊粉

菊粉（inulin）是植物中储备性多糖，主要来源于植物。植物乳杆菌AS1.3（aTCC8014）和菊粉组成的合生元可减少2型糖尿病的心脏细胞凋亡。补充该合生元后抗凋亡蛋白（如PI3K、Bcl-2和p-Akt）显著增加，凋亡标志物（包括Bax、TUNEL阳性细胞和间质/血管周围纤维化）显著减少。此外，在干预组中观察到心脏血清素和脑源性神经营养因子（brain-derived neurotrophic factor，BDNF）及其心脏受体的表达增强，进而调节心脏凋亡和纤维化标志物表达。

二十一、阿拉伯树胶

阿拉伯树胶（gum acacia，GA）在中东国家被广泛用于传统医学实践，主要成分为高分子多糖类及其钙、镁和钾盐。在双氯芬酸和禁水诱导的肾功能不全模型中，其特征是严重的血管收缩、低肾血流量、广泛的肾小管坏死和重要的肾功能恶化。GA通过抗氧化抗炎机制，干扰单核细胞和补体介导的炎症通路，减轻肾组织损伤和功能障碍，并发挥抗细胞凋亡作用。

二十二、铁皮石斛多糖

在CCl₄诱导的肝纤维化大鼠模型和LPS诱导的Caco-2上皮细胞模型中，铁皮石斛多糖（dendrobium officinale polysaccharide，DOP）可以通过肠-肝轴减轻肝纤维化。进一步研究表明，DOP增强了肠细胞之间的紧密连接，减少了肠细胞凋亡以维持肠内稳态。DOP减少LPS进入肝脏诱导的TLR4/NF-κB信号通路激活，从而减少TGF-β和TNF-α等炎症因子的产生，增加IL-10等抗炎因子的产生，并减少胶原蛋白的沉积以治疗肝纤维化。

二十三、枇杷叶多糖

枇杷叶（loquat leaf）是一种中药，具有止咳、降血糖、抗炎、抗肿瘤等多种药理作用。在通过尾静脉注射兔抗大鼠胸腺细胞血清建立的大鼠抗Thy-1细胞表面抗原（Thy-1 cell surface antigen，Thy-1）肾小球肾炎模型中，枇杷叶多糖通过抑制ECM积累和改善肾小球损伤来保护肾功能。这些作用的机制可能涉及抑制PPARα信号通路。

二十四、枸杞多糖

枸杞多糖（lycium barbarum polysaccharide，LBP）是从枸杞中提取的一组糖，包括葡萄糖、阿拉伯糖、半乳糖、甘露糖、鼠李糖和木糖。TGF-β1 诱导的原代人角膜成纤维细胞中，LBP 溶液通过减少纤维化蛋白合成（如 α-SMA）显示出抗瘢痕形成的特性，并具有降低Ⅰ型胶原蛋白和Ⅲ型胶原蛋白表达的趋势。LBP 在体外减少了角膜损伤的促纤维化蛋白和促炎细胞因子。LBP 作为一种天然中药成分，可能是角膜屈光手术前可改善预后的一种新型局部预处理选择。

二十五、多蕊蛇菰多糖

多蕊蛇菰（*Balanophora polyandra* Griff.）为蛇菰科药用植物，具有滋阴补肾、利水通淋功效。在单侧输尿管结扎的肾纤维化模型和体外用 TGF-β1 处理的人近端肾小管上皮细胞（human proximal tubular epithelial cells，HK-2）中，多蕊蛇菰多糖（balanophora polyandra Griff Polysaccharides，BPP）治疗可以抑制 hedgehog 信号通路和 EMT，从而减少肾脏中 ECM 的积累。BPP 可用作预防肾纤维化的潜在治疗剂。

◆ 参考文献

Cao M，Li Y，Famurewa AC，et al.，2021. Caulerpa racemosaantidiabetic and nephroprotective effects of polysaccharide extract from the seaweed caulerpa racemosa in high fructose-streptozotocin induced diabetic nephropathy [J]. Diabetes Metab Syndr Obes，14：2121-2131. PMID：34012278.

Chale-Dzul J，Pérez-Cabeza de Vaca R，2020. Quintal-Novelo C，et al.，Hepatoprotective effect of a fucoidan extract from Sargassum fluitans Borgesen against CCl₄-induced toxicity in rats [J]. Int J Biol Macromol，145：500-509. PMID：31874267.

Chen L，Zhang L，Wang W，et al.，2020. Polysaccharides isolated from Cordyceps Sinensis contribute to the progression of NASH by modifying the gut microbiota in mice fed a high-fat diet [J]. PLoS One，15：e0232972. PMID：32512581.

Cheng CC，Yang WY，Hsiao MC，et al.，2020. Transcriptomically revealed Oligo-fucoidan enhances the immune system and protects hepatocytes via the ASGPR/STAT3/HNF4A axis [J]. Biomolecules，10：898. PMID：32545625.

Dong H，Yang J，Wang Y，et al.，2020. Polysaccharide SAFP from Sarcodon aspratus attenuates oxidative stress-induced cell damage and bleomycin-induced pulmonary fibrosis [J]. Int J Biol Macromol，164：1215-1236. PMID：32693133.

Gao Z，Yuan F，Li H，et al.，2019. The ameliorations of Ganoderma applanatum residue polysaccharides against CCl₄ induced liver injury [J]. Int J Biol Macromol，137：1130-1140. PMID：31295484.

Jiang J，Wang F，Luo A，et al.，2020. Polyporus polysaccharide ameliorates bleomycin-induced pulmonary fibrosis by suppressing myofibroblast differentiation via TGF-β/Smad2/3 pathway [J]. Front Pharmacol，11：767. PMID：32528292.

Jiang T，Wang L，Ma A，et al.，2020. The hypoglycemic and renal protective effects of Grifola frondosa polysaccharides in early diabetic nephropathy [J]. J Food Biochem，44：e13515. PMID：33043487.

Kwok SS，Wong FS，Shih KC，et al.，2020. Lycium barbarum polysaccharide suppresses expression of fibrotic proteins in primary human corneal fibroblasts [J]. J Clin Med，9：3 572. PMID：33171906.

Li H，Yan Z，Xiong Q，et al.，2019. Renoprotective effect and mechanism of polysaccharide from Polyporus umbellatus sclerotia on renal fibrosis [J]. Carbohydr Polym，212：1-10. PMID：30832835.

Li H，Feng Y，Sun W，et al.，2021. Antioxidation，anti-inflammation and anti-fibrosis effect of phosphorylated polysaccharides from Pleurotus djamor mycelia on adenine-induced chronic renal failure mice [J]. Int J Biol Macromol，170：652-663. PMID：33359803.

Li L，Zhou G，Fu R，et al.，2021. Polysaccharides extracted from balano phorapolyandra Griff（BPP）ameliorate renal fibrosis and EMT via inhibiting the Hedgehog pathway [J]. J Cell Mol Med，25：2828-2840. PMID：33507617.

Li X，Wu N，Chen Y，et al.，2020. Degradation of different molecular weight fucoidans and their inhibition of TGF-β1 induced epithelial-mesenchymal transition in mouse renal tubular epithelial cells [J]. Int J Biol Macromol，151：545-553. PMID：32057857.

Lian Y，Zhu M，Chen J，et al.，2021. Characterization of a novel polysaccharide from Moutan Cortex and its ameliorative effect on AGEs-induced diabetic nephropathy [J]. Int J Biol Macromol，176：589-600. PMID：33581205.

Liao Z，Zhang J，Liu B，et al.，2019. Polysaccharide from okra（Abelmoschus esculentus（L.）Moench）improves antioxidant capacity via PI3K/AKT pathways and Nrf2 translocation in a type 2 Diabetes Model [J]. Molecules，24：1 906. PMID：31108940.

Liao Z，Zhang J，Wang J，et al.，2019. The anti-nephritic activity of a polysaccharide from okra（Abelmoschus esculentus（L.）Moench）via modulation of AMPK-Sirt1-PGC-1α signaling axis mediated anti-oxidative in type 2 diabetes model mice [J]. Int J Biol Macromol，140：568-576. PMID：31442509.

Liu X，Pang H，Gao Z，et al.，2019. Antioxidant and hepatoprotective activities of residue polysac charides by Pleurotuscitrinipileatus [J]. Int J Biol Macromol，131：315-322. PMID：30872051.

Liu ZZ，Weng HB，Zhang LJ，et al.，2019. Bupleurum polysaccharides ameliorated renal injury in diabetic mice associated with suppression of HMGB1-TLR4 signaling [J]. Chin J Nat Med，17：641-649. PMID：31526499.

Lu T，Fan Z，Hou J，et al.，2019. Loquat leaf polysaccharides improve glomerular injury in rats with anti-Thy 1 nephritis via peroxisome proliferator-activated receptor alpha pathway [J]. Am J Transl Res，11：3531-3542. PMID：31312364.

Nagayama Y，Isoo N，Nakashima A，et al.，2020. Renoprotective effects of paramylon，a β-1，3-D-Glucan isolated from Euglena gracilis Z in a rodent model of chronic kidney disease [J]. PLoS One，15：e0237086. PMID：32764782.

Qian W，Cai X，Qian Q，et al.，2020. Angelica sinensis polysaccharide suppresses epithelial-mesenchymal transition and pulmonary fibrosis via a DANCR/AUF-1/FOXO3 regulatory axis [J]. Aging Dis，11：17-30. PMID：32010478.

Ren L，Guo XY，Gao F，et al.，2019. Identification of the perturbed metabolic pathways associating with renal fibrosis and evaluating metabolome changes of pretreatment with astragalus polysaccharide through liquid chromatography quadrupole time – of – flight mass spectrometry [J]. Front Pharmacol, 10: 1623. PMID: 32063847.

Sefidgari – Abrasi S, Roshangar L, Karimi P, et al. , 2021. From the gut to the heart: L. plantarum and inulin administration as a novel approach to control cardiac apoptosis via 5 – HT2B and TrkB receptors in diabetes [J]. Clin Nutr, 40: 190 – 201. PMID: 32446786.

Shafeek F, Abu – Elsaad N, El – Karef A, et al. , 2019. Gum Acacia mitigates diclofenac nephrotoxicity by targeting monocyte chemoattractant protein – 1, complement receptor – 1 and pro – apoptotic pathways [J]. Food Chem Toxicol, 129: 162 – 168. PMID: 31042592.

Shih PH, Shiue SJ, Chen CN, et al. , 2021. Fucoidan and fucoxanthin attenuate hepatic steatosis and inflammation of NAFLD through modulation of leptin/adiponectin axis [J]. Mar Drugs, 19: 148. PMID: 33809062.

Song X, Cui W, Gao Z, et al. , 2021. Structural characterization and amelioration of sulfated polysaccharides from Ganoderma applanatum residue against CCl_4 – induced hepatotoxicity [J]. Int Immunopharmacol. 96: 107554. PMID: 33812257.

Wang K, Wang J, Song M, et al. , 2020. Angelica sinensis polysaccharide attenuates CCl_4 – induced liver fibrosis via the IL – 22/STAT3 pathway [J]. Int J Biol Macromol, 162: 273 – 283. PMID: 32569681.

Wang K, Yang X, Wu Z, et al. , 2020. Dendrobium officinale polysaccharide protected CCl_4 – induced liver fibrosis through intestinal homeostasis and the LPS – TLR4 – NF – κB signaling pathway [J]. Front Pharmacol, 11: 240. PMID: 32226380.

Wang L, Zhang P, Li X, et al. , 2019. Low – molecular – weight fucoidan attenuates bleomycin – induced pulmonary fibrosis: possible role in inhibiting TGF – β1 – induced epithelial – mesenchymal transition through ERK pathway [J]. Am J Transl Res, 11: 2590 – 2602. PMID: 31105865.

Wong HL, Hung LT, Kwok SS, et al. , 2021. The anti – scarring role of Lycium barbarum polysaccharide on cornea epithelial – stromal injury [J]. Exp Eye Res, 211: 108747. PMID: 34450184.

Wu S, 2019. Mulberry leaf polysaccharides suppress renal fibrosis [J]. Int J Biol Macromol, 124: 1090 – 1093. PMID: 30521918.

Yang J, Dong H, Wang Y, et al. , 2020. Cordyceps cicadae polysaccharides ameliorated renal interstitial fibrosis in diabetic nephropathy rats by repressing inflammation and modulating gut microbiota dysbiosis [J]. Int J Biol Macromol, 163: 442 – 456. PMID: 32592781.

Yang R, Li Y, Mehmood S, et al. , 2020. Polysaccharides from Armillariella tabescens mycelia ameliorate renal damage in type 2 diabetic mice [J]. Int J Biol Macromol, 162: 1682 – 1691. PMID: 32758603.

Yu WC, Huang RY, Chou TC. 2020. Oligo – fucoidan improves diabetes – induced renal fibrosis via activation of Sirt – 1, GLP – 1R, and Nrf2/HO – 1: An in vitro and in vivo study [J]. Nutrients, 12: 3068. PMID: 33049944.

Zhang R, Xu L, An X, et al. , 2020. Astragalus polysaccharides attenuate pulmonary fibrosis by inhibiting the epithelial – mesenchymal transition and NF – κB pathway activation [J]. Int J Mol Med, 46: 331 – 339. PMID: 32319542.

Zhao H, Li H, Feng Y, et al. , 2019. Mycelium polysaccharides from termitomycesal buminosus attenuate CCl_4 – Induced chronic liver injury via inhibiting TGFβ1/Smad3 and NF – κB signal pathways [J]. Int

J Mol Sci，20：4872. PMID：31575049.

Zhou S，Zhou Y，Yu J，et al.，2020. Ophiocordyceps lanpingensis polysaccharides attenuate pulmonary fibrosis in mice ［J］. Biomed Pharmacother，126：110058. PMID：32145591.

Zhou S，He Y，Zhang W，et al.，2021. Ophiocordyceps lanpingensis polysaccharides alleviate chronic kidney disease through MAPK/NF-κB pathway ［J］. J Ethnopharmacol，276：114189. PMID：33964361.

第三节 黄酮类化合物

黄酮的经典概念是指基本母核为 2-苯基色原酮的一系列化合物，现引申为两个苯环（A 环与 B 环）通过三个碳原子相互连接而成的一系列化合物，其基本骨架为 C_6-C_3-C_6。黄酮可分为类黄酮或生物类黄酮、异黄酮类、新黄酮类。黄酮类化合物广泛分布于植物中，在花瓣中产生黄色、红色或蓝色色素，参与紫外线过滤，共生固氮，还可充当化学信使。植物体内的黄酮主要以糖苷形式存在，只有少量是游离形式。

一、异鼠李素

异鼠李素（isorhamnetin，IH）是一种从植物沙棘中分离出的黄酮醇苷元。在胆管结扎和 CCl_4 诱导的不同的肝纤维化模型中，IH 抑制 TGF-β1 的产生，降低了下游 Smad3 和 p38MAPK 信号的激活，从而抑制了 α-SMA、胶原蛋白和 TIMP1 基因的转录，进而抑制 ECM 的产生。同时，由于 TGF-β1/Smad3 信号通路的抑制，自噬减少。因此，IH 通过抑制 TGF-β1 介导的 Smad3 和 p38MAPK 通路抑制自噬和 ECM 形成，最终减轻了小鼠的肝纤维化。

二、灯盏花乙素

灯盏花乙素（scutellarin，4′，5，6-hydroxyl-flavone-7-glucuronide）是一种从灯盏花中提取的类黄酮，具有多种功能，包括抗氧化、抗炎、心肌保护和血管舒张。在气管内滴注博来霉素建立的肺纤维化模型中，灯盏花乙素通过 NF-κB/NLRP3 信号传导抑制肺纤维化中的炎症和 EMT。通过腹膜内注射子宫碎片建立小鼠子宫内膜异位症模型，灯盏花乙素通过抑制血小板聚集、增殖，血管生成和纤维生成，可有效减少病灶大小并改善疼痛。因此，灯盏花乙素可能是治疗子宫内膜异位症的一种有潜力的疗法。高脂饮食治疗动物 4 周和 35mg/kg 单次腹腔注射链脲佐菌素诱导的 2 型糖尿病，灯盏花乙素可减轻心脏氧化应激、炎症和细胞凋亡。其潜在机制涉及调节 Nrf2/Kelch 样环氧氯丙烷相关蛋白 1（Keap1）通路、TLR4/髓样分化蛋白 88（myeloid differentiation protein 88，MyD88）/NF-κB 介导的炎症通路和线粒体凋亡通路。在链脲佐菌素（STZ）诱导的 2 型糖尿病（type2 diabetes mellitus，T2DM）中，灯盏花乙素通过激活 AKT 和 Nrf2/HO-1 抑制 NF-κB/NLRP3 信号通路，进而抑制氧化应激和炎症反应来减轻糖尿病、心肌病。

三、鹰嘴豆芽素 A

鹰嘴豆芽素 A（biochanin‐A，BCA）是一种有机异黄酮，已被归类为一种特殊的植物雌激素。体外细胞试验对象包括原代肺成纤维细胞、正常人肺成纤维细胞（human lung fibroblasts，HLF1）、患特发性肺纤维化（IPF）的 HLF1 和 LL29 细胞（来自 IPF 患者的肺成纤维细胞系），同时，博来霉素诱导的 C57BL/6J 小鼠肺纤维化模型用于分离精确切割的小鼠肺切片和肺衍生细胞进行离体培养。结果表明，BCA 通过调节 TGF‐β/Smad3 通路减轻 TGF‐β 介导的 EMT、肌成纤维细胞分化和胶原沉积来治疗肺纤维化。

四、槲皮素

槲皮素富含于荞麦、沙棘、山楂、洋葱的茎叶中，主要以芦丁、金丝桃苷等苷类形式存在，可通过碱提酸沉法提取。槲皮素的糖基化和甲基化是两种修饰策略，多年来一直用于显著提高其生物利用度。槲皮素是一种自由基清除剂和超氧自由基抑制剂，具有很强的抗氧化特性。在链脲佐菌素诱导的糖尿病大鼠模型中，槲皮素可抑制肾脏 NLRP3 炎性小体的激活，从而减轻链脲佐菌素诱导的氧化应激和细胞凋亡。减少 ROS 生成，降低 MDA、TNF‐α、IL‐1β 和 AGEs 水平，使 SOD 和 GSH‐Px 活性增加。槲皮素能显著抑制链脲佐菌素诱导的糖尿病大鼠体内 TGF‐β1 和 CTGF 的过度表达，并降低尿白蛋白、SCr、BUN 和肌酐清除率（creatinine clearance rate，Ccr）。槲皮素通过抑制 TNF‐α‐p38 MAPK 激酶信号通路发挥抗纤维化和抗炎活性，在 Leprdb/Leprdb（db/db）小鼠中，槲皮素显著下调低密度脂蛋白（low density lipoprotein，LDL）、羟甲基戊二酰辅酶 A 还原酶（HMG‐Co A reductase，HMGCR）、胆固醇调节元件结合蛋白 2（sterol‐regulatory element binding protein 2，SREBP‐2）和固醇调节元件结合蛋白裂解活化蛋白（sterol regulatory element‐binding protein cleavage‐activating protein，SCAP）的表达，这种作用可能与槲皮素通过 SCAP‐SREBP2‐LDL 信号通路改善脂质代谢有关。此外，槲皮素通过重新激活 Hippo 信号通路发挥抗增殖作用，从而诱导 Leprdb/Leprdb（db/db）小鼠系膜细胞增殖和肾纤维化减少，改善肾功能和血脂水平。

五、异甘草素

异甘草素（isoliquiritigenin，ISL）是一种黄酮类化合物，具有查耳酮结构，已在甘草和青葱中发现。在 LPS/TGF‐β 诱导的骨髓巨噬细胞（bone marrow‐derived macro‐phage，BMDM）体外炎症和纤维化模型和体内单侧输尿管梗阻（unilateral ureteral ob‐struction，UUO）模型中，ISL 治疗通过阻断 Mincle/Syk/NF‐κB 信号通路显著抑制肾脏炎症和纤维化。在体内注射 STZ 和体外高葡萄糖刺激的肾上皮细胞系中，ISL 通过直接结合 SIRT1、抑制 MAPK 激活和诱导 Nrf2 信号传导，减轻炎症和氧化应激，最终减轻糖尿病肾病。ISL 通过抑制胰腺星状细胞（pancreatic stellate cell，PSC）的激活和巨噬细胞的胰腺浸润来改善雨蛙素诱导的慢性胰腺炎。ISL 可以通过抑制 PI3K/AKT/mTOR

通路激活自噬来减弱 TGF - β1 处理的 MRC - 5 细胞的纤维化。因此，ISL 具有被开发为治疗肺纤维化的新型治疗剂的巨大潜力。ISL 可以通过抑制 NF - κB/PPARγ 炎症通路来减轻 Ang Ⅱ 诱导的纤维化。ISL 可能是治疗结膜纤维化的潜在药物。

在高葡萄糖条件下肾小管上皮细胞中，多种 Notch 信号成分，包括 Delta - like 1、Jagged - 1、cleaved Notch2（nICD2）、nicastrin（γ - 分泌酶复合物的一种成分）和 MAML - 1 在肾小管上皮细胞中表现出显著上调。在细胞核中，激活的 Notch2 与转录因子 CSL 和共激活因子 MAML - 1 相互作用导致下游靶基因的转录激活，包括 HES/HEY 家族成员，这可能是调节肾小管 EMT 和纤维化所必需的。此外，甘草提取物或去除甘草酸的提取物可以通过减弱 Notch2 信号通路来抑制肾小管 EMT。

六、新橙皮苷

新橙皮苷（neohesperidin）是提取自芸香科酸橙的果实。新橙皮苷可拮抗 TGF - β1/Smad3 信号传导。新橙皮苷不仅可以抑制 TGF - β1 诱导的肺泡上皮细胞损伤和肌成纤维细胞分化，还能抑制细胞外基质产生和成纤维细胞迁移，抑制博来霉素引起的小鼠肺损伤和肺纤维化。新橙皮苷可以减轻 Ang Ⅱ 诱导的心肌肥厚，机制可能是通过抑制肥大信号通路、氧化应激和炎症。

七、橙皮素及其衍生物

橙皮素（hesperetin）主要来源于芸香科柑橘属幼果，属于二氢黄酮中的一种，分子式为 $C_{16}H_{14}O_6$，呈淡黄色针状结晶或粉末。橙皮素通过调节 mTOR 通路对 TGF - β1 引起的足细胞 EMT 样变化具有保护作用。橙皮素可能是抑制各种 CKD 中肾纤维化的良好候选者。橙皮素衍生物（hesperetin derivative，HD）是从柑橘属植物（芸香科）的果皮中分离得到的中药单体衍生物。Hedgehog 通路参与了 HD 治疗的肝纤维化，而 HD 特别有助于减弱胶质瘤相关癌基因 - 1（glioma associated oncogene homolog 1，Gli - 1）的异常表达，表明 Gli - 1 可能在介导 HD 抗纤维化作用中起关键作用。

八、金丝桃苷

金丝桃苷（hyperoside，Hyp）又称槲皮素 3 - O - β - d - 半乳糖苷，是一种存在于金丝桃属和山楂属植物中的黄酮类化合物。Hyp 通过 AKT/GSK - 3β 途径抑制博来霉素诱导的炎症、氧化应激和 EMT，进而减轻肺纤维化。肾下主动脉腔瘘大鼠模型和肝星状细胞系 LX - 2 细胞中，Hyp 通过抑制大鼠心衰诱导的 TGF - β1/Smad 通路的激活来改善心衰引起的心脏功能障碍，防止肝纤维化。这些发现表明 Hyp 可能是治疗心衰引起的肝损伤的潜在药物。在高脂饮食模型中，Hyp 通过靶向巨噬细胞中的孤儿核受体亚家族 4A1（orphan nuclear receptor subfamily 4 A1，Nr4A1）减轻非酒精性脂肪肝。相关结果在巨噬细胞耗竭小鼠（腹腔注射 50mg/kg 氯膦酸盐脂质体）、Nr4A1 敲除小鼠、原代肝细胞和骨髓巨噬细胞中得到验证。

九、柳穿鱼黄素

柳穿鱼黄素（pectolinarigenin，PEC）是一种天然黄酮类化合物，可从蓟属植物的地上部分中分离得到，具有多种药用价值。PEC 有效抑制了 TGF-β1 诱导的大鼠肾脏成纤维细胞（rat renal fibroblast NRK-49 F，NRK-49F）和 UUO 小鼠模型中肌成纤维细胞的活化和 ECM 的产生，并且 PEC 通过抑制 Smad3 和 STAT3 信号传导的激活来减轻肾间质纤维化。

十、水飞蓟素

水飞蓟素（silymarin）是从奶蓟植物（*Silybum marianum*）的干燥种子和果实中提取的物质。水飞蓟素是植物衍生化合物的复杂混合物，主要被鉴定为黄酮木脂素、类黄酮（紫杉叶素、槲皮素）和多酚分子。水飞蓟素中的四种主要黄酮木脂素异构体是水飞蓟宾（silibinin）、异水飞蓟宾、水飞蓟丁和水飞蓟宁。水飞蓟素在大多数形式的肝病（包括肝硬化和酒精引起的肝损伤）中作为支持治疗药物已显示出积极的效果。在包括肝硬化患者的临床试验中，水飞蓟素治疗显著减少了肝脏相关死亡。水飞蓟素产生这些临床效果的作用机制归因于其抗氧化活性。它通过充当自由基的清除剂来发挥抗氧化作用，自由基会诱导脂质过氧化，并影响与导致纤维化和肝硬化的细胞损伤相关的酶系统。

十一、山奈酚

山奈酚（kaempferol，KPF）是一种广泛存在于茶叶、十字花科蔬菜和几种水果中的活性黄酮类化合物，通常通过高效液相色谱法分离，近年来山奈酚被证明具有多种药理作用，包括抗炎、抗氧化应激和抗动脉粥样硬化（atherosclerosis，AS）作用。在 C57BL/6 小鼠注射链脲佐菌素诱导的 I 型糖尿病中，KPF 显著减轻了肾脏炎症、纤维化和肾功能障碍。这些变化与槲皮素下调糖尿病小鼠肾脏中肿瘤坏死因子受体相关因子 6（tumor necrosis factor receptor-associated factor 6，TRAF6）的表达有关，通过 AAV2-shTRAF6 在小鼠中敲低 TRAF6 证实了 TRAF6 在 DN 中的重要性。在肾小管上皮细胞系 NRK-52 中，KPF 的处理减弱了高葡萄糖诱导的炎症和纤维化反应，与下调的 TRAF6 表达相关。KPF 可能通过调控 TRAF6 减轻 DN 炎症和纤维化。

十二、二氢槲皮素

二氢槲皮素（3，3′，4′，5，7-pentahydroxiflavanon，Dihydroquercetin，DHQ），又称为紫杉叶素（taxifolin，TAX），是在落叶松、花旗松等松科植物中提取出来的一种化学物质，属于生物黄酮类拟维生素 P。DHQ 通过调节 TGF-β1 介导的氧化应激和 Smad3 磷酸化，阻断肾小管间质纤维化的发展并减轻已经发生的肾间质纤维化。TAX 通过减少 CCl₄ 诱导的氧化应激、炎症和细胞凋亡来发挥保护肝脏的作用。进一步研究表明，TAX 治疗通过逆转 PI3K/AKT/mTOR 和 TGF-β1/Smads 信号通路抑制 HSCs 活化和

ECM 合成。

十三、根皮素

根皮素 [phloretin，PHL，3 -（4 - hydroxyphenyl）- 1 -（2，4，6 - trihydroxy - phenyl）] 是一种天然存在的膳食二氢查耳酮类黄酮化合物。高尿酸血症模型通过向 C57BL/6 雄性小鼠灌胃含有腺嘌呤和氧化钾混合物的 0.5% 羧甲基纤维素钠溶液可诱导。体外试验在人肾近端小管上皮细胞系（HK - 2）中进行。PHL 可以通过共同抑制 NLRP3 和尿酸重吸收有效减轻血清尿酸（UA）诱导的肾损伤，因此 PHL 可能是治疗高尿酸血症相关肾脏疾病的潜在疗法。PHL 具有低细胞毒性。PHL 可以保护 H9C2 细胞系心肌细胞免受高糖（high glucose，HG）诱导的炎症和纤维化，能够缓解炎症细胞因子 mRNA 转化的异常增加并减轻纤维化。PHL 在链脲佐菌素诱导的糖尿病小鼠模型中通过恢复 SIRT1 和抗炎作用来防止心脏损伤和重塑。

十四、漆黄素

漆黄素（fisetin，FIS），又称为非瑟酮，是一种天然的黄酮类化合物，最早于 1833 年从漆树中分离提取得到，具有抗氧化、抗炎、抗肿瘤、抗衰老等作用。FIS 可以减轻 BLM 诱导的肺纤维化的发展，这与通过调节 AMPK/NF - κB 信号通路，抑制 TGF - β/Smad3 信号传导进而减少肺泡上皮细胞衰老有关。膳食 FIS 补充剂通过限制脂肪生成改善肝脏脂肪变性，同时促进肝脏中的脂肪分解。FIS 还通过增加参与 FA 氧化的基因的表达和减少参与白色脂肪组织（white adipose tissue，WAT）中脂肪生成的基因的表达来预防肥胖。此外，FIS 增加棕色脂肪组织（brown adipose tissue，BAT）和骨骼肌重量、BAT 中产热基因 mRNA 表达和骨骼肌中三羧酸循环相关基因的表达，这可能与预防非酒精性脂肪肝和肥胖有关。FIS 通过增加对氧磷酶活性、脂肪因子失调、促炎细胞因子的产生和肝脏中的细胞外基质积聚来减少过量的活性氧物质的产生。FIS 补充通过使胰岛功能障碍正常化，部分改善了胰岛素抵抗（insulin resistance，IR），并降低了肝糖异生和促炎反应。总之，FIS 可能有助于改善 HFD 诱导的肥胖和相关代谢并发症（如高脂血症、NAFLD、肝纤维化和 IR）的有害影响。FIS 可以改善 HFD 诱导的代谢综合征。补充 FIS 可以通过预防 IR、脂质积累、炎症反应和纤维化，减轻代谢应激引起的心脏损伤和功能障碍。潜在的分子机制与 Irs1/Akt/GSK - 3β/FOXO1、Tnfr - 1/Traf - 2/NF - κB 和 TGF - β1 信号通路的调节有关。FIS 可能通过调节 AMPK/NF - κB p65 和 p38MAPK/Smad3 信号通路来改善左心房（left atrium，LA）扩张、心脏功能、心房炎症、纤维化和心肌梗死后心房颤动的易感性。FIS 对高尿酸血症肾病具有预防和治疗作用。FIS 不仅可以通过调节尿酸盐转运蛋白发挥降尿酸作用，而且可以通过 IL - 6/JAK2/STAT 3 和 TGF - β/Smad3 信号通路减轻高尿酸血症肾病小鼠肾脏的炎症和纤维化。因此，FIS 可能是治疗高尿酸血症肾病的一种有前途的治疗策略。FIS 改善了高尿酸血症诱导的 CKD 小鼠的肾功能，改善了肾纤维化，并恢复了肠道菌群失调。此外，FIS 治疗可降低芳烃受体（aryl hydrocarbon receptor，AHR）和 L-犬尿氨酸的内源性受体的肾脏表达。同时，体外结果表明，抑制 AHR 激活减弱了 L-犬尿氨酸诱导的纤维化。这些结果表明 FIS 可以通过调节肠道微生物群介导的色氨酸代谢和 AHR 激活来预防高尿酸血症诱导的 CKD。

十五、高良姜素

高良姜素（galangin，GA）是药食同源植物高良姜（*Alpinia officinarum*）的主要活性成分。GA 可以减轻博来霉素引起的炎症损伤和肺纤维化，减少炎症细胞的滞留和抑制 EMT 和成纤维细胞分化。GA 可以大大减少 $CD4^+$ $CD69^+$ 和 $CD8^+$ $CD69^+$ T 细胞和树突状细胞的数量，在体外逆转 TGF-β1 诱导的成纤维细胞增殖和分化。GA 对异丙肾上腺素 ISO 诱导的大鼠心肌梗死表现出很强的心脏保护作用。GA 预处理可以减少胶原蛋白积累和下调 MMP-2、MMP-9、TGF-β1、纤连蛋白、a-SMA、Ⅰ型、Ⅲ型胶原、Smad-2 和-3。GA 显著提高了 TIMP-1 的表达并减弱了 TIMP-2 的表达。GA 可以防止 ISO 诱导的内源性抗氧化剂和心脏标记酶的消耗。此外，GA 阻止了 ISO 诱导的心脏组织炎症信号传导和纤维化途径。GA 可以抑制 PI3K/Akt 和 Wnt/β-catenin 信号通路并增加 Bax/Bcl-2 比率。研究结果表明，GA 具有抗纤维化作用，可能是治疗肝纤维化的一种有前景的药物。GA 显著降低高血压大鼠的血压并改善内皮依赖性血管舒张功能的损害。GA 治疗减弱交感神经兴奋，包括增强对电场刺激的收缩反应，增加高血压大鼠中酪氨酸羟化酶和血浆去甲肾上腺素（norepine phrine，NE）浓度的强度。GA 还减少了高血压组的全身和血管氧化损伤，增加了血浆 NO 水平，缓解伴有主动脉壁肥厚和纤维化的主动脉重构。GA 通过调节高血压大鼠的肿瘤坏死因子-α-受体1（tumor necrosis factor-α-recepter1，TNF-α-R1）、p-NF-κB 和 VCAM-1 通路来缓解血管功能障碍和重塑。

十六、芹菜素

芹菜素（apigenin，API）是一种常见的黄酮类化合物，在水果和蔬菜（洋葱、橙子和欧芹）中含量很高，具有广泛的药理作用，如抗炎、抗氧化和抗癌作用。最近的研究结果证明，芹菜素可以在糖尿病治疗中发挥关键作用，被认为是治疗多种糖尿病并发症的有希望的药物。在氧嗪酸钾（potassium Oxoxazine，PO）和腺嘌呤诱导的高尿酸肾病小鼠和纤维化模型中，API 通过抑制尿酸转运蛋白 1（urate transporter 1，URAT1）和葡萄糖转运体 9（glucose transporter 9，GLUT9）对 UA 的重吸收，促进 UA 通过肾脏排泄，最终降低血清尿酸盐水平，从而显著减轻肾损伤、炎症，该机制可能是促进 UA 排泄和抑制 Wnt/β-catenin 的途径。

十七、汉黄芩素

汉黄芩素（wogonin，5，7-二羟基-8-甲氧基黄酮），归类为类黄酮，是从黄芩中分离出来的。汉黄芩素可通过抑制 NF-κB 和 TGF-β1/Smad3 信号通路改善糖尿病肾病的肾脏炎症和纤维化。

十八、杨梅素

杨梅素（myricetin，MYR）通过靶向热休克蛋白 90 β（heat shock protein 90 β，HSP90β）阻止 TGF - β1 诱导的肺成纤维细胞活化和 EMT，并减轻 BLM 诱导的小鼠肺纤维化。在应用主动脉束带手术以建立小鼠病理性心肌肥大模型和体外 Sprague - Dawley 大鼠中分离出新生大鼠心肌细胞（neonatal rat cardiac myocytes，NRCM）中，MYR 具有恢复 Nrf2/HO - 1 活性和通过抑制 TRAF6 自身泛素化来抑制转化生长因子 β 激活激酶 1（TAK1）/p38/JNK1/2MAPK 信号传导的强大能力。因此，MYR 可能是一种具有多个靶点的潜在药物，可用于病理性心脏肥大的治疗或辅助治疗。MYR 可能通过抑制 TGFβ1/Smad/ERK 和 PI3K/Akt 信号减轻血吸虫感染小鼠的肝纤维化。MYR 在体外对成年日本血吸虫具有时间和剂量依赖性的驱虫作用。低毒 MYR 可作为抗日本血吸虫的新型治疗药物进行探索。

十九、二氢杨梅素

二氢杨梅素（dihydromyricetin，DHM）是一种从蛇葡萄属中提取的黄酮类化合物，具有许多药理活性。miR - 155 - 5p 促进肾间质纤维化进展并抑制细胞自噬，而 DHM 通过抑制 miR - 155 - 5p/磷酸酶及张力蛋白同源基因（phosphatase and tensin homologgene，PTEN）信号和通过调节 DNNRK - 52E 中的 PI3K/AKT/mTOR 信号通路来抑制肾间质纤维化进展并促进细胞自噬，最终减弱肾间质纤维化。DHM 是 SARS - CoV - 2 M pro 的有效抑制剂，DHM 可通过早期抑制炎症细胞的浸润和炎症因子的分泌，显著缓解 BLM 诱导的肺部炎症，并通过改善肺功能和下调 α - SMA 和纤连蛋白的表达来改善肺纤维化。DHM 可能成为治疗新型冠状病毒肺炎（corona virus disease 2019，COVID - 19）及其后遗症的潜在药物。在 12 月龄的雄性 LDLr -/-小鼠高脂饮食 12 周诱导的 NASH 模型中，DHM 的治疗改善了脂肪变性、炎症和纤维化，也增加了肝脏 SIRT1 活性和蛋白质表达，还增强了肝激酶 B1（liver kinase B1，LKB1）和 NF - κB 的去乙酰化。SIRT1 介导的信号级联的调节有助于 DHM 对 NASH 的改善。

在机械负荷诱导的小鼠模型中，局部皮内注射 DHM（50 μM）可减少瘢痕面积、瘢痕的横截面大小和瘢痕升高指数，显著降低了疤痕组织的胶原蛋白密度。此外，体外和体内研究均表明 DHM 可以抑制增生性瘢痕成纤维细胞（hypertrophic scar fibroblasts，HSFs）的增殖、活化、收缩和迁移能力，但不影响 HSFs 的凋亡。DHM 可以下调 TGF - β 信号通路中 Smad2 和 Smad3 的磷酸化，选择性结合激活素受体样激酶 5（activin receptor - like kinase 5，ALK5）的催化区域。DHM 通过靶向 ALK5 减少肥厚性瘢痕（hypertrophic scar，HS）形成。在 CCl₄ 诱导的肝纤维化模型中，DHM 通过调节 SIRT1/TGF - β1/Smad3 和自噬途径减轻肝纤维化。

二十、甘草素

甘草素（liquiritigenin，LQ）属于二氢黄酮类，LQ 处理的 LX - 2 细胞中转录调节因子 Yes 相关蛋白（yes‐associated protein，YAP）的磷酸化显著增加，并且在细胞质中可清晰观察到，表明 YAP 被灭活。总之，LQ 诱导 YAP 磷酸化，从而抑制 YAP/含 PDZ 结合基序的转录共激活因子（transcriptional coactivator with PDZ‐binding motif，TAZ）的活化，从而最终阻断 HSC 活化和 TGF‐β1/Smad 信号传导，进而减轻肝纤维化。LQ 显著改善了 CCl_4 诱导的肝纤维化，减少了胶原沉积，降低了 α‐SMA 水平。此外，LQ 诱导磷酸酶及张力蛋白同源基因 PTEN 增加并有效抑制 HSC 活化。LQ 至少部分地通过调节 miR‐181b 和 PTEN 抑制肝纤维化。LQ 可改善异丙肾上腺素 ISO 诱导的小鼠心肌纤维化并抑制心肌细胞凋亡。在体外，LQ 可以抑制 TGF‐β1/Smad2 和 AKT/ERK 信号通路减轻心肌细胞损伤和心肌纤维化。

二十一、天竺葵素

天竺葵素（pelargonidin，PEL）是一种天然花青素，存在于蓝莓、浆果、草莓和红萝卜中，PEL 可改善 CCl_4 诱导的肝纤维化和 TGF‐β 诱导的 HSC 活化。PEL 在肝纤维化中的分子机制可能归因于其通过 Nrf2 激活抑制 ROS‐NLRP3‐IL‐1β 信号传导。

二十二、槲皮素衍生物

二水槲皮素（quercetin dihydrate，QD）可以抑制小鼠心脏胶原蛋白 Ⅰ/Ⅲ 的 mRNA 水平，在体外可以抑制胶原蛋白 Ⅰ/Ⅲ 的表达。QD 可显著预防血管紧张素 Ⅱ 诱导的心脏舒张功能障碍、纤维化、炎症和氧化应激，并在体外抑制成纤维细胞的增殖和迁移。

五甲基槲皮素（pentamethylquercetin，PMQ）治疗显著改善了谷氨酸钠诱导的肥胖小鼠的肥胖表型和代谢紊乱。PMQ 可通过促进 Keap1 降解和增加 sestrins 表达和 Nrf2 核易位来降低心脏壁厚度并减轻心脏纤维化。

二十三、垂盆草总黄烷酮

垂盆草总黄烷酮（sedum sarmentosum total flavonoids，SSTF）是从传统中草药垂盆草中提取的黄酮类化合物的混合物。SSTF 含有槲皮素、山柰素、木犀草素和金丝桃素。在雄性 SD 大鼠感染血吸虫尾蚴的模型中，SSTF 通过抑制 TGF‐β1/Smad7 通路减轻了日本血吸虫病诱导的肝纤维化。

二十四、柚皮苷

柚皮苷（naringin，4′，5，7‐trihydroxyflavone‐7‐rhamnoglucoside）在葡萄柚和相关柑橘属物种中含量丰富。通过用 2% 乙醇暴露斑马鱼 32h 的方法建立急性酒精性脂肪肝斑马鱼模型，该模型中的柚皮苷可以减轻肝脂肪变性和病变，降低血脂水平，抑制酒精损伤，减轻氧化应激和细胞凋亡的柚皮苷通过下调 cyp2y3 mRNA 表达来保护斑马鱼肝脏免受乙醇介导的损伤。柚皮苷显著减轻了 RAGE/NF‐κB 介导的与 T2DM 诱导的脂肪性肝炎相关的炎症、氧化应激和线粒体凋亡的增强，这些发现表明柚皮苷可以用作预防脂肪性肝炎的潜在疗法。

二十五、黄芩苷

黄芩苷（baicalin）是一种从黄芩根中提取的黄酮苷，具有多种潜在的药理特性，如抗炎、抗氧化和抗纤维化活性。黄芩苷或微小 RNA - 124（microRNA - 124，miR - 124）可减轻 STZ 诱导的 DN 小鼠的肾损伤和纤维化。黄芩苷通过上调 HK - 2 细胞中的 miR - 124 抑制 TLR4/NF - κB 通路的激活减少高糖（HG）诱导的胶原蛋白 Ⅳ（collagen Ⅳ，COL Ⅳ）和 FN 表达的增加。总之，黄芩苷通过 microRNA - 124/TLR4/NF - κB 轴抑制链脲佐菌素诱导的糖尿病肾病小鼠和高糖处理的人近端小管上皮细胞的肾纤维化。在尾静脉注射单剂量的阿霉素（doxorubicin，DOX）（10.4mg/kg）建立的局灶节段性小鼠肾小球硬化模型和永生化小鼠肾足细胞系（mouse renal podocytes，MPC - 5）中，黄芩苷通过 Notch1 - Snail 轴的负调节，减轻肾小球结构破坏和功能障碍，并减少蛋白尿。黄芩苷是一种潜在的针对足细胞 EMT 的新型肾脏保护剂。黄芩苷能有效缓解博来霉素引起的肺病理变化，提高 SOD 水平，降低 MDA 和羟脯氨酸（hydroxyproline，HYP）。同时，黄芩苷处理后代谢谱和波动的代谢物水平正常化或部分逆转。此外，黄芩苷可能通过调节涉及牛磺酸和亚牛磺酸代谢、谷胱甘肽代谢和甘油磷脂代谢的四种关键生物标志物来改善肺纤维化。

二十六、木犀草素

木犀草素（luteolin，3′，4′，5，7 - tetrahydroxyflavone）是一种广泛分布于许多草药提取物中的类黄酮，最近被证明可以预防肺和肝纤维化。木犀草素在体外和体内抑制炎症和氧化应激、减少纤维化、肥大和细胞凋亡来预防糖尿病性心肌病。木犀草素通过调节 Nrf2 介导的氧化应激和 NF - κB 介导的炎症反应来保护 STZ 诱导的糖尿病小鼠的心脏组织。

二十七、白杨素

白杨素（chrysin，5，7 - dihydroxyflavone）是一种天然黄酮苷元，是白木香花的主要活性成分之一，也存在于蜂蜜和蜂胶中。白杨素通过抗炎、抗氧化、抗纤维化作用及其缓解缺氧减轻 BLM 诱导的肺纤维化。其中抗炎作用表现为炎症浸润减少和乳酸脱氢酶（lactate dehydrogenase，LDH）活性降低。抗纤维化作用表现为羟脯氨酸含量和 TGF - β1 蛋白表达降低。抗氧化作用表现为抑制硫氧还蛋白相互作用蛋白（thioredoxin - Interacting protein，TXNIP）、降低 MDA 水平，以及增加谷胱甘肽（glutathione，GSH）和 SOD 含量。白杨素通过降低 iNOS 蛋白表达和增加内皮型一氧化氮合酶（endothelial nitric oxide synthetase，eNOS）蛋白表达来减少 NOx。总之，白杨素可以通过调节低氧诱导因子-1α（HIF - 1α）水平来调节缺氧诱导的纤维化。白杨素能够减轻由果糖喂养引起的一些代谢综合征，包括血清甘油三酯、胰岛素和 Ang Ⅱ 水平升高，并最终缓解肝纤维化。

二十八、黄腐酚

黄腐酚（xanthohumol，Xn）是一种从啤酒花中分离的异戊二烯化黄酮类化合物。通过皮下注射异丙肾上腺素 ISO 建立心肌肥大和纤维化模型，口服 Xn 可显著减轻 ISO 引起的心脏功能障碍、肥大和纤维化。Xn 给药上调 PTEN 表达并抑制 ISO 处理的小鼠中 AKT/mTOR 的磷酸化，并且特异性 PTEN 抑制剂 VO - ohpic 消除了 Xn 的心脏保护作用。因此，Xn 通过调节 PTEN/AKT/mTOR 通路减轻了异丙肾上腺素诱导的心脏肥大和纤维化。在原代大鼠心脏成纤维细胞中，Xn 通过介导 PTEN/Akt/mTOR 信号通路显著抑制 TGF - β1 诱导的心脏成纤维细胞活化。这些发现为支持 Xn 的心血管保护活性提供了科学依据，并表明 Xn 可能是预防心脏纤维化的新型制剂。

二十九、淫羊藿苷

淫羊藿苷（icariside，ICA）是淫羊藿中含量最丰富的类黄酮之一，常被用作淫羊藿草药制剂和化学分类学中质量控制的标志物，具有广泛的其他药理作用，包括抗癌活性、抗骨质疏松活性、抗抑郁活性和催欲剂。在肾切除和输尿管梗塞手术诱发大鼠慢性肾病模型中，20mg/kg（低剂量）或 40mg/kg（高剂量）ICA 治疗 8 周，ICA 呈剂量依赖性地减轻肾损伤和纤维化，并阻断炎性细胞因子 IL - 1β 的释放。在体外使用 SB431542 或 TGF - β培养的细胞模型中，ICA 可以抑制 IL - 1β/TGF - β 介导的肾成纤维细胞活化。总之，ICA 的抗纤维化作用与抑制由 IL - 1β/TGF - β 信号传导引起的肾成纤维细胞活化有关。

三十、胡桃苷

胡桃苷（juglanin，Jug，kaempferol - 3 - Oal - arabinofuranoside）是一种从蓼属植物中分离出的天然化合物，对多种疾病的炎症、肿瘤生长和胶原蛋白积累具有抑制作用。Jug 给药显著减轻了 BLM 小鼠的中性粒细胞肺泡浸润、肺血管通透性和促炎反应。随后，Jug 通过降低包括 TGF - β1、纤连蛋白、MMP - 9、α - SMA 和胶原蛋白 I 在内的纤维化标志物的表达。总之，Jug 通过抑制干扰素基因刺激因子（stimulator of interferon genes，STING）信号可减轻 BLM 诱导的肺纤维化。

三十一、桑黄素

桑黄素（morin hydrate，MH），又称桑色素，是一种由桑科植物黄木的木材内获得的天然染料。在通过小鼠灌胃腺嘌呤建立慢性肾病模型中，MH 通过减少胶原蛋白碎裂来预防腺嘌呤介导的纤维化，这可以通过 MMP - 2 和 MMP - 9 蛋白水平的降低来证明。MH 通过将腺嘌呤增强的 MCP - 1 和环氧合酶 2（COX - 2）的表达降低来减轻炎症。MH 通过抑制组织蛋白酶 D（cathepsin D，CATD）使 ECM 降解、纤维化和炎症减少，从而改善了肾功能并增加了小鼠存活率。MH 可改善糖尿病相关的血糖、转氨酶、尿素和肌酐的变化，逆转糖尿病骨皮质和骨小梁组织形态测量受损，纤维化增加、破骨细胞功能障碍、类骨质形成和矿化减少，减轻全身氧化应激和胰岛素/胰岛素样生长因子-1（insulin-like growth factor-1，IGF-1）水平降低。补充 MH 通过调节胰岛素/IGF-1 信号转导恢复高血糖啮齿动物改变的骨组织形态计量学。

三十二、橘皮素

橘皮素（tangeretin）是一种 O-聚甲氧基黄酮，存在于橘子和各种柑橘皮中。橘皮素通过阻断高血糖引起的氧化应激和缺氧引起的 EMT 来抑制足细胞损伤和纤维化。橘皮素抑制糖尿病足细胞上皮表型的丧失、间充质转化和肌成纤维细胞样细胞的形成，减弱了闭锁小带蛋白-1（zonula occludens-1，ZO-1）的裂隙隔膜蛋白和黏附连接蛋白的损失、滤过裂隙损伤和足细胞足突消失。此外，橘皮素阻断了葡萄糖和氯化钴诱导足细胞和肾小球中的 HIF-1α 表达和 ROS 生成。因此，橘皮素可能是通过阻断葡萄糖诱导的氧化应激和缺氧引起的足细胞 EMT 来抑制足细胞损伤和纤维化。

三十三、葛根素

葛根素（puerarin）亦称葛根黄素，是从中药葛根中分离出来的具有扩冠作用的异黄酮类衍生物。在主动脉缩窄术诱导的心肌纤维化模型中，葛根素对心肌纤维化的治疗作用与 PARP-1-HMGB1-NF-κB 通路有关。葛根素还调节了 HMGB1 介导的 TLR4-NF-κB 信号通路。葛根素通过减轻氧化应激、激活 PI3K/AKT 通路和限制细胞迁移对 H_2O_2 诱导的由人冠状动脉内皮细胞（human coronary artery endothelial cells，HCAEC）中的 EMT 表现出细胞保护作用。葛根素对胰腺星状细胞的增殖、迁移、活化，以及 JNK1/2、ERK1/2 和 p38 MAPK 的磷酸化具有显著的抑制作用。这些发现表明葛根素可能是治疗慢性胰腺炎的潜在候选药物，而 MAPK 通路可能是其重要靶点。葛根素在心房成纤维细胞中部分通过抑制自噬发挥其抗纤维化作用，该作用机制部分与 JNK-Akt-mTOR 信号传导有关。

三十四、染料木黄酮

染料木黄酮（genistein，GEN）是大豆异黄酮中的一种主要活性因子，是大豆异黄酮产品中最有效的功能成分，具有多种生理功能。GEN 可以减轻肾纤维化并在 1 型糖尿病（Type 1 diabetes mellitus，T1DM）模型大鼠中表现出肾脏保护作用。GEN 对肾损伤的治疗作用可能归因于其通过激活 Nrf2/HO-1/醌氧化还原酶-1（NADPH：quinone oxidoreductase-1，NQO1）通路，抑制氧化应激和下调 TGF-β1/Smad3 通路，以调节胶原蛋白Ⅳ蛋白表达。在 UUO 小鼠中，GEN 抑制 Klotho 启动子的组蛋白 3 脱乙酰化，并通过抑制升高的 DNA 甲基转移酶（DNA methyltransferase 1，DNMT1）和 DNMT3a 使启动子 DNA 高甲基化正常化。更重要的是，当 Klotho 被 RNA 干扰敲低时，GEN 失去抑制纤维化相关蛋白的异常表达的作用。

三十五、鸢尾黄素

鸢尾黄素（tectorigenin）又称鸢尾苷元，化学名为 5，7，4′-三羟基-6-甲氧基异黄酮，是一种异黄酮类化合物，存在于鸢尾科鸢尾属和射干属的植物根茎中。鸢尾黄素可减轻抗原卵清白蛋白（ovalbumin，OVA）致敏豚鼠过敏性哮喘模型的气道高反应性，并通过下调 IL-1β、IL-4、IL-6、IL-8 和 IL-13 等促炎因子抑制气道炎症。此外，鸢尾黄素通过抑制 TGF-β1/Smad 信号通路和 TLR4/NF-κB 信号通路可以抑制哮喘豚鼠肺纤维化。因此，鸢尾黄素可能对治疗过敏性哮喘及其肺损伤并发症具有积极作用。

三十六、马里苷

马里苷（marein）是金鸡菊的有效抗糖尿病成分之一，是一种二氢查尔酮，其结构类似于根皮苷。马里苷通过抑制 HK-2 细胞中钠-葡萄糖协同转运蛋白-2（sodium-glucosecotransporter-2，SGLT2）的表达来抑制 2-NBDG 的摄取。在高糖处理的 HK-2 细胞中，马里苷通过抑制 SGLT2 和激活 AMPK 来改善代谢功能障碍。此外，马里苷抑制糖尿病 db/db 小鼠肾小管中 SGLT2 的表达增加，通过抑制纤维化和炎症来改善肾损伤。马里苷通过激活 AMPK/ACC/PGC-1α 通路和抑制 SREBP-1 表达可以缓解肾脂质的积累和脂质毒性。这些发现表明，马里苷治疗可能是通过抑制 SGLT2 和激活 AMPK 来治疗 DN 的有效策略。

三十七、柚皮素

柚皮素（naringenin，NRG）可逆转肝损伤、生化和氧化应激标志物升高及纤维化，并恢复正常的 MMP-9 和 MMP-2 活性。NRG 降低了接头区域的 JNK 激活和 Smad3 磷酸化，降低了 α-SMA、Smad3 蛋白和 mRNA 水平。NRG 阻断氧化应激、炎症和 TGF-β-Smad3 和 JNK-Smad3 通路，从而发挥其抗纤维化作用。NRG 通过抑制内质网应激和自噬可减轻 CCl₄ 诱导的大鼠肝损伤。NRG 抑制 TGF-β2 诱导的人晶体上皮细胞永生系 SRA01/04 细胞活力。此外，NRG 可以抑制 TGF-β2 诱导的细胞迁移和 EMT，抑制晶状体上皮细胞（lens epithelial cells，LEC）中的自噬和 Smad2/3 磷酸化。因此，NRG 通过调节 Smad2/3 通路可以抑制人类 LEC 的自噬和 EMT，NRG 可以作为一种有前途的白内障治疗药物。在肝纤维化模型的大鼠中，NRG 纳米颗粒显著降低血液中的肝酶活性和促炎细胞因子含量，减轻肝损伤和纤维化程度。纳米制剂增强了 NRG 的生物利用度及其肝脏特异性递送，上调 MMP-2 肝蛋白，从而减轻肝纤维化。

三十八、芦丁

芦丁（rutin）别名槲皮素-3-O-芸香糖苷，是一种天然黄酮类化合物，存在于蔬菜、柑橘类水果、荞麦作物，以及茶和酒等草药饮料中。芦丁显著减轻 BLM 暴露诱导的小鼠肺组织学变化并防止胶原沉积，同时肺羟脯氨酸含量降低。芦丁被认为是治疗肺纤维化的潜在治疗剂。在四氧嘧啶诱导的糖尿病大鼠中，芦丁可防止尿酮体形成并降低血清肌酐和尿素水平，降低糖尿病大鼠血清甘油三酯和胆固醇的水平。代谢性酸中毒相关基因（*aQP2*、*AQP3* 和 *V2R*）的表达谱以及组织病理学结果证明了芦丁减轻糖尿病酮症酸中毒和纤维化与改善代谢相关。

三十九、金合欢素

金合欢素（acacetin）别名 5，7 -二羟基- 4′-甲氧基黄酮。自发性高血压大鼠（spontaneous hypertension rat，SHR）给予 10% 果糖饮水建立高血压合并胰岛素抵抗模型，金合欢素通过雌激素样作用，降低炎症因子水平，抑制 ERK 通路，下调精氨酸酶Ⅱ（arginase Ⅱ，Arg Ⅱ），增加 NO 以舒张血管，从而减轻内皮功能障碍，改善了胰岛素抵抗的 SHR 主动脉纤维化。

四十、黄杞苷

黄杞苷（engeletin）是一种二氢黄酮苷类化合物，来源于土茯苓，一种百合科植物光叶菝葜的干燥根茎。黄杞苷通过抑制活化的成纤维细胞的增殖和迁移来阻止纤维发生。RNA 测序和其他试验表明，黄杞苷减轻肺纤维化的信号通路与调控内质网应激（ERS）相关。进一步的研究表明，黄杞苷通过 ERS 改善肺纤维化的能力取决于 lnc949 介导的 TGF - β1 - Smad2/3 和 JNK 信号通路。

四十一、地奥司明

地奥司明（diosmin，Dio）是一种存在于柑橘类水果中的天然黄酮。HFD 和 30mg/kg STZ 诱导的大鼠 NASH 模型中，Dio 显著减轻了肝组织病理学变化，降低了 TNF - α、IL - 6 和丙二醛的水平，改善脂质和葡萄糖代谢，降低肝脏 TGF - β、α - SMA 和胶原蛋白含量。Dio 有抗炎、胰岛素增敏和抗纤维化特性，这表明 Dio 可能对 NASH 患者有益。Dio（50 和 100mg/kg）显著升高 GSH 水平和过氧化氢酶活性，并能降低 HYP 和 MDA 水平。此外，Dio 减少了百草枯诱导的组织病理学损伤。这些发现表明，Dio 对百草枯引起的肺损伤具有保护作用，这可能是由于其抗氧化、抗炎和抗纤维化作用。

四十二、白背叶总黄酮

白背叶 [*mallotus apelta*（Lour.）Müell. Arg.] 是大戟科野桐属植物白背叶的根或叶。白背叶总黄酮 [total flavonoids of *Mallotus apelta*（Lour.）Müell. Arg. leaf] 可以减轻 CCl₄ 诱导的大鼠肝纤维化，其潜在机制可能与其减少 ECM 积累、提高抗氧化能力和调节 TGF - β1/Smad 信号通路和 NF - κB 依赖性炎症反应的能力有关。

四十三、千层纸素

千层纸素（oroxylin A）是从黄芩中提取的主要活性成分，在抵抗多种慢性疾病方面有良好的疗效。在小鼠肝纤维化模型中，千层纸素减轻炎症反应，并且可以抑制活化 HSC 促炎因子的分泌，其潜在机制可能是抑制 PI3K/Akt/mTOR 信号传导来诱导自噬激活。有趣的是，mTOR 过表达完全破坏了千层纸素介导的自噬激活。重要的是，千层纸素可以通过清除 ROS 来抑制 PI3K/Akt/mTOR 信号传导发挥抗炎和抗纤维化活性。千层纸素通过 ERS 诱导活化的肝星状细胞凋亡，ERS 途径在千层纸素改善肝纤维化的机制中发挥作用。千层纸素通过抑制活化 HSC 中 ROS 依赖性脂肪甘油三酯脂肪酶（adipose triglyceride lipase，ATGL）诱导脂滴逆转，从而抑制 HSC 活化并减轻肝纤维化。

四十四、蓝盆花总黄酮

蓝盆花是蒙药中独特的药用植物，也是蒙药治疗肝病的各种方剂中的关键成分。蓝盆花总黄酮（total flavonoids from *Scabiosa comosa Fisch. ex Roem. et Schult*）可显著减轻 CCl₄ 诱导的肝纤维化和炎性细胞浸润，降低血清 ALT、天冬氨酸转氨酶（aspartate aminotransferase，AST）、血清碱性磷酸酶（serum alkaline phosphatase，ALP）、HYP 水平。蓝盆花提取物总黄酮可能通过降低肝组织中 α-SMA、Col I 的含量来预防肝纤维化。蓝盆花提取物总黄酮的抗纤维化机制可能是抑制了 PPAR、ECM 受体相互作用通路中的关键蛋白脂肪酸结合蛋白（fatty acid binding protein，FABP）和血管性血友病因子（von willebrand factor，vWF）。

四十五、红花黄色素

红花是一种常用的活血化瘀中药，主要活性成分红花黄色素（safflower yellow）是水溶性红花提取物，主要成分是羟基红花黄色素（>85%）。在急性百草枯中毒的大鼠中，Hippo 信号通路被 MST-Yap 通路激活。此外，Hippo 信号通路通过与 TGF-β1/Smad 信号通路相互作用促进大鼠肺纤维化的发展。红花黄色素和 SB 431542（一种转化生长因子 TGF-β1 受体拮抗剂）可通过干扰 Hippo 信号通路部分缓解急性百草枯中毒导致的大鼠肺纤维化。

四十六、松属素

松属素（pinocembrin，5，7-dihydroxyflavone）是蜂胶中含量最高的黄酮类化合物，具有抗炎、抗氧化和抗凋亡等多种生物学功能。松属素剂量依赖性地抑制瘢痕成纤维细胞和小鼠原代真皮成纤维细胞的增殖、迁移和侵袭。松属素可以有效缓解 BLM 诱导的皮肤纤维化，并降低异种移植小鼠瘢痕组织的总重量和纤维化相关蛋白的表达。进一步的机制研究表明，松属素通过抑制 TGF-β1/Smad 信号传导可减轻皮肤成纤维细胞活化。永久性结扎 SD 大鼠左前降支冠状动脉建立心肌梗死模型中，松属素治疗显著降低了交感神经活动，增强了副交感神经活动，改善心率变异性，延长心房有效不应期和动作电位持续时间，缩短激活潜伏期，降低可指示性房颤的发生率，减轻心房纤维化，降低血清和左心房中去甲肾上腺素（norepinephrine，NE）、TNF-α、IL-1β 和 IL-6 的浓度。此外，松属素处理显著增加了缝隙连接蛋白43（connexin 43，Cx43）和Cav1.2的表达水平，并抑制了 IκBα 的磷酸化和 NF－κB 亚基 p65 的激活。总之，松属素治疗可减少自主神经重构、降低心房纤维化、改善心房电重构并抑制心肌梗死诱导的炎症反应。松属素通过调节 Nrf2/Sirt3 信号通路抑制心肌细胞焦亡对阿霉素（doxorubicin，DOX）诱导的心功能不全。

四十七、土茯苓总黄酮

土茯苓是一种传统中药，学名为 *Smilax glabra* Roxb.（Liliaceae）。在 SD 大鼠通过高嘌呤饮食（酵母颗粒＋腺嘌呤）诱导高尿酸模型中，添加土茯苓根总黄酮（flavonoid - rich fraction from rhizomes of *Smilax glabra* Roxb.，SGF）显著改善了肾功能，逆转尿酸盐引起的肾损伤，抑制肾脏氧化应激。SGF 治疗明显抑制炎症因子 IL－6、TNF－α、IL－1β、COX－2、碱性成纤维细胞生长因子（basic fibroblast growth factor，bFGF）和 TGF－β1 在高尿酸大鼠中的表达。SGF 促进尿酸排泄的机制与其增加 ATP 结合盒转运蛋白 G2（aTP binding cassette subfamily G member 2，ABCG2）、有机阴离子转运蛋白 1（organic anion transporter 1，OAT1）、有机阳离子转运蛋白 2（organic cation transporter 2，OCT2）和有机阳离子/肉碱转运蛋白 2（organic carnitine/organic cation transporter，OCTN2）的表达有关。总之，SGF 可以通过促进尿酸排泄来改善 UN 大鼠的肾脏氧化应激和炎症。SGF 在体外和体内都具有很强的抗 EMT 和抗纤维化作用。这些作用的潜在机制可能是抑制 TGF－β1/Smad 及其下游 miR－21/PTEN 信号传导，进而阻断肾间质纤维化期间的 EMT 过程。

四十八、飞燕草素

飞燕草素 [delphinidin，2－（3，4，5－trihydroxyphenyl）chromenylium－3，5，7－triol] 是一种在有色水果和蔬菜中发现的类黄酮化合物。飞燕草素被证明通过抑制肥厚性生长和纤维化沉积在体内具有抗衰老和抵抗主动脉缩窄诱导的心脏肥大的能力及抑制体外 Ang Ⅱ 诱导的心肌细胞肥大的作用。从机制上讲，飞燕草素通过直接激活 AMPK 并随后抑制 Rac1 的活性和 p47phox 的表达来减少 Ang Ⅱ 刺激后的 ROS 积累。此外，飞燕草素消除了氧化应激诱导的 ERK1/2、P38 和 JNK1/2 磷酸化水平高表达。飞燕草素最终被证明通过 AMPK/NOX/MAPK 信号通路调节氧化应激来抑制病理性心脏肥大。在 β2m－/Thy1⁺ 骨髓来源的肝细胞干细胞（bone marrow - derived hepatocyte stem cells，BDHSCs）中，飞燕草素可以通过 PI3K/Akt 信号通路保护 β2m－/Thy1⁺ BDHSCs 免受 TGF－β1 诱导的细胞凋亡和 ROS 依赖性氧化应激。飞燕草素可能是一种很有前景的用于肝硬化患者细胞移植期间增强 β2m－/Thy1⁺ BDHSC 存活的抗凋亡剂。

四十九、镰荚棘豆总黄酮

镰荚棘豆（*Oxytropis falcata*）是藏药中三大抗炎药之一，其中黄酮提取物的抗炎活性最强。镰荚棘豆总黄酮对炎症介导的特发性肺纤维化具有治疗作用，其机制可能是通过上调 SOCS3 的表达来抑制 p - Janus 激酶 1（Janus Kinase1，JAK1）和 p - 信号转导与转录激活因子 1（signal transducer and activator of transcription 1，STAT1）炎症蛋白的表达。

五十、毛蕊异黄酮

毛蕊异黄酮（calycosin）是一种异黄酮，是亚洲主要的传统药用植物黄芪的主要成分之一。在 HFD/STZ 诱导的 T2DM 试验模型中，毛蕊异黄酮给药对 DN 进展具有显著的抑制作用。毛蕊异黄酮治疗显著保留了糖尿病大鼠的肾脏结构和功能。潜在的肾脏保护机制包括抑制 IL - 33/肿瘤抑制素 2（suppression of tumorigenicity 2，ST2）轴信号传导、延迟肾脏炎症的进展、抑制与 DN 相关的氧化和纤维化。

五十一、落新妇苷

落新妇苷是一种在许多药用和食用植物中发现的生物活性成分，其具有抗氧化、抗炎和抗肿瘤的特性。在 CCl₄ 诱导的大鼠肝脏显著的纤维化模型中，落新妇苷剂量依赖性地改善肝功能和纤维化程度，降低体内胶原蛋白的产生、炎症反应和氧化应激。从机制上讲，落新妇苷的给药显著提高了肝脏中 Nrf2 及其下游蛋白的水平，包括 NQO1、HO - 1、谷氨酸 - 半胱氨酸连接酶催化亚基和谷氨酸半胱氨酸连接酶修饰亚基。在博来霉素诱导的肺纤维化模型中，通过 RNA 测序、RNA 免疫沉淀等结果表明 circRNA - 662 和 949 可以作为"miR - 29b sponges"靶向 Gli2 和 STAT3 发挥其功能。落新妇苷处理下改变的 circRNA 表达可能是药物作用的潜在分子靶点。

五十二、黄芩素

黄芩素（baicalein，BE）可能通过抑制海绵体中 12 - 脂氧合酶（12 - lipoxygenase，12 - LOX）表达、改善内皮 iNOX 功能障碍，以及抑制氧化应激和纤维化来缓解 I 型糖尿病性勃起功能障碍（diabetes mellitus erectile dysfunction，DMED）大鼠的勃起功能障碍。将原代人肾皮质近端小管细胞（成年男性）和 HK - 2 细胞暴露于含有 30mM 葡萄糖和/或 100 ng/mL TNF - α 和/或 100μg/mL 晚期糖基化终末产物 AGEs 的 KSFM 培养基中诱导糖尿病环境，BE 减弱氧化应激和炎症诱导的 IκB 和 JAK2 磷酸化，以及随后的 NF - κB 核易位和 STAT3 磷酸化。BE 显著降低了 NF - κB 和 STAT3 相关炎症基因（如 *ICAM1*、*VCAM1*、*TGF - β*、*IL1 - β* 和 *MCP1*）的反式激活，以及 TGFβ 相关细胞外基质蛋白（如 FN 和 COL Ⅳ）的蛋白表达。这些作用部分归因于 BE 通过与 A 型 γ-氨基丁酸受体相互作用调节细胞内 Ca²⁺ 浓度。BE 降低了 TGF - β1 刺激的肺成纤维细胞 MRC - 5 细胞中 CTGF 的表达水平。此外，CTGF 过表达提高了 BE 处理的成纤维细胞中 Ⅰ 型胶原蛋白的水平。BE 下调的 CTGF 表达可能与 Smad2 磷酸化的降低有关，但与特化蛋白 1（specialized protein 1，SP1）无关。

五十三、紫花牡荆素

紫花牡荆素（casticin）是一种从葡萄中提取的甲氧基黄酮醇。紫花牡荆素改善了滑膜组织的缺氧和炎症，以及大鼠的滑膜纤维化。此外，紫花牡荆素抑制单碘乙酸诱导的膝关节骨性关节炎大鼠和滑膜成纤维细胞中 NLRP3 炎性体的激活。总之，紫花牡荆素通过抑制 HIF-1α/NLRP3 炎性体激活可以减轻单碘乙酸诱导的膝关节骨性关节炎。

五十四、苦参黄素

苦参黄素（kurarinone）是苦参等草本植物的异戊二烯化类黄酮成分。口服苦参黄素可以减弱肺组织的纤维化，包括胶原蛋白的积累和肺功能的改善。从机制上讲，苦参黄素抑制了肺上皮细胞，以及用 BLM 处理的肺组织中 TGF-β1 诱导的 Smad2/3 和 AKT 的磷酸化。

五十五、黄芪总黄酮

黄耆也称为黄芪 [*Astragalus membranaceus*（Fisch.）Bunge]，是中药名药，具有多种生物活性，对心衰的治疗具有良好的治疗作用。黄芪总黄酮可能通过介导炎症信号通路发挥抗炎治疗心衰的作用。这些黄酮类化合物抗肝脏纤维化的潜在机制可能与通过有效抑制 IKKβ 抑制 NF-κB 通路有关。

五十六、栗提取物

石栗（*A. moluccanus*）在民间医学中用于治疗疼痛、发热、哮喘、肝炎、胃溃疡和一般炎症过程，石栗油曾局部用于治疗关节炎和其他关节疼痛，但其种子口服有毒性。石栗提取物具有抗过敏和抗炎活性，还可以有效修复完全弗氏佐剂（complete Freund's adjuvant，CFA）诱导的类风湿性关节炎（rheumatoid arthritis，RA）大鼠的关节损伤，包括减少纤维化、软骨退化和骨侵蚀评分。其中部分效果可能是由于提取物中化合物 2″-O-鼠李糖苷的作用。

五十七、家蚕绿茧提取物

家蚕绿茧提取物富含类黄酮，不仅可以调节糖尿病小鼠的血糖水平和体重，还可以改善 2 型糖尿病小鼠的肾功能障碍。家蚕绿茧提取物通过抑制 TNF-α-p38 MAPK 信号通路减轻氧化应激，进而发挥抗纤维化和抗炎活性，发挥肾脏保护作用。

五十八、短绒野大豆提取物

短绒野大豆是一种传统中草药，在我国台湾已广泛用于治疗风湿病和酸痛。短绒野大豆提取物（glycine tomentella hayata extract）含有大豆异黄酮、植物雌激素、类黄酮和酚类物质，可以减少促炎细胞因子、清除自由基和抑制脂质过氧化。在环磷酰胺（cyclophosphamide，CTX）诱导的大鼠膀胱炎模型中，短绒野大豆提取物及黄豆苷（daidzin）减轻 CTX 诱导的排尿频率升高、收缩间期缩短和膀胱最大排尿压力降低，降低膀胱 ROS 和 3-硝基酪氨酸和 NOX4 表达，减轻纤维化、出血、白细胞浸润和膀胱水肿。短绒野大豆提取物及其活性成分黄豆苷通过抑制 MMP-8、TIMP-1 和氧化应激，有效改善了 CYX 诱导的氧化应激、炎症和纤维化。

五十九、黄豆苷元

黄豆苷元（daidzein）存在于天然葛根和大豆等植物之中，是大豆异黄酮的主要成分。在链脲佐菌素诱导的 SD 大鼠糖尿病心肌病（diabetic cardiomyopathy，DCM）模型中，黄豆苷元处理减轻了心电图指标变化和血液动力学改变，防止血清中心脏标志物酶活性升高，也增加了血浆中 AMPK 和 SIRT1 的水平。黄豆苷元处理的动物的心脏组织中 NOX-4 和 RAS 相关 C3 肉毒杆菌毒素底物 1（ras-related C3 botulinum toxin substrate 1，RAC-1）的蛋白质表达降低。黄豆苷元通过抑制 NOX-4 诱导的心脏组织氧化应激来减缓 DCM 的进展。

六十、刺芒柄花素

刺芒柄花素（formononetin，FMN）是来源于豆科植物红车轴草的花序及带花枝叶，刺芒柄花全草的类黄酮。在 db/db 小鼠模型中进行的试验表明，FMN 激活了 Nrf2/ARE 信号通路，并通过增加 SIRT1 水平来改善氧化应激肾组织中的蛋白质水平，这一过程逆转了 FN 和 ICAM 的上调，并减轻了肾功能不全。体外肾小球系膜细胞（glomerular mesangial cells，GMC）结果表明，FMN 显著逆转了暴露于高葡萄糖中的 FN 和 ICAM-1 的上调，促进了 Nrf2 的表达并增加了其核分布。刺芒柄花素上调 SIRT1 的表达以激活 Nrf2/ARE 信号通路，改善 DN 中的氧化应激，以防止肾纤维化的进展。

六十一、川陈皮素

川陈皮素（nobiletin）是一种在柑橘皮中发现的具有生物活性的多甲氧基黄酮类化合物。用川陈皮素治疗的 HFD 喂养大鼠显著降低了肥胖、高血压、血脂异常和高胰岛素血症。川陈皮素可改善血管内皮功能，恢复肌酐清除率，降低血浆尿素和肌酐水平，以及尿蛋白排泄。川陈皮素可显著减轻血管内侧横截面积和胶原沉积、肾小球 ECM 积聚和肾纤维化。川陈皮素可显著升高血浆脂联素水平，上调脂联素受体 1（adiponectin receptor 1，AdipoR1）的表达并抑制肾脏中 TGF-β1 的表达。此外，川陈皮素显著减轻血浆 TNF-α 和 IL-6 的增加。川陈皮素减轻 HFD 引起的肥胖和代谢紊乱，以及血管和肾脏的改变，可能与调节 AdipoR1 和 TGF-β1 的表达及抑制炎症有关。

六十二、山姜素

山姜素（alpinetin）是草豆蔻的主要活性成分，是一种新型植物黄酮类化合物。山姜素改善了 CCl₄诱导小鼠肝损伤和纤维化，如胶原沉积减少和肝纤维化标志物蛋白表达减少。山姜素抑制了小鼠纤维化肝脏中的炎症和氧化应激，包括促炎因子水平降低、ROS含量和 MDA 水平降低，以及抗氧化酶活性增加。山姜素减弱了实验动物纤维化肝脏中的血管生成。机制上，山姜素抑制 CCl₄-诱导小鼠肝脏中 NLRP3、ASC、切割的半胱氨酸天冬氨酸蛋白酶-1（caspase-1）、IL-1β 和 IL-18 的表达。此外，山姜素导致 Nrf2 的核表达增加和细胞质表达减少，以及下游靶酶谷氨酸-半胱氨酸连接酶催化亚基（glutamate cysteine ligase catalytic subunit，GCLC）、HO-1、NQO1 和谷氨酸-半胱氨酸连接酶调节亚基（glutamate cysteine ligase modifier subunit，GCLM）的蛋白表达增加，从而发挥抗氧化作用。总体而言，除了减少肝血管生成外，山姜素的抗纤维化作用可归因于抑制 NLRP3 介导的抗炎活性和 Nrf2 介导的抗氧化活性。

六十三、柽柳黄素

柽柳黄素（tamarixetin，TAM）是槲皮素的天然类黄酮衍生物。TAM 通过抑制细胞凋亡和纤维化相关基因的表达、减少体内和体外的氧化应激和 ROS 产生来逆转应激超负荷心脏的心脏重塑。此外，TAM 可以负调节横向主动脉缩窄（transverseaortic constriction，TAC）诱导的活化 T 细胞核因子（nuclear factor of activated T cells，NFAT）核易位和 PI3K/AKT 信号通路的激活。

六十四、棕矢车菊素

棕矢车菊素（jaceosidin）是蒿属植物中提取的类黄酮，对代谢紊乱有改善作用。在db/db 糖尿病小鼠中，口服棕矢车菊素通过上调肝脏和骨骼肌中的胰岛素受体下游通路来降低空腹血糖水平和胰岛素抵抗，减少糖尿病肾脏中晚期糖基化终产物的积累。棕矢车菊素治疗显著降低了糖尿病患者肾脏中 VEGF-a 蛋白的水平，增加了 Cu 和 Zn-SOD 的表达和活性。因此，棕矢车菊素通过增强胰岛素信号传导、抑制纤维化和增强抗氧化活性来发挥抗糖尿病作用并治疗糖尿病肾病。

六十五、8-醛基麦冬黄烷酮

8-醛基麦冬黄烷酮（8-Formylophiopogonanone B，8-FOB）是一种从中药麦冬根茎中提取的天然异黄酮。8-FOB 通过改善心脏损伤和功能障碍、减少心脏纤维化和炎性细胞因子释放，以及抑制 HO-1 表达来防止阿霉素（DOX）心脏毒性。总之，抑制HMOX1 依赖性心肌炎性损伤和纤维化对于 8-FOB 改善 DOX 引起的心脏毒性至关重要。

六十六、17-甲氧基-7-羟基-苯-呋喃查尔酮

17-甲氧基-7-羟基-苯-呋喃查尔酮（17-Methoxyl-7-hydroxy-benzo-furanchalcone，MHBFC）是从一种豆科野生植物疏叶岩豆（*Millettia dielsiana* Harms ex Diels）根中提取的类黄酮单体。对雄性 SD 大鼠进行腹主动脉缩窄诱导心脏重构模型中，MH-

BFC 可以通过增加 PI3K 和 Akt 蛋白磷酸化来增加 eNOS 蛋白磷酸化，激活 eNOS - NO 信号通路，增加 eNOS 酶活性，催化保护性 NO 的产生，对抗心肌微血管内皮细胞凋亡，从而防止心肌损伤并逆转心脏重塑。

六十七、7，8-二羟基黄酮

7，8-二羟基黄酮（7，8-Dihydroxyflavone，7，8-DHF）是一种天然黄酮。在高脂饮食的和乙醇饲喂的大鼠肝损伤模型中，7，8-DHF 治疗显著降低了 HFD 和乙醇（EtOH）诱导的氧化应激，脂质过氧化的减少和谷胱甘肽水平升高证明了这一点。此外，7，8-DHF 处理显著激活了 Nrf2 和 HO-1，降低了 IL-1β、NF-κB 和 iNOS 的 mRNA 表达水平。7，8-DHF 可通过减弱氧化亚硝化应激和 NF-κB 激活对 EtOH 和高脂饮食诱导的肝毒性发挥保肝作用。

六十八、香叶木素

香叶木素（diosmetin）是一种单甲氧基黄酮，从柑橘类水果中分离得到。雄性 SD 大鼠喂食高脂（high-fat，HF）饮食加 15% 的饮用水中的果糖 16 周来诱导的大鼠代谢综合征（metabolicsyndrome，MS）模型中，香叶木素可减轻 MS 症状，包括高血压、高血糖、胰岛素抵抗和血脂异常，减少每搏输出量、射血分数、缩短分数，减轻左室肥厚和纤维化的程度。香叶木素还抑制了 MS 大鼠的血管紧张素转换酶活性、血浆 Ang Ⅱ 水平和血管紧张素Ⅱ1型（angiotensin Ⅱ type 1，AT1）受体蛋白表达。香叶木素减少超氧化物形成、血浆丙二醛、血浆硝酸盐和亚硝酸盐水平及 NADPH 氧化酶 2（NADPH oxidase 2，Gp91 phox）表达的增加。香叶木素减轻了 HF 饮食诱导的 MS 大鼠的 MS 和 LV 功能障碍和重塑，可能与 Ang Ⅱ/AT1 受体/gp 91phox/p-NF-κB 蛋白通路的抑制有关。

六十九、淫羊藿次苷Ⅱ

淫羊藿次苷Ⅱ通过调节 MMP-2/9 和 TIMP-1 表达，以及抑制 TGF-β1/Smad2，3/p-p38信号通路减轻自发性高血压大鼠心肌纤维化。

七十、淫羊藿素

淫羊藿素（icaritin，ICA）是淫羊藿苷经肠道菌群水解而形成的苷元，具有丰富的生物活性。人皮肤成纤维细胞（human skin fibroblasts，HSF-1）、人硬皮病皮肤成纤维细胞（systemic scleroderma fibroblasts，SSF）和 TGF-β 诱导的 HSF-1 细胞中，ICA 有效降低了胶原蛋白（COL 1A1、COL 1A2 和 COL 3A1）和促纤维化基因（CTGF 和 α-SMA）的表达。ICA 通过激活 AMPK 信号和抑制 WNT/β-catenin 信号发挥抗皮肤纤维化作用。ICA 的预防性和治疗性给药均减轻了博来霉素诱导的肺组织病理学变化，减少了胶原蛋白和 α-SMA 表达，降低了肺羟脯氨酸含量。在体外小鼠胚胎成纤维细胞 NIH3T3 和人肺成纤维细胞 HLF-1 中，ICA 降低了 TGF-β1 刺激的 α-SMA 和 COL Ⅰ的表达。然而，当 PPARγ 的表达或活性受到抑制时，ICA 对 α－SMA 和 COL Ⅰ的抑制作用减弱。因此，ICA 可能通过激活 PPARγ 抑制肌成纤维细胞分化，进而发挥治疗肺纤维化的作用。

◆ **参考文献**

Abuohashish HM, AlAsmari AF, Mohany M, et al., 2021. Supplementation of Morin restores the altered bone histomorphometry in hyperglycemic rodents via regulation of insulin/IGF－1signaling [J]. Nutrients，13：2365. PMID：34371877.

An L，Lin Y，Li L，et al.，2021. Integrating network pharmacology and experimental validation to investigate the effects and mechanism of astragalus flavonoids against hepatic fibrosis [J]. Front Pharmacol，11：618262. PMID：33551818.

Andrade N，Andrade S，Silva C，et al.，2020. Chronic consumption of the dietary polyphenol chrysin attenuates metabolic disease in fructose－fed rats [J]. Eur J Nutr，59：151－165. PMID：30631887.

Andugulapati SB，Gourishetti K，Tirunavalli SK，et al.，2020. Biochanin－A ameliorates pulmonary fibrosis by suppressing the TGF－β mediated EMT，myofibroblasts differentiation and collagen deposition in vitro and in vivo systems [J]. Phytomedicine，78：153298. PMID：32781391.

Bai L，Li A，Gong C，et al.，2020. Protective effect of rutin against bleomycin induced lung fibrosis：Involvement of TGF－β1/α－SMA/Col I and Ⅲ pathway [J]. Biofactors，46：637－644. PMID：32233122.

Bian M，He J，Jin H，et al.，2019. Oroxylin A induces apoptosis of activated hepatic stellate cells through endoplasmic reticulum stress [J]. Apoptosis，24：905－920. PMID：31538267.

Bunbupha S，Apaijit K，Maneesai P，et al.，2020. Nobiletin ameliorates high－fat diet－induced vascular and renal changes by reducing inflammation with modulating AdipoR1 and TGF－β1 expression in rats [J]. Life Sci，260：118398. PMID：32920004.

Chaihongsa N，Maneesai P，Sangartit W，et al.，2021. Galangin alleviates vascular dysfunction and remodelling through modulation of the TNF－R1，p－NF－κB and VCAM－1 pathways in hypertensive rats [J]. Life Sci，285：119965. PMID：34543638.

Chang H，Meng HY，Bai WF，et al.，2021. A metabolomic approach to elucidate the inhibitory effects of baicalin in pulmonary fibrosis [J]. Pharm Biol，59：1016－1025. PMID：34362286.

Chen J，Li HY，Wang D，et al.，2019. Delphinidin protects β2m-/Thy1＋bone marrow－derived hepatocyte stem cells against TGF－β1－induced oxidative stress and apoptosis through the PI3K/Akt pathway in vitro [J]. Chem Biol Interact，297：109－118. PMID：30365941.

Chen X，Li XF，Chen Y，et al.，2019. Hesperetin derivative attenuates CCl₄－induced hepatic fibrosis and inflammation by Gli－1－dependent mechanisms [J]. Int Immunopharmacol，76：105838. PMID：31473406.

Chen Y，Ge Z，Huang S，et al.，2020. Delphinidin attenuates pathological cardiac hypertrophy via the AMPK/NOX/MAPK signaling pathway [J]. Aging (Albany NY)，12：5362－5383. PMID：32209725.

Chen Y，Zhou B，Yu Z，et al.，2020. Baicalein alleviates erectile dysfunction associated with Streptozotocin－induced type Ⅰ diabetes by ameliorating endothelial nitric oxide synthase dysfunction，inhibiting oxidative stress and fibrosis [J]. J Sex Med，17：1434－1447. PMID：32586748.

Choi D，Kim CL，Kim JE，et al.，2020. Hesperetin inhibit EMT in TGF－β treated podocyte by regulation of mTOR pathway [J]. Biochem Biophys Res Commun，528：154－159. PMID：32451085.

Choi MS, Choi JY, Kwon EY, 2020. Fisetin alleviates hepatic and adipocyte fibrosis and insulin resistance in diet-induced obese mice [J]. J Med Food, 23: 1019-1032. PMID: 32856978.

Cui D, Liu S, Tang M, et al., 2020. Phloretin ameliorates hyperuricemia-induced chronic renal dysfunction through inhibiting NLRP3 inflammasome and uric acid reabsorption [J]. Phytomedicine, 66: 153111. PMID: 31790902.

Ding D, Cai X, Zheng H, et al., 2019. Scutellarin suppresses platelet aggregation and stalls lesional progression in mouse with induced endometriosis [J]. Reprod Sci, 26: 1417-1428. PMID: 30554551.

Dou Y, Shang Y, Shen Y, et al., 2020. Baicalin alleviates adriamycin-induced focal segmental glomerulosclerosis and proteinuria by inhibiting the Notch1-Snail axis mediated podocyte EMT [J]. Life Sci, 257: 118010. PMID: 32598932.

Du J, He W, Zhang C, et al., 2020. Pentamethylquercetin attenuates cardiac remodeling via activation of the Sestrins/Keap1/Nrf2 pathway in MSG-induced obese mice [J]. Biomed Res Int, 2020: 3243906. PMID: 32090078.

Elsherbiny NM, Said E, Atef H, et al., 2020. Renoprotective effect of calycosin in high fat diet-fed/STZ injected rats: Effect on IL-33/ST2 signaling, oxidative stress and fibrosis suppression [J]. Chem Biol Interact, 315: 108897. PMID: 31726037.

Fan C, Li Y, Yang H, et al., 2019. Tamarixetin protects against cardiac hypertrophy via inhibiting NFAT and AKT pathway [J]. J Mol Histol, 50: 343-354. PMID: 31111288.

Fu S, Li Y, Wu Y, et al., 2020. Icariside II improves myocardial fibrosis in spontaneously hypertensive rats by inhibiting collagen synthesis [J]. J Pharm Pharmacol, 72: 227-235. PMID: 31820448.

Ganesan D, Albert A, Paul E, et al., 2020. Rutin ameliorates metabolic acidosis and fibrosis in alloxan induced diabetic nephropathy and cardiomyopathy in experimental rats [J]. Mol Cell Biochem, 471: 41-50. PMID: 32529498.

Geng W, Zhou G, Zhao B, et al., 2020. Liquiritigenin suppresses the activation of hepatic stellate cells via targeting miR-181b/PTEN axis [J]. Phytomedicine, 66: 153108. PMID: 31790896.

Gerges SH, Wahdan SA, Elsherbiny DA, et al., 2020. Diosmin ameliorates inflammation, insulin resistance, and fibrosis in an experimental model of non-alcoholic steatohepatitis in rats [J]. Toxicol Appl Pharmacol, 401: 115101. PMID: 32512072.

Gillessen A, Schmidt HH, 2020. Silymarin as supportive treatment in liver diseases: A narrative review [J]. Adv Ther, 37: 1279-1301. PMID: 32065376.

Gu J, Huang H, Liu C, et al., 2021. Pinocembrin inhibited cardiomyocyte pyroptosis against doxorubicin-induced cardiac dysfunction via regulating Nrf2/Sirt3 signaling pathway [J]. Int Immunopharmacol, 95: 107533. PMID: 33752080.

Guo J, Fang Y, Jiang F, et al., 2019. Neohesperidin inhibits TGF-β1/Smad3 signaling and alleviates bleomycin-induced pulmonary fibrosis in mice [J]. Eur J Pharmacol, 864: 172712. PMID: 31586469.

Guo L, Tan K, Luo Q, et al., 2020. Dihydromyricetin promotes autophagy and attenuates renal interstitial fibrosis by regulating miR-155-5p/PTEN signaling in diabetic nephropathy [J]. Bosn J Basic Med Sci, 20: 372-380. PMID: 31668144.

Guo X, Zhu C, Liu X, et al., 2019. Hyperoside protects against heart failure-induced liver fibrosis in rats［J］. Acta Histochem，121：804－811. PMID：31353051.

Guo Y，Ran Z，Zhang Y，et al.，2020. Marein ameliorates diabetic nephropathy by inhibiting renal sodi-
um glucose transporter 2 and activating the AMPK signaling pathway in db/db mice and high glucose－
treated HK－2 cells［J］. Biomed Pharmacother，131：110684. PMID：33152903.

He J，Peng H，Wang M，et al.，2020. Isoliquiritigenin inhibits TGF－β1－induced fibrogenesis through
activating autophagy via PI3K/AKT/mTOR pathway in MRC－5 cells［J］. Acta Biochim Biophys Sin
(Shanghai)，52：810－820. PMID：32638014.

Hernández－Aquino E，Quezada－Ramírez MA，Silva－Olivares A，et al.，2019. Naringenin attenuates
the progression of liver fibrosis via inactivation of hepatic stellate cells and profibrogenic pathways［J］.
Eur J Pharmacol，865：172730. PMID：31618621.

Hsu YC，Chang PJ，Tung CW，et al.，2020. De－Glycyrrhizinated licorice extract attenuates high glucose－
stimulated renal tubular epithelial－mesenchymal transition via suppressing the Notch2 signaling pathway
［J］. Cells. 9：125. PMID：31948095.

Hu LF，Feng J，Dai X，et al.，2020. Oral flavonoid fisetin treatment protects against prolonged high－fat－
diet－induced cardiac dysfunction by regulation of multicombined signaling［J］. J Nutr Biochem，77：
108 253. PMID：31835147.

Hu Q，Qu C，Xiao X，et al.，2021. Flavonoids on diabetic nephropathy：advances and therapeutic oppor-
tunities［J］. Chin Med，16：74. PMID：34364389.

Hua Q，Huang X，Xie W，et al.，2021. PPARγ mediates the anti－pulmonary fibrosis effect of icaritin
［J］. Toxicol Lett，350：81－90. PMID：34153405.

Huang J，Tong X，Zhang L，et al.，2020. Hyperoside attenuates Bleomycin－induced pulmonary fibrosis
development in mice［J］. Front Pharmacol，11：550955. PMID：33192501.

Huang P，Zhou M，Cheng S，et al.，2020. Myricetin possesses anthelmintic activity and attenuates hepat-
ic fibrosis via modulating TGFβ1 and Akt signaling and shifting Th1/Th2 balance in Schistosoma japoni-
cum－infected mice［J］. Front Immunol，11：593. PMID：32373112.

Huang X，Shi Y，Chen H，et al.，2020. Isoliquiritigenin prevents hyperglycemia－induced renal injuries
by inhibiting inflammation and oxidative stress via SIRT1－dependent mechanism［J］. Cell Death Dis，
11：1040. PMID：33288747.

Huo Y，Mijiti A，Cai R，et al.，2021. Scutellarin alleviates type 2 diabetes (HFD/low dose STZ)－in-
duced cardiac injury through modulation of oxidative stress，inflammation，apoptosis and fibrosis in mice
［J］. Hum Exp Toxicol，40：S460－S474. PMID：34610774.

Jia Q，Yang R，Liu XF，et al.，2019. Genistein attenuates renal fibrosis in streptozotocin-induced diabetic
rats［J］. Mol Med Rep，19：423－431. PMID：30431100.

Jiang C，Xie N，Sun T，et al.，2020. Xanthohumol inhibits TGF－β1－induced cardiac fibroblasts activa-
tion via mediating PTEN/Akt/mTOR signaling pathway［J］. Drug Des Devel Ther，14：5431－
5439. PMID：33324040.

Kang MK，Kim SI，Oh SY，et al.，2020. Tangeretin ameliorates glucose－induced podocyte injury
through blocking epithelial to mesenchymal transition caused by oxidative stress and hypoxia［J］. Int J
Mol Sci，21：undefined. PMID：33202982.

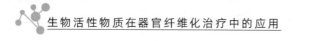
Kseibati MO，Sharawy MH，Salem HA，2020. Chrysin mitigates bleomycin－induced pulmonary fibrosis in rats through regulating inflammation，oxidative stress，and hypoxia [J]. Int Immunopharmacol，89：107011. PMID：33045575.

Kumar D，Dwivedi DK，Lahkar M，et al.，2019. Hepatoprotective potential of 7，8－Dihydroxyflavone against alcohol and high－fat diet induced liver toxicity via attenuation of oxido－nitrosative stress and NF－κB activation [J]. Pharmacol Rep，71：1235－1243. PMID：31670060.

Laddha AP，Kulkarni YA，2021. Daidzein mitigates myocardial injury in streptozotocin－induced diabetes in rats [J]. Life Sci，284：119664. PMID：34090859.

Lee EH，Park KI，Kim KY，et al.，2019. Liquiritigenin inhibits hepatic fibrogenesis and TGF－β1/Smad with Hippo/YAP signal [J]. Phytomedicine，62：152780. PMID：31121384.

Li H，Kan B，Song L，et al.，2020. Role of the Hippo signaling pathway in safflower yellow pigment treatment of paraquat－induced pulmonary fibrosis [J]. J Int Med Res，48：300060520905425. PMID：32940100.

Li L，Fang H，Yu YH，et al.，2021. Liquiritigenin attenuates isoprenaline-induced myocardial fibrosis in mice through the TGF-β1/Smad2 and AKT/ERK signaling pathways [J]. Mol Med Rep.24：undefined. PMID：34328199.

Li L，Luo W，Qian Y，et al.，2019.5 Luteolin protects against diabetic cardiomyopathy by inhibiting NF－κB－mediated inflammation and activating the Nrf2－mediated antioxidant responses [J]. Phytomedicine，9：152774. PMID：31009852.

Li M，Liu Q，He S，et al.，2021. Icaritin inhibits skin fibrosis through regulating AMPK and Wnt/β－catenin signaling [J]. Cell Biochem Biophys，79：231－238. PMID：33125640.

Li Q，Liu S，Yang G，et al.，2022. Naringenin inhibits autophagy and epithelial－mesenchymal transition of human lens epithelial cells by regulating the Smad2/3 pathway [J]. Drug Dev Res，83：389－396. PMID：34402084.

Li X，Yu H，Liang L，et al.，2020. Myricetin ameliorates bleomycin－induced pulmonary fibrosis in mice by inhibiting TGF－β signaling via targeting HSP90β [J]. Biochem Pharmacol，178：114097. PMID：32535102.

Li X，Sun S，Chen D，et al.，2020. Puerarin attenuates the endothelial－mesenchymal transition induced by oxidative stress in human coronary artery endothelial cells through PI3K/AKT pathway [J]. Eur J Pharmacol，886：173472. PMID：32860809.

Li X，Zhai Y，Xi B，et al.，2021. Pinocembrin ameliorates skin fibrosis via inhibiting TGF－β1signaling pathway [J]. Biomolecules，11：1240. PMID：34439906.

Li X，Mei W，Huang Z，et al.，2020. Casticin suppresses monoiodoacetic acid－induced knee osteoarthritis through inhibiting HIF－1α/NLRP3 inflammasome signaling [J]. Int Immunopharmacol，86：106745. PMID：32622201.

Li Y，Guo F，Huang R，et al.，2021. Natural flavonoid pectolinarigenin alleviated kidney fibrosis via inhibiting the activation of TGFβ/SMAD3 and JAK2/STAT3 signaling [J]. In tImmunopharmacol，91：107279. PMID：33340783.

Li Y，Zhao Z，Luo J，et al.，2021. Apigenin ameliorates hyperuricemic nephropathy by inhibiting URAT1 and GLUT9 and relieving renal fibrosis via the Wnt/β－catenin pathway [J]. Phytomedicine，

87：153585. PMID：34044255.

Li Y，Chen F，Wei A，et al.，2019. Klotho recovery by genistein via promoter histone acetylation and DNA demethylation mitigates renal fibrosis in mice [J]. J Mol Med (Berl)，97：541－552. PMID：30806715.

Liao HH，Zhang N，Meng YY，et al.，2019. Myricetin alleviates pathological cardiac hypertrophy via TRAF6/TAK1/MAPK and Nrf2 signaling pathway [J]. Oxid Med Cell Longev，2019：6304058. PMID：31885808.

Liao Y，Tan RZ，Li JC，et al.，2020. Isoliquiritigenin attenuates UUO－induced renal inflammation and fibrosis by inhibiting Mincle/Syk/NF－Kappa B signaling pathway [J]. Drug Des Devel Ther，14：1455－1468. PMID：32341639.

Liu L，Gan S，Li B，et al.，2019. Fisetin alleviates atrial inflammation，remodeling，and vulnerability to atrial fibrillation after myocardial infarction [J]. Int Heart J，60：1398－1406. PMID：31666455.

Liu N，Feng J，Lu X，et al.，2019. Isorhamnetin inhibits liver fibrosis by reducing autophagy and inhibiting extracellular matrix formation via the TGF－β1/Smad3 and TGF－β1/p38 MAPK pathways [J]. Mediators Inflamm，2019：6175091. PMID：31467486.

Liu X，Liu W，Ding C，et al.，2021. Taxifolin，extracted from Waste Larix olgensis roots，attenuates CCl$_4$－induced liver fibrosis by regulating the PI3K/AKT/mTOR and TGF－β1/Smads signaling pathways [J]. Drug Des Devel Ther，15：871－887. PMID：33664566.

Lu G，Zhang J，Liu X，et al.，2019. Regulatory network of two circRNAs and an miRNA with their targeted genes under astilbin treatment in pulmonary fibrosis [J]. J Cell Mol Med，23：6720－6729. PMID：31448882.

Luo Q，Cai Z，Tu J，et al.，2019. Total flavonoids from Smilax glabra Roxb blocks epithelial－mesenchymal transition and inhibits renal interstitial fibrosis by targeting miR－21/PTEN signaling [J]. J Cell Biochem，120：3861－3873. PMID：30304552.

Luo W，Chen X，Ye L，et al.，2021. Kaempferol attenuates streptozotocin－induced diabetic nephropathy by downregulating TRAF6 expression：The role of TRAF6 in diabetic nephropathy [J]. J Ethnopharmacol，268：113553. PMID：33152432.

Ma JQ，Sun YZ，Ming QL，et al.，2019. Ampelopsin attenuates carbon tetrachloride－induced mouse liver fibrosis and hepatic stellate cell activation associated with the SIRT1/TGF－β1/Smad3 and autophagy pathway [J]. Int Immunopharmacol，77：105984. PMID：31677501.

Meephat S，Prasatthong P，Rattanakanokchai S，et al.，2021. Diosmetin attenuates metabolic syndrome and left ventricular alterations via the suppression of angiotensin II/AT1 receptor/gp91phox/p－NF－κB protein expression in high－fat diet fed rats [J]. Food Funct，12：1469－1481. PMID：33449987.

Menggensilimu，Yuan H，Zhao C，et al.，2020. Anti－liver fibrosis effect of total flavonoids from Scabiosa comosa Fisch. ex Roem. et Schult. on liver fibrosis in rat models and its proteomics analysis [J]. Ann Palliat Med，9：272－285. PMID：32233617.

Mirzaee S，Mansouri E，Shirani M，et al.，2019. Diosmin ameliorative effects on oxidative stress and fibrosis in paraquat－induced lung injury in mice [J]. Environ Sci Pollut Res Int，26：36468－36477. PMID：31732951.

Nam JE，Jo SY，Ahn CW，et al.，2020. Baicalin attenuates fibrogenic process in human renal proximal tubular cells （HK－2） exposed to diabetic milieu [J]. Life Sci，254：117742. PMID：32360619.

Ni SY，Zhong XL，Li ZH，et al.，2020. Puerarin alleviates Lipopolysaccharide‒induced myocardial fibrosis by inhibiting PARP‒1 to prevent HMGB1‒mediated TLR4‒NF‒κB signaling pathway［J］. Cardiovasc Toxicol，20：482‒491. PMID：32236896.

Park E，Hong K，Kwon BM，et al.，2020. Jaceosidin ameliorates insulin resistance and kidney dysfunction by enhancing insulin receptor signaling and the antioxidant defense system in type 2 diabetic mice ［J］. J Med Food，23：1083‒1092. PMID：32780673.

Park SJ，Kim TH，Lee K，et al.，2021. Kurarinone attenuates BLM‒induced pulmonary fibrosis via inhibiting TGF‒β signaling pathways ［J］. Int J Mol Sci，22：undefined. PMID：34445094.

Peng L，Wen L，Shi QF，et al.，2020. Scutellarin ameliorates pulmonary fibrosis through inhibiting NF‒κB/NLRP3‒mediated epithelial‒mesenchymal transition and inflammation ［J］. Cell Death Dis，11：978. PMID：33188176.

Qin D，Yue R，Deng P，et al.，2021. 8‒Formylophiopogonanone B antagonizes doxorubicin‒induced cardiotoxicity by suppressing heme oxygenase‒1‒dependent myocardial inflammation and fibrosis ［J］. Biomed Pharmacother，140：111779. PMID：34062415.

Quintão NLM，Pastor MVD，Antonialli CD，et al.，2019. Aleurites moluccanus and its main active constituent，the flavonoid 2"‒O‒rhamnosylswertisin，in experimental model of rheumatoid arthritis ［J］. J Ethnopharmacol，235：248‒254. PMID：30769038.

Ren Q，Tao S，Guo F，et al.，2021. Natural flavonol fisetin attenuated hyperuricemic nephropathy via inhibiting IL‒6/JAK2/STAT3 and TGF‒β/SMAD3 signaling ［J］. Phytomedicine，87：153552. PMID：33994251.

Ren Q，Cheng L，Guo F，et al.，2021. Fisetin improves hyperuricemia‒induced chronic kidney disease via regulating gut microbiota‒mediated tryptophan metabolism and Aryl Hydrocarbon receptor activation ［J］. J Agric Food Chem，69：10932‒10942. PMID：34505780.

Shen M，Guo M，Wang Z，et al.，2020. ROS‒dependent inhibition of the PI3K/Akt/mTOR signaling is required for Oroxylin A to exert anti‒inflammatory activity in liver fibrosis ［J］. Int Immunopharmacol，85：106637. PMID：32512269.

Shi YS，Li XX，Li HT，et al.，2020. Pelargonidin ameliorates CCl_4‒induced liver fibrosis by suppressing the ROS‒NLRP3‒IL‒1β axis via activating the Nrf2 pathway ［J］. Food Funct，11：5156‒5165. PMID：32432601.

Singh MP，Sharma C，Kang SC，2021. Morin hydrate attenuates adenine‒induced renal fibrosis via targeting cathepsin D signaling ［J］. Int Immunopharmacol，90：107234. PMID：33310295.

Sun B，Zhang R，Liang Z，et al.，2021. Hyperoside attenuates non‒alcoholic fatty liver disease through targeting Nr4A1 in macrophages ［J］. Int Immunopharmacol，94：107438. PMID：33611063.

Sun SC，Han R，Hou SS，et al.，2020. Juglanin alleviates bleomycin‒induced lung injury by suppressing inflammation and fibrosis via targeting sting signaling ［J］. BiomedPharmacother，127：110119. PMID：32276127.

Sun TL，Li WQ，Tong XL，et al.，2021. Xanthohumol attenuates isoprenaline‒induced cardiac hypertrophy and fibrosis through regulating PTEN/AKT/mTOR pathway ［J］. Eur J Pharmacol，891：173690. PMID：33127362.

Sun X，Cui X，Chen X，et al.，2020. Baicalein alleviated TGF β1 - induced type I collagen production in lung fibroblasts via downregulation of connective tissue growth factor [J]. Biomed Pharmacother，131：110744. PMID：32932046.

Sun XH，Zhang H，Fan XP，et al.，2021. Astilbin protects against carbon Tetrachloride - induced liver fibrosis in rats [J]. Pharmacology，106：323 - 331. PMID：33780953.

Syed AA，Reza MI，Shafiq M，et al.，2020. Naringin ameliorates type 2 diabetes mellitus - induced steatohepatitis by inhibiting RAGE/NF - κB mediated mitochondrial apoptosis [J]. Life Sci，257：118118. PMID：32702445.

Thangaiyan R，Arjunan S，Govindasamy K，et al.，2020. Galangin attenuates Isoproterenol - induced inflammation and fibrosis in the cardiac tissue of Albino wistar rats [J]. Front Pharmacol，11：585163. PMID：33328989.

Ustuner D，Kolac UK，Ustuner MC，et al.，2020. Naringenin ameliorate carbon Tetrachloride - induced hepatic damage through inhibition of endoplasmic reticulum stress and autophagy in rats [J]. J Med Food，23：1192 - 1200. PMID：32125927.

Wang HY，Zhao JG，Wei ZG，et al.，2019. The renal protection of flavonoid - richethanolic extract from silkworm green cocoon involves in inhibiting TNF - α - p38 MAP kinase signalling pathway in type 2 diabetic mice [J]. Biomed Pharmacother，118：109379. PMID：31545278.

Wang L，Liu H，He Q，et al.，2020. Galangin ameliorated pulmonary fibrosis in vivo and in vitro by regulating epithelial - mesenchymal transition [J]. Bioorg Med Chem，28：115663. PMID：32912432.

Wang L，Tan A，An X，et al.，2020. Quercetin Dihydrate inhibition of cardiac fibrosis induced by angiotensin II in vivo and in vitro [J]. Biomed Pharmacother，127：110205. PMID：32403046.

Wang LJ，He L，Hao L，et al.，2020. Isoliquiritigenin ameliorates caerulein - induced chronic pancreatitis by inhibiting the activation of PSCs and pancreatic infiltration of macrophages [J]. J Cell Mol Med，24：9667 - 9681. PMID：32678498.

Wang M，Wang L，Zhou Y，et al.，2021. Icariin attenuates renal fibrosis in chronic kidney disease by inhibiting interleukin - 1β/transforming growth factor - β - mediated activation of renal fibroblasts [J]. Phytother Res，35：6204 - 6215. PMID：34426999.

Wang S，Fang Y，Yu X，et al.，2019. The flavonoid - rich fraction from rhizomes of Smilax glabra Roxb. ameliorates renal oxidative stress and inflammation in uric acid nephropathy rats through promoting uric acid excretion [J]. Biomed Pharmacother，111：162 - 168. PMID：30579255.

Wang W，Ma BL，Xu CG，et al.，2020. Dihydroquercetin protects against renal fibrosisby activating the Nrf2 pathway [J]. Phytomedicine，69：153 185. PMID：32120244.

Wang Y，Jing W，Qu W，et al.，2020. Tectorigenin inhibits inflammation and pulmonary fibrosis in allergic asthma model of ovalbumin - sensitized guinea pigs [J]. J Pharm Pharmacol，72：956 - 968. PMID：32314371.

Wang YJ，Li Y，Wang XL，et al.，2020. Effect of total flavonoids of oxytropis falcata bunge on the expression of p - JAK1 - and p - STAT1 - related proteins in idiopathic pulmonary fibrosis [J]. Evid Based Complement Alternat Med，2020：2407239. PMID：32908556.

Wei Y，Yuan P，Zhang Q，et al.，2020. Acacetin improves endothelial dysfunction and aortic fibrosis in insulin -

resistant SHR rats by estrogen receptors [J]. Mol Biol Rep, 47: 6899 – 6918. PMID: 32892299.

Wu KC, Lin WY, Sung YT, et al., 2019. Glycine tomentella hayata extract and its ingredient daidzin ameliorate cyclophosphamide – induced hemorrhagic cystitis and oxidative stress through the action of antioxidation, anti – fibrosis, and anti – inflammation [J]. Chin J Physiol, 62: 188 – 195. PMID: 31670282.

Xiao T, Wei Y, Cui M, et al., 2021. Effect of dihydromyricetin on SARS – CoV – 2 viral replication and pulmonary inflammation and fibrosis [J]. Phytomedicine, 91: 153704. PMID: 34419736.

Xiong Y, Lu H, Xu H, 2020. Galangin reverses hepatic fibrosis by inducing HSCs apoptosis via the PI3K/Akt, Bax/Bcl – 2, and Wnt/β – Catenin pathway in LX – 2 cells [J]. Biol Pharm Bull, 43: 1634 – 1642. PMID: 32893252.

Xu L, Chen R, Zhang X, et al., 2021. Scutellarin protects against diabetic cardiomyopathy via inhibiting oxidative stress and inflammatory response in mice [J]. Ann Palliat Med, 10: 2481 – 2493. PMID: 33549002.

Xu X, Jiang R, Chen M, et al., 2019. Puerarin decreases collagen secretion in AngII – induced atrial fibroblasts through inhibiting autophagy via the JNK – Akt – mTOR signaling pathway [J]. J Cardiovasc Pharmacol, 73: 373 – 382. PMID: 31162246.

Yang F, Hu S, Sheng X, et al., 2020. Naringenin loaded multifunctional nanoparticles to enhance the chemotherapeutic efficacy in hepatic fibrosis [J]. Biomed Microdevices, 22: 68. PMID: 32955605.

Yang PC, Bai WZ, Wang J, et al., 2020. Sedum sarmentosum total flavonoids alleviate Schistosomiasis – induced liver fibrosis by altering TGF – β1 and Smad7 expression [J]. Evid Based Complement Alternat Med, 2020: 2083697. PMID: 33293986.

Ye F, He J, Wu X, et al., 2019. The regulatory mechanisms of Yulangsan MHBFC reversing cardiac remodeling in rats based on eNOS – NO signaling pathway [J]. Biomed Pharmacother, 117: 109141. PMID: 31228800.

Ye H, Yang X, Chen X, et al., 2020. Isoliquiritigenin protects against angiotensin Ⅱ – induced fibrogenesis by inhibiting NF – κB/PPARγ inflammatory pathway in human Tenon's capsule fibroblasts [J]. Exp Eye Res, 199: 108146. PMID: 32726604.

Ye T, Zhang C, Wu G, et al., 2019. Pinocembrin attenuates autonomic dysfunction and atrial fibrillation susceptibility via inhibition of the NF – κB/TNF – α pathway in a rat model of myocardial infarction [J]. Int Immunopharmacol, 77: 105926. PMID: 31704291.

Ye X, Pang Z, Zhu N. 2019. Dihydromyricetin attenuates hypertrophic scar formation by targeting activin receptor – like kinase 5 [J]. Eur J Pharmacol, 852: 58 – 67. PMID: 30807748.

Ying Y, Jiang C, Zhang M, et al., 2019. Phloretin protects against cardiac damage and remodeling via restoring SIRT1 and anti – inflammatory effects in the streptozotocin – induced diabetic mouse model [J]. Aging (Albany NY), 11: 2822 – 2835. PMID: 31076562.

Zeng XP, Zeng JH, Lin X, et al., 2021. Puerarin ameliorates Caerulein – induced chronic pancreatitis via inhibition of MAPK signaling pathway [J]. Front Pharmacol, 12: 686992. PMID: 34149430.

Zeng Y, Hua YQ, Wang W, et al., 2020. Modulation of SIRT1 – mediated signaling cascades in the liver contributes to the amelioration of nonalcoholic steatohepatitis in high fat fed middle – aged LDL receptor knockout mice by dihydromyricetin [J]. Biochem Pharmacol, 175: 113927. PMID: 32217100.

Zhang B，Lai L，Tan Y，et al.，2020. Hepatoprotective effect of total flavonoids of Mallotus apelta （Lour.）Muell. Arg. leaf against carbon tetrachloride－induced liver fibrosis in rats via modulation of TGF－β1/Smad and NF－κB signaling pathways［J］. J Ethnopharmacol，254：112714. PMID：32105750.

Zhang J，Fu X，Yang L，et al.，2020. Neohesperidin inhibits cardiac remodeling induced by Ang Ⅱ in vivo and in vitro［J］. Biomed Pharmacother，129：110364. PMID：32531678.

Zhang J，Chen X，Chen H，et al.，2020. Engeletin ameliorates pulmonary fibrosis through endoplasmic reticulum stress depending on lnc949－mediated TGF－β1－Smad2/3 and JNK signalling pathways［J］. Pharm Biol，58：1105－1114. PMID：33181025.

Zhang L，Tong X，Huang J，et al.，2020. Fisetin alleviated Bleomycin－induced pulmonary fibrosis partly by rescuing alveolar epithelial cells from senescence［J］. Front Pharmacol，11：553690. PMID：33381023.

Zhang S，Xu L，Liang R，et al.，2020. Baicalin suppresses renal fibrosis through microRNA－124/ TLR4/NF－κB axis in streptozotocin－induced diabetic nephropathy mice and high glucose－treated human proximal tubule epithelial cells［J］. J Physiol Biochem，76：407－416. PMID：32500512.

Zhang Z，Guo M，Shen M，et al.，2019. Oroxylin A regulates the turnover of lipid droplet via downregulating adipose triglyceride lipase（ATGL）in hepatic stellate cells［J］. Life Sci，238：116934. PMID：31610205.

Zheng ZC，Zhu W，Lei L，et al.，2020. Wogonin ameliorates renal inflammation and fibrosis by inhibiting NF－κB and TGF－β1/Smad3 signaling pathways in diabetic nephropathy［J］. Drug Des Devel Ther，14：4135－4148. PMID：33116403.

Zhou C，Lai Y，Huang P，et al.，2019. Naringin attenuates alcoholic liver injury by reducing lipid accumulation and oxidative stress［J］. Life Sci，216：305－312. PMID：30031061.

Zhu Z，Hu R，Li J，et al.，2021. Alpinetin exerts anti－inflammatory，anti－oxidative and anti－angiogenic effects through activating the Nrf2 pathway and inhibiting NLRP3 pathway in carbon tetrachloride－induced liver fibrosis［J］. Int Immunopharmacol，96：107660. PMID：33862553.

Zhuang K，Jiang X，Liu R，et al.，2021. Formononetin activates the Nrf2/ARE signaling pathway via Sirt1to improve diabetic renal fibrosis［J］. Front Pharmacol，11：616378. PMID：33519483.

第四节 萜类化合物

萜类化合物是一大类自然有机化合物，其基本单位为异戊二烯或异戊烷，各单位以头尾相接的方式结合而成。它们可根据所用异戊二烯单元的数量进行分类：半萜、单萜、倍半萜、二萜、二倍半萜、三萜、四萜和多萜，通式为（C_5H_8）$_n$。单萜和倍半萜是挥发油的主要成分，二萜是形成树脂的主要物质，三萜是形成植物皂苷、树脂的重要成分，四萜主要是植物中广泛分布的一些脂溶性色素。萜类又称苦味素，多具苦味。亲脂性极强，难溶于水，对高热、光和酸碱极为敏感，易发生氧化或重排等结构改变。

一、灵芝酸

灵芝酸（ganoderic acid，GA）是从灵芝中分离得到的一组羊毛甾烷型三萜，具有多种药理活性。GAA、GAB 和 GAC2 是粗 GA 的代表性活性成分和含量最多的成分。此外，GAA 被视为评估灵芝质量的标志物。在 UUO 小鼠模型中，GA 具有肾脏保护活性，尤其是在阻碍肾纤维化方面。GA 通过下游 Smad 和非 Smad 途径下调 TGF－β 信号传导阻碍 EMT 过程。此外，GA 还通过抑制 TGF－β/Smad2/3 信号传导的激活，直接抑制 ECM 蛋白（如 FN）的沉积。GA 通过抑制 TGF－β/Smad 和 MAPK 信号通路阻碍肾纤维化。在 BLM 诱导的纤维化模型中，GAA 治疗显著降低了 MPO 活性、W/D 比，减轻肺组织病理学变化。GAA 的保护作用可能与 TNF－α、IL－1β、IL－6、MDA 的下调和 SOD 的上调有关。此外，与 BLM 组相比，GAA 显著降低了 TGF－β、p－smad3、p－IκB 和 p－NF－κB 的水平。GAA 通过抑制 TGF－β/Smad－3/NF－κB 信号通路在 BLM 致肺损伤的发病机制中起重要作用。在 CCl_4 诱导的雄性小鼠肾纤维化模型中，25 和 50mg/kg GAA 处理降低血清肌酐、尿素、尿酸水平，减轻肾损伤、炎症和纤维化。GAA 通过调节谷胱甘肽抗氧化系统和硫氧还蛋白抗氧化系统来抑制氧化应激。GAA 增加了硫氧还蛋白还原酶（thioredoxin reductase，TrxR）、硫氧还蛋白（thioredoxin，Trx）、GSH、SOD、GPx 的活化。此外，GAA 抑制了 JAK 和 STAT3 通路，抑制了 Ras 同源蛋白家族成员 A（ras homologous family member A，RhoA）、Rho 相关螺旋卷曲蛋白激酶（rho－associated coiled coil－forming protein kinase，ROCK）、NF－κB、TGF－β 和 Smad3 的激活。因此，GAA 通过调节 Trx/TrxR、JAK/STAT 和 RhoA/ROCK 通路来减轻 CCl_4 诱导的肾脏炎症和纤维化。

二、黄芪甲苷

黄芪作为一种重要的中草药，用于增强患者的体质和消除体内毒素。黄芪甲苷（astragaloside Ⅳ，AST－Ⅳ）是一种从黄芪中分离出来的环丁烷型三萜糖苷，据报道其可改善心脏功能、抑制代偿性心脏肥大和抑制细胞凋亡。在柯萨奇 B3 病毒（coxsackievirus 3，CVB3）诱导的病毒性心肌炎模型中，AST－Ⅳ 显著提高了小鼠的存活率，使体重增加，肌酸激酶－MB（creatine kinase isoenzyme，CK－MB）和 LDH 的水平降低，抑制干扰素－γ（interferon－γ，IFN－γ）、IL－6 的表达，增强 LV 的收缩和舒张功能。在病理水平上，AST－Ⅳ 改善了小鼠对 CVB3 诱导的心肌损伤和心肌纤维化的影响。AST－Ⅳ 显著抑制了 CVB3 诱导的心肌细胞凋亡，并在心肌细胞中发现促凋亡基因［包括凋亡相关因子（factor associated suicide，FAS）、FASL（factor associated suicide ligand）、cleaved caspase－8 和 cleaved caspase－3］的表达降低。总之，AST－Ⅳ 可能通过抑制 FAS/FASL 信号通路的激活进而减轻 CVB3 诱导的心肌损伤和纤维化。

三、雷公藤红素

雷公藤红素（celastrol）是从雷公藤中分离出的三萜化合物。在 STZ 诱导的大鼠糖尿病肾病模型中，雷公藤红素可降低 Scr、BUN 和蛋白尿的水平，通过调节 MAPK/NF－κB 通路来抑制炎症，通过促进 PI3K/AKT 通路激活自噬来减轻肾损伤。在 db/db 小鼠中，雷公藤红素通过抑制 NF-κB 介导的炎症来改善胰岛素抵抗并减轻肾损伤。

四、雷公藤内酯

雷公藤内酯（triptolide，TPL）是一种二萜环氧化物。在临床评估试验中，TPL 与丙卡特罗和茶碱联合使用可有效治疗类固醇抵抗性哮喘。在辐射诱导的肺纤维化 C57BL/6 小鼠模型中，TPL 降低 MFb、胶原沉积、ROS 水平和肺泡巨噬细胞浸润，以及 NADPH 氧化酶 NOX-2 和 NOX-4 的水平下降，进而减轻肺纤维化。

五、大麻素衍生物

在 BLM 系统性硬化症（systemic sclerosis，SSc）模型中，大麻素衍生物 Ajulemic acid（ajA）和 EHP-101（一种 VCE-004.8 的脂质制剂）可以防止纤维化、胶原蛋白积累和肌腱蛋白 C（tenascin-C，TNC）的表达。EHP-101 可以减少 BLM 小鼠的内皮 $CD31^+/CD34^+$ 细胞和特络细胞。EHP-101 增强了一些与血管生成相关的因子的表达。总之，大麻素衍生物是双 PPARγ/大麻素 2 型（cannabinoid 2，CB2）激动剂，可以作为系统性硬化症的治疗剂。

六、大麻二酚

大麻二酚（cannabidiol，CBD）是一种从植物大麻中提取的大麻素。在卵清蛋白暴露诱导的 Balb/c 小鼠过敏性哮喘模型中，CBD 降低气道高反应性，在高剂量时降低静态肺弹性，伴随着气道和肺泡间隔中胶原纤维含量的减少，以及支气管肺泡灌洗液（bronchoalveolar lavage fluid，BALF）和肺匀浆中与炎症相关的标志物的表达。哮喘患者 CB1 水平与肺功能呈显著负相关。CBD 治疗可能通过 CB1/CB2 信号通路减轻了过敏性哮喘模型中的炎症和重塑过程，但相关受体可能对肺部炎症和重塑有不同的作用。

七、竹节参皂苷ⅣA

竹节参皂苷ⅣA（chikusetsusaponin Iva，CS）是三萜皂苷，是中药西洋参的主要成分。在体内小鼠心肌纤维化模型中，CS 有效减弱 ISO 诱导的心肌纤维化，降低心脏指数，抑制炎症浸润，减少胶原沉积。CS 通过激活 AMPK 激活自噬，进而抑制 mTOR 和 Unc-51 样激酶 1（unc-51-like kinase1，ULK1）的磷酸化，而不是直接通过 AMPK 磷酸化 ULK1。CS 通过激活 AMPK/mTOR/ULK1 信号介导的自噬减轻异丙肾上腺素诱导的小鼠心肌纤维化。

八、青蒿素

青蒿素（artemisinin，Art）是青蒿中的一种天然内过氧化物萜内酯化合物。Art 可以显著减轻 5/6 肾切除术（5/6 nephrectomy，SNx）大鼠的肾功能下降。Art 治疗显著减少了肾小管间质炎症和纤维化，抑制了肾脏中 NLRP3 炎性体和 NF-κB 的激活。在体外研究中，Art 预处理可以显著阻止 Ang Ⅱ 处理的 HK‑2 细胞中 NLRP3 炎性体和 NF‑κB 的激活。Art 可以通过下调 NF‑κB/NLRP3 信号通路来减轻 SNx 大鼠的肾小管间质炎症和纤维化，从而发挥肾脏保护作用。Art（50 和 100mg/kg）治疗可有效改善动脉粥样硬化病变，如主动脉内膜泡沫细胞形成、增生和纤维化。用 Art 治疗的动脉粥样硬化小鼠通过上调 AMPK 活化和通过下调 NF‑κB 磷酸化和 NLRP3 来减轻炎症在主动脉中 NLRP3 炎症小体表达。Art 通过调节 AMPK/NF‑κB/NLRP3 炎症小体通路减轻巨噬细胞炎症和动脉粥样硬化病变。

九、双氢青蒿素

双氢青蒿素（dihydroartemisinin，DHA）来源于天然小分子化合物青蒿素，是世界卫生组织推荐的一种安全有效的抗疟药。在体内，DHA 降低了 UUO 诱导的形态和病理变化，以及肾纤维化程度，减轻了成纤维细胞的增殖和分化。在体外，DHA 显著减弱了 TGF‑β1 诱导的原代人肾成纤维细胞增殖和成纤维细胞向肌成纤维细胞的分化。DHA 可以通过调节 PI3K/AKT 通路，抑制成纤维细胞增殖和分化来缓解肾纤维化。在 BLM 诱导的皮肤纤维化小鼠模型中，DHA 的全身和局部给药均减少了真皮厚度和胶原沉积，并减轻了内皮‑间质转化。用 TGF‑β1 处理人脐静脉内皮细胞（human umbilical vein endothelial cell，HUVEC）中，DHA 抑制激活标志物（α‑SMA）的升高和内皮标记（CD31 和 VE‑钙黏蛋白）的降低。DHA 主要通过调节 PI3K‑Akt 通路显著抑制皮肤成纤维细胞活化，并且自噬依赖性地抑制胶原蛋白‑1 的产生，进而减轻 BLM 诱导的皮肤纤维化模型中的皮肤纤维化和内皮功能障碍。DHA 通过增加 ROS 水平显著诱导 TGF‑β 刺激的人 Tenon 囊成纤维细胞（human tenon's capsule fibroblast，HTF）凋亡。此外，DHA 以剂量依赖性方式显著增加 HTF 中 microRNA‑145‑5p 的表达。DHA 通过诱导自噬抑制 TGF‑β 诱导的 HTF 纤维化。

十、蒿甲醚

蒿甲醚（artemether，ART）是青蒿素的衍生物。在肝纤维化小鼠模型中，用 ART 治疗显著减轻了肝损伤并减少了纤维化瘢痕的形成。此外，体外试验还证实，ART 治疗显著降低了 HSC 激活标志物的表达。ART 通过促进铁和脂质过氧化物的积累显著引发铁死亡，p53 是促进 ART 诱导 HSC 铁死亡的上游分子。因此，ART 通过 p53 依赖性诱导铁死亡减轻 CCl₄ 诱导肝纤维化，并抑制 HSC 活化。ART 可通过抑制铁调节蛋白 2（iron regulatory protein 2，IRP 2）的泛素化作用，导致肝星状细胞内 IRP 2 的积累，从而诱导 HSC 中铁含量的增加，产生大量的 ROS，导致细胞发生铁死亡。ART 通过 IRP2‑Iron‑ROS 轴诱导 HSC 铁死亡并发挥抗纤维化作用。

十一、青蒿琥酯

青蒿琥酯（artesunate）是青蒿素的衍生物之一。在试验性肺纤维化模型中，青蒿琥酯通过抑制肺成纤维细胞中的 Notch 信号传导导致成纤维细胞活化减少，从而抑制肺部损伤引起的纤维化反应。也有研究表明，青蒿琥酯至少部分地通过调节肺成纤维细胞中 MMP 与 TIMP 的比率，促进过量 ECM 的降解来减弱肺纤维化。青蒿琥酯对 BLM 诱导的肺纤维化的抑制作用由拮抗 TGF‐β 信号传导，以及抑制控制胶原合成和成熟的基因表达介导。在试验性肾纤维化模型中，青蒿琥酯可能是通过抑制肾上皮细胞中的上皮-间质转化，从而导致肌成纤维细胞的积累减少。此外，青蒿琥酯可抑制肾脏的炎症反应，并挽救因纤维化肾脏损伤而升高的 USAG‐1/骨形态发生蛋白‐7（bone morphogenetic protein‐7，BMP‐7）比率。另外，有研究表明青蒿琥酯通过抑制 TLR4/MyD88/NF‐κB 通路来抑制肝纤维化的形成。

十二、人参皂苷

人参皂苷（ginsenosides）是人参的主要生物活性成分。皂苷是一种三萜类达玛烷苷，根据其在 TLC 板上移动的能力称为人参皂苷 Rx，其极性从"a"下降到"h"。根据糖基的位置，人参皂苷可分为原人参二醇型（i‐1 型）和原人参三醇型（i‐2 型）。迄今为止，研究人员已鉴定出 80 多种人参皂苷，其中，人参皂苷 Rb1、Rb2、Rg1、Rg2、Rc、Rd 和 Re 是白参和红参的主要成分，而人参皂苷 Rg3、Rg5 和 Rg6 是众所周知的韩国红参的独特成分。人参皂苷能够减轻纤维化效应细胞（通常指肌成纤维细胞）的活化和增殖，抑制 ECM 的过度积累，减少氧化应激和炎症反应，以及纤维化标志物（特别是 TGF‐β1），减少对实质细胞的损伤，包括凋亡和坏死变化。人参皂苷在许多器官中发挥抗纤维化作用，包括肝、心、肾、肺等。

十三、穿心莲内酯

穿心莲内酯（andrographolide，Andro）是一种从穿心莲中提取的二萜类内酯化合物。Andro 在早期显著改善辐射诱导的肺组织损伤、炎症细胞浸润和促炎细胞因子释放，在晚期显著改善进行性纤维化。Andro 显著抑制 8 Gy 的 X 线辐射 BMDMs 及体内试验中的黑色素瘤缺乏因子（absent in melanoma 2，AIM2）炎性体介导的焦亡。总之，Andro 通过抑制 AIM2 炎症小体介导的巨噬细胞焦亡改善放射性肺损伤。Andro 显著改善了左房内径（left atrial diameter，LAD）结扎小鼠心肌梗死引起的不良心脏重构，改善了心脏收缩功能。Andro 通过激活 Nrf2/HO‐1 信号显著抑制了心肌梗死后的氧化应激和 p‐P65 的核转位。Andro 抑制梗死后心脏重构中的炎症和心脏纤维化，并通过增强 Nrf2 通路减轻氧化应激，最终改善心脏功能。Andro 抑制 TGF‐β1 介导的 Smad2/3 和非 Smad ERK1/2 信号传导，随后抑制成纤维细胞的增殖和肌成纤维细胞分化及 ECM 沉积，从而改善肺功能并防止 BLM 诱导的肺纤维化。重复直肠 2，4，6‐三硝基苯磺酸给药诱导的急性小鼠试验性结肠炎使大量小鼠死亡，Andro 磺酸盐治疗显著降低了死亡率。Andro 磺酸盐给药后抑制结肠组织中炎症细胞因子（包括 IL‐6、IL‐17A、TNF‐α 和 IFN‐γ）的升高。Andro 磺酸盐抑制 CD4+ T 细胞、致病性 CD4+ T 细胞亚群（包括 CD4+ IFN‐

γ^+ 和 CD4$^+$ IL - 17A$^+$）和巨噬细胞浸润。此外，Andro 磺酸盐给药后也观察到了 p38 和 p65 活化的抑制。Andro 磺酸盐可以减少炎症和上皮损伤以及纤维化，从而改善小鼠的慢性结肠炎。

在添加 TGF - β1 的肺泡上皮 A549 细胞中，Andro 抑制的 EMT 及相关转录因子表达，减少了细胞迁移和促纤维化因子（CTGF、TGF - β1）、基质金属蛋白酶（即 MMP - 2、MMP - 9）和 ECM 成分（即胶原蛋白）的合成。从机制上讲，Andro 治疗不仅抑制了 TGF - β1 诱导的 Smad2/3 磷酸化和 Smad4 核转位，而且抑制了 ERK1/2 磷酸化和核转位，还降低了细胞内 ROS 生成和 NOX4 表达，并提高了抗氧 SOD2 的表达。Andro 通过激活 Sirt1/FOXO3 介导的抗氧化应激途径来部分保护肺上皮细胞免受 EMT。Andro（5μM 和 10μM）可防止 HG 诱导的肾小管细胞损伤，Andro（2mg/kg 和 4mg/kg）通过抑制线粒体功能障碍和 NLRP3 炎症小体激活，抑制小鼠糖尿病肾小管损伤和纤维化的进展。

十四、姜黄二酮

姜黄二酮（curdione）是一种倍半萜类化合物。姜黄二酮可减轻 BLM 引起的肺损伤和纤维化。具体而言，姜黄二酮显著减弱了 BLM 诱导小鼠肺中成纤维细胞向肌成纤维细胞的分化。此外，姜黄二酮还在体外降低 TGF - β1 诱导的成纤维细胞向肌成纤维细胞的分化，抑制 α - SMA、COL Ⅰ 和 FN 的表达。从机制上讲，姜黄二酮在 TGF - β1 处理后抑制了 Smad3 的磷酸化，从而抑制了成纤维细胞的分化。姜黄二酮通过减弱成纤维细胞向肌成纤维细胞的分化发挥了对肺纤维化的治疗作用。

十五、小白菊内酯

小白菊内酯（parthenolide，PTL）是一种倍半萜内酯。PTL 治疗显示对腹膜纤维化的治疗作用并预防腹膜功能障碍。PTL 抑制纤维化标志物（FN 和 COL Ⅰ）的表达，并恢复 TGF - β1 处理的 HPMC 中上皮标志物 E - cadherin 的表达。此外，PTL 抑制 TGF - β1 诱导的 Smad2 和 Smad3 磷酸化和核转位。PTL 可以选择性阻断 TGF - β/Smad2/3 信号通路有效抑制小鼠腹膜纤维化模型和 TGF - β1 处理的 HMrSV5 细胞中的纤维化。二甲氨基小白菊内酯（dimethylaminoparthenolide，DMAPT）治疗显著改善了辐射引起的睾丸重量减轻，防止生精小管直径减少，并且很大程度上保留了睾丸形态。DMAPT 减少了阴茎海绵体区域和膀胱周围肌肉层，减少胶原蛋白渗入直肠黏膜下层和肌肉层。这些结果表明，DMAPT 可防止前列腺癌放疗引起的阳痿和不育、尿失禁和大便紧迫等辐射引起的副作用。

十六、Δ9 - 四氢大麻酚酸

Δ9 - 四氢大麻酚酸（δ9 - THCA）抑制 TGF - β 在 LX - 2 细胞中诱导的 TNC 和 COL 3A1 的表达以及 COL 1A2 启动子在成纤维细胞中的转录活性。Δ9 - THCA 显著减弱了 CCl$_4$ 诱导的肝纤维化和炎症，并减少了 T 细胞和巨噬细胞浸润。Δ9 - THCA 显著降低体重和肥胖，改善葡萄糖耐量，并显著减弱饮食诱导肥胖（diet - induced obese，DIO）诱导的肝纤维化和免疫细胞浸润。

十七、积雪草酸

积雪草酸（asiatic acid，AA）是积雪草中的一种三萜类化合物。AA 预处理减轻 UUO 组的肾功能不全、间质纤维化、氧化应激，以及肾脏中 TGF - β/Smad 和 Wnt/β - catenin 信号通路的激活。AA 预处理并没有显著改变肾脏中 PPAR - γ 的表达水平，但显著增加了 PPAR - γ 的内源性配体环戊烯酮类前列腺素（15 - deoxy - Δ12，14 - prostaglandin J$_2$，15d - PGJ$_2$）的血浆水平。此外，AA 预处理上调了活性的核定位 SREBP - 1 的表达水平。因此，AA 通过促进 PPAR - γ 的内源性配体 15d - PGJ2 的产生来预防单侧输尿管闭塞大鼠的肾纤维化。在自发性高血压大鼠模型中，AA 降低收缩压，减轻心肌肥大，减少胶原沉积和 COL Ⅰ/Ⅲ、CTGF 和纤溶酶原激活物抑制剂 1 的表达，抑制 TGF - β1 表达，磷酸化 Smad2/3 和 Smad7 表达增加。AA 降低 MDA 和 ROS，同时增加超氧化物歧化酶和谷胱甘肽的活性。AA 通过增强 Nrf2/HO - 1 和抑制 TGF - β1/Smads 磷酸化来减轻压力超负荷诱导的心脏纤维化。聚乙二醇化积雪草酸纳米结构脂质载体可以增加 AA 的胃肠道吸收，增强 SD 大鼠的抗肝纤维化作用。AA 治疗可以通过靶向 AMPK/PI3K/AKT 信号通路减少肥大和纤维化分化并维持关节软骨细胞的软骨形成表型。AA 可能是一种靶向肥大和纤维化软骨细胞用于骨关节炎（osteoarthritis，OA）治疗的前瞻性药物成分。

十八、积雪草苷

积雪草苷（asiaticoside）提取自伞形科植物积雪草的干燥全草。积雪草苷可减少肺组织中的胶原沉积，减轻间质性肺炎症，通过促进 BMP - 7/Smad1/5 信号通路减轻 BLM 诱导的 A2aR$^{-/-}$ 小鼠肺纤维化。将积雪草苷装载到聚乳酸-乙醇酸共聚物电纺纳米纤维中，可减弱宿主炎症反应并促进 M2 巨噬细胞极化。积雪草苷以剂量依赖性方式抑制 TGF - β1 诱导的 MMT，并抑制 Smad 信号传导。积雪草苷可降低人 HPMCs 的迁移和侵袭活性，降低 TGF - β1 诱导产生的 ROS 水平。积雪草苷通过激活 Nrf2/HO - 1 信号通路抑制 TGF - β1 诱导的间皮-间充质转化和氧化应激，即在给予足够剂量的情况下，单独口服积雪草苷可显著改善已形成的增生性瘢痕组织的眼观和组织学结构，从而克服积雪草苷生物利用度低的缺点。其潜在机制可能是积雪草苷通过下调 TGF - β1 信号和抑制炎症过程，使胶原蛋白生成和沉积减少，并改善组织结构。

十九、柴胡皂苷

柴胡皂苷（saikosaponin d，SSd）是中草药柴胡的主要活性成分，此外还有 SS - B2 和 SSa 等结构。脂质体包裹的柴胡皂苷（lipo - SSd）在体外 HSC 和硫代乙酰胺（TAA）诱导的肝纤维化小鼠模型中的细胞毒性低于纯 SSd，Lipo - SSd 通过 caspase - 3 相关途径特异性指导 SSd 诱导的细胞凋亡，具有更强的抗肝纤维化、肝脏恢复和炎症缓解作用。SSd 抑制 PSC 自噬和活化，减少 ECM 形成和胰腺损伤。SSd 通过 MMPs/TIMPs 比例的增加促进 ECM 的降解。总之，SSd 是通过与 TGF - β1/Smads 通路相互影响的 PI3K/Akt/mTOR 通路抑制 PSCs 自噬来预防胰腺纤维化。SSd 对 HepaRG 细胞中的细胞色素 P450 酶 1A2（cytochrome P450 1A2，CYP1A2）和细胞色素 P450 酶 2D6（cytochrome P450 2D6，CYP2D6）具有诱导作用。在临床实践中，当经 CYP1A2 和 CYP2D6 代谢的药物与含有 SSd 或柴胡的制剂共同给药时，应仔细观察这些药物的血药浓度和作用，以避免或利用潜在的药物相互作用。SSa 抑制 PSC 活力、增殖和迁移并促进细胞凋亡，抑制 PSC 自噬并抑制 NLRP3 炎性体，自噬与 NLRP3 炎性体之间存在相互作用。SSa 通过 AMPK/mTOR 通路抑制自噬和 NLRP3 炎症小体来抑制胰腺星状细胞的活化。SS - B2 通过抑制 Hedgehog 通路减轻肾纤维化，减少 UUO 小鼠细胞外基质成分的过度积累来减轻肾损伤和间质纤维化。

二十、冬凌草甲素

冬凌草甲素（oridonin）是一种来自中草药香茶菜属的四环二萜类化合物。冬凌草甲素可减轻压力超负荷引起的心脏肥大和纤维化，并保持心脏功能。与主动脉结扎组相比，冬凌草甲素治疗的小鼠表现出增加的抗氧化酶活性并抑制了氧化损伤，增强心肌自噬。在机制上，冬凌草甲素可调节心肌细胞周期蛋白依赖性激酶抑制剂 1A（cyclin - dependent kinase inhibitor 1 A，P21），进而调节 Akt 和 AMPK 磷酸化激活自噬。总之，冬凌草甲素促进了 P21 相关的自噬溶酶体降解，从而减轻了氧化损伤和心脏肥大。在 CCl_4 诱导的肝纤维化模型中，冬凌草甲素处理显著减轻了肝损伤，降低了 ALT 水平，降低了 F4/80、α-SMA、NLRP3、caspase - 1 和 IL - 1β 的表达。因此，冬凌草甲素可以抑制 NLRP3 炎症小体的活性和肝脏炎症。用冬凌草甲素治疗显著改善了 AKI 小鼠的血清肌酐和 BUN 水平。冬凌草甲素治疗还导致 AKI 小鼠肾组织中巨噬细胞浸润减少，这与 AKT 及其相关信号通路（如 NF - κB 和 STAT3）的表达和激活降低有关。冬凌草甲素通过抑制 AKT 介导的巨噬细胞炎症反应来减轻 AKI。冬凌草甲素可作为 NLRP3 炎症小体的抑制剂，通过抑制 NLRP3 的激活发挥有效的抗炎作用。在小鼠心肌梗死模型中，冬凌草甲素抑制心肌纤维化，减少心肌梗死面积，并改善心肌梗死后小鼠的心脏功能。动物和细胞试验证实了冬凌草甲素在心肌梗死后心肌纤维化和心脏重塑中的作用。

二十一、熊果酸

熊果酸（ursolic acid，UA）又称乌素酸、乌苏酸，是从杜鹃花科常绿蔓生灌木熊果中提取的一种五环三萜类化合物。UA 逆转了 CCl_4 诱导的肝纤维化。UA 处理的肝纤维化小鼠中 NOX4 和 RhoA/ROCK1 的表达降低，肠道微生物群失调得到改善。UA 可以通过抑制相互作用的 NOX4/ROS 和 RhoA/ROCK1 信号通路来逆转肝纤维化。

在注射野百合碱建立的 SD 大鼠肺动脉高压（pulmonary arterial hypertension，

PAH）模型中，UA 给药可减轻右心室（right ventricle，RV）肥大、纤维化、细胞凋亡增加和代谢异常。UA 还减弱了去氧肾上腺素诱导的新生大鼠心室肌细胞肥大，并上调了关键脂肪酸代谢调节剂 PPARα 及其下游因子肉碱棕榈酰转移酶 1b。总之，UA 通过调节 PPARα 依赖性脂肪酸代谢减轻 PAH 诱导的 RV 功能障碍和重塑。UA 减轻了 TGF-β 诱导的 EMT 生物标志物基因表达变化和血管生成能力抑制。UA 抑制了 mTOR 和 AKT 在 HUVEC 中被 TGF-β 改变的 *Slug*、*Snail* 和 *Twist* 基因表达和磷酸化。UA 抑制 *Snail* 基因的过表达，进而抑制 EMT 相关基因的表达，从而恢复 HUVECs 中的血管生成。补肾益精方的 UA 通过抑制 AKT/mTOR 信号传导和 *Snail* 基因表达抑制人脐静脉内皮细胞 EMT 和纤维化。体内和体外证据表明 UA 可以减轻肾小管间质纤维化。UA 通过抑制 Smad3 依赖性 TGF-β1 信号传导减弱 EMT 和纤维化。UA 可通过调节 Nrf2/HO-1 氧化应激信号通路、TLR4-NF-κB 炎症信号通路和 α-SMA 和胶原蛋白 I 的蛋白表达来减少肾组织中的一水草酸钙（calcium oxalate monohydrate，COM）结晶，并抑制 COM 诱导的肾细胞凋亡、氧化损伤、炎症和肾纤维化。UA 调节异丙肾上腺素诱导的大鼠心肌梗死中 MMPs、COL I、α-SMA 和 TGF-β 的表达，UA 具有抗纤维化作用，并减轻 ISO 诱导的大鼠 MI 中的线粒体和溶酶体功能障碍。

二十二、丹参酮ⅡA

丹参酮ⅡA（tan-ⅡA）是丹参根中的活性成分。在博来霉素诱导的肺纤维化模型中，Tan-ⅡA 可以抑制 ROS 介导的肌成纤维细胞活化并减少细胞外基质沉积。Tan-ⅡA 通过上调 Nrf2 并抑制 NOX4 来恢复氧化还原稳态，并通过阻断 ROS 介导的蛋白激酶 Cδ（protein kinase Cδ，PKCδ）/Smad3 信号传导有效地防止肌成纤维细胞活化。Tan-ⅡA 通过促进 Keap1 的降解抑制了 Keap1 与 Nrf2 的结合，从而通过保护 Nrf2 的稳定性免受泛素化和蛋白酶体降解来增加 Nrf2 的水平。Tan-ⅡA 通过激活 Nrf2 将谷氨酰胺分解转变成 GSH 的产生，从而导致三羧酸循环的谷氨酸可用性降低，并最终通过抑制细胞增殖来防止肌成纤维细胞活化。

二十三、科罗索酸

科罗索酸（corosolic acid，CRA）是一种从大花紫薇中分离出来的五环三萜类化合物。接受 CRA 治疗的小鼠在心肌梗死后死亡率降低，心室功能改善，心脏纤维化减轻。CRA 通过调节与 AMPKα 相关的炎症和氧化应激来减轻 MI 诱导的心脏纤维化和功能障碍。CRA 通过调节 TGF-β1/Smad2、NF-κB 和 AMPK 信号通路改善高脂饮食和 CCl₄ 诱导的 NASH。在添加游离脂肪酸（free fatty acids，FFA）的 HepG2 细胞中，CRA 通过调节 AMPK 和 NF-κB 活化来减少脂质积累。在 TGF-β1 处理的 LX2 细胞中，CRA 降低了 α-SMA、COL I 表达和 Smad2 磷酸化。

二十四、木香烃内酯

木香烃内酯（costunolide，COS）是从云木香（菊科）分离出来的天然倍半萜内酯。

通过损伤相关指标（α-SMA，COL I/Ⅲ，HYP，MDA，SOD）的检测，揭示了COS减轻BLM诱导和TGF-β1诱发的肺纤维化。COS通过调节TGF-β1/Smad2/NOX4-Nrf2信号通路，抑制NF-κB依赖性炎症发挥作用。因此，COS可能是未来治疗肺纤维化的潜在治疗候选药物。COS给药减轻了肝组织病理学损伤和胶原蛋白积累，并降低了纤维化基因的表达。COS使Notch3不稳定，随后抑制Notch3-发状分裂相关增强子1（hairy and enhancer of split 1，HES1）通路，从而抑制HSC活化。此外，COS阻断了含有WW结构域的蛋白2（WW domain-containing protein 2，WWP2）/PPM1G相互作用，增强了WWP2对Notch3降解的影响。COS通过破坏WWP2/PPM1G复合物、促进Notch3降解和抑制Notch3/HES1通路，在体外和体内发挥有效的抗纤维化作用。COS降低HSC的活力并抑制α-SMA和COL I的表达。COS还降低了葡萄糖的摄取和消耗，并降低了HSC中的细胞内乳酸水平。此外，COS可抑制调节糖酵解的关键限速酶己糖激酶2（hexokinase 2，HK2）的表达和活性。总之，COS通过抑制HK2抑制有氧糖酵解，进而抑制HSC活化，发挥抗纤维化作用。

二十五、獐牙菜苷

獐牙菜苷（sweroside）在龙胆科植物（如獐牙菜、龙胆草）中含量丰富。獐牙菜苷通过诱导miR-29a的表达减轻CCl₄诱导的小鼠肝纤维化。此外，獐牙菜苷还在HSC中诱导miR-29a，从而抑制COL I和TIMP1。总之，獐牙菜苷部分通过法尼醇X受体（farnesoid X receptor，FXR）并上调miR-29a和抑制COL I和TIMP1，在体内和体外发挥其抗纤维化作用。

二十六、藏红花素

藏红花素（crocin）是自然界极少存在的水溶性类胡萝卜素之一，是藏红花的主要活性成分之一。在BLM诱导大鼠肺纤维化模型中，藏红花素显著降低了大鼠肺中的TNF-α、MDA和NO水平，升高肺GSH含量、CAT和GPx活性。藏红花素治疗也显著减轻了肺的组织病理学变化、纤维化并降低了羟脯氨酸含量。在ISO诱导的小鼠MF模型中，藏红花素显著降低心率、J点、QRS间期、CWI和心肌组织中羟脯氨酸含量，改善心脏病理形态，显著降低氧化应激水平。藏红花素治疗抑制了炎性细胞因子NF-κB p65、TLR4、IL-1β和IL-6，以及TNF-α的表达。此外，藏红花素治疗导致CTGF和TGF-β1mRNA水平显著降低，抑制Bax、caspase-3和切割的caspase-3表达。藏红花素通过靶向TLR4/NF-κB信号减轻氧化应激、炎症和细胞凋亡，进而减弱异丙肾上腺素诱导的MF。在CCl₄诱导的肝纤维化模型中，藏红花素处理显著降低了血清中肝酶的水平，并提高了肝脏CYP2E1 mRNA水平，减轻了肝脏的病理变化。藏红花素处理显著降低了NF-κB、IL-6和TNF-α和纤维化因子、TGF-β和α-SMA水平的表达。藏红花素也降低了caspase 3/7活性、PPAR-γ的表达。藏红花素通过PPAR-γ介导的炎症和纤维化途径的调节减弱了肝纤维化进程。在BLM诱导的肺纤维化模型中，藏红花素的抗炎、抗纤维化和抗氧化活性被认为与观察到的抗纤维化功效有关。其中，TLR4、IL-10 表达的下调是参与观察到的抗炎作用的主要途径；TNF-α 和 TGF-β1 的组织表达的下调是参与观察到的抗纤维化作用的主要途径；Nrf2 和 HO-1 通路的活性和调节是参与观察到的抗氧化作用的主要机制。藏红花素通过 lnc-LFAR1/MTF-1/GDNF 通路抑制小鼠肝星状细胞的活化。槲皮素和藏红花素均可调节空腹血糖/血脂水平，减少肝脏中的脂肪堆积，减轻肾纤维化，并在 AMPK 依赖性自噬过程中发挥作用。最重要的是，槲皮素和藏红花素的联合给药可以比单独给药更显著地降低血糖/血脂水平并改善肾纤维化。

二十七、龙胆苦苷

龙胆苦苷（gentiopicroside，GPS）是活性二环萜苷。在糖尿病肾病小鼠模型中，GPS 通过激活 G 蛋白偶联胆汁酸受体 1（g-protein-coupled bile acid receptor 1，TGR5）促进 β 抑制蛋白 2（beta arrestin 2，β-arrestin2）与 IκBα 的相互作用，从而增强 IκBα 的稳定性，这有助于抑制 NF-κB 信号通路。同时，GPS 增加 TGR5 蛋白水平并促进 IκBα 和 β-arrestin2 之间的相互作用，从而抑制 IκBα 的减少并阻断 STZ 诱导的糖尿病小鼠肾脏中的 NF-κB p65 核转位。GPS 调节 TGR5-β-arrestin2-NF-κB 信号通路以预防糖尿病小鼠肾脏的炎症。

二十八、桔梗素 D

桔梗素 D（platycodin D，PD）是一种齐墩果烷类三萜皂苷。PD 诱导了 HSC 的凋亡和自噬。除了自噬相关蛋白［如 LC3Ⅱ、酵母 ATG 6 同系物（mammalian ortholog of yeast ATG 6，beclin1）、自噬相关基因（autophagy-related gene，Atg）5 和 9］外，PD 还增加了凋亡蛋白的表达水平，包括 Bax、Cyto-c、切割的 caspase-3 和切割的 caspase-9。进一步研究发现 PD 促进了 JNK 和 c-Jun 的磷酸化。因此，PD 通过促进 JNK 和 c-Jun 的磷酸化调节自噬及 HSC 的凋亡来减轻肝纤维化和肝星状细胞的活化。

二十九、常春藤皂苷元

常春藤皂苷元（hederagenin，HDG）是以剂量依赖性方式减少 BLM 诱导的肺功能障碍和病理损伤。此外，HDG 通过降低 α-SMA、COLⅠ和羟脯氨酸的水平来减少 BL 诱导的胶原沉积。此外，HDG 降低了支气管肺泡灌洗液（BALF）或血清中炎性细胞因子（TNF-α 和 IL-6）、TGF-β1 和 CTGF 的水平。进一步的机制分析表明，HDG 以剂量依赖性方式抑制大鼠肉瘤病毒基因（rat sarcoma virus，Ras）的表达，以及 JNK 和 NFAT4 的磷酸化。HDG 通过调节 Ras/JNK/NFAT4 轴以剂量依赖性方式减轻 BLM 诱导的肺功能障碍和肺纤维化。

三十、竹柏内酯 D

竹柏内酯 D（nagilactone D，NLD）是从罗汉松属的竹柏中获得的天然二萜。NLD 可减弱人肺成纤维细胞（WI‑38 VA‑13）中 TGF‑β1 诱导的纤维化标志物的表达，包括 COL I、COL 2、FN、α‑SMA 和 CTGF。机制研究表明，NLD 抑制 TGF‑β1 诱导的转化生长因子 β1 的受体 I（transforming growth factor β receptor I，TβRI）上调，以及 Smad2 磷酸化、核转位和转录激活。NLD 改善了试验性纤维化小鼠肺中 BLM 诱导的组织病理学异常，抑制了相关纤维化标志物的合成和成纤维细胞到肌成纤维细胞的转变，以及 BLM 诱导的小鼠肺中 TβRI 的表达和 Smad 信号传导的上调。

三十一、甜菊糖苷

甜菊糖苷（stevioside，SVT）是甜叶菊植物中的一种二萜类化合物，作为一种天然无热量甜味剂，其甜度是糖的 200~300 倍。在 UUO 诱导的肾纤维化模型中，SVT 降低了血尿素氮和肾羟脯氨酸水平，降低了肾纤维化的严重程度，降低了肾胶原Ⅰ/Ⅲ和 α‑平滑肌肌动蛋白的表达。重要的是，甜菊糖苷增加了肾 PPARγ 和 Smad7 蛋白的表达和 GSH Px 的水平，降低了肾 NF‑κB 信号转导和 STAT3、p‑STAT3、TGF‑β1、Smad2/3 和 p‑Smad2/3 蛋白的表达。SVT 的抗纤维化机制与 PPARγ 的激活和随后 NF‑κB 介导的 STAT3 和 TGF‑β1 表达的下调，以及 Smad 介导的信号通路的抑制有关。ISO 诱导的小鼠模型中，SVT 通过抑制心肌 NF‑κB/TGF‑β1/Smad 信号通路减轻 ISO 诱导的小鼠心肌纤维化。

通过腹膜内慢性 TAA 给药（200mg/kg）诱导的雄性大鼠肝硬化模型中，SVT 减轻 TAA 诱导的肝星状细胞激活、肝实质细胞损伤及过度的胶原沉积。此外，SVT 可减弱 TAA 诱导的 α‑平滑肌肌动蛋白，TGF‑β1，MMP‑9/2/13 的蛋白质过表达，并抑制经典和非经典 Smad 通路。SVT 通过阻断肝星状细胞活化、下调经典和非经典促纤维化 Smad 通路来减轻肝损伤。

三十二、莱鲍迪苷 A

莱鲍迪苷 A（rebaudioside A，Reb A）是一种从甜叶菊叶子中分离出来的二萜类化合物。Reb A 通过上调 Nrf2 阻断氧化过程来预防肝损伤，通过下调 NF‑κB 信号通路发挥免疫调节作用，并通过维持胶原蛋白含量发挥抗纤维化作用。作为一种无热量甜味剂，Reb A 对高脂饮食诱导的肥胖症中的体重增加和能量平衡没有影响。Reb A 改善饮食诱导的 NASII 和肝纤维化，可能是通过改善内质网应激、胰岛素敏感性、胰腺自主神经支配和微生物组组成。

三十三、白术内酯

白术内酯（atractylenolide，ATL）属于倍半萜内酯类化合物，ATL‑Ⅰ和 ATL‑Ⅲ均是白术的主要活性成分之一。在 UUO 小鼠模型中，ATL－Ⅰ通过靶向成纤维细胞-肌成纤维细胞分化以及 EMT 来抑制 UUO 肾脏中的肌成纤维细胞表型和纤维化发展。ATL－Ⅰ的抗纤维化作用与间质和肾小管细胞生长减少有关，从而抑制由 JAK2/STAT3、PI3K/Akt、p38 MAPK 和 Wnt/β－catenin 组成的增殖相关级联活性途径。ATL－Ⅰ的抗纤维化和抗增殖作用与 Smad2/3 信号传导的失活、部分逆转 FMD，以及 EMT 和肌成纤维细胞表型的抑制有关。ATL－Ⅲ减轻了 BLM 诱导的 SD 大鼠的肺损伤和肺功能障碍。ATL－Ⅲ降低了凋亡率，抑制 caspase－3 和 caspase－9 的蛋白表达，降低肺纤维化蛋白 TGF－β 和 α－SMA 的表达。ATL－Ⅲ还可下调 IL－6、iNOS 和 TNF－α 的水平，同时上调外周血清中 IL－10 的水平。此外，ATL－Ⅲ增加了 SOD 和 GSH 的活性，增加了 Nrf2、NQO1 和 HO－1 的蛋白水平，同时降低了 MDA 含量和 LDH 活性。总之，ATL－Ⅲ可以通过 Nrf2/NQO1/HO－1 通路减轻肺纤维化并缓解氧化应激。ATL－Ⅲ可能通过 mTOR 依赖性方式抑制自噬，从而改善巨噬细胞中自噬降解的阻断，减轻人矽肺中巨噬细胞的凋亡。ATL－Ⅲ可能是一种针对暴露于二氧化硅粉尘的工人的自噬的潜在保护成分，抑制自噬可能是缓解矽肺中 AMs 细胞凋亡的有效方法。ATL－Ⅲ不仅能降低脓毒症引起的肺损伤和细胞凋亡水平，还能抑制炎症因子的分泌。ATL－Ⅲ显著改善了肺功能并提高了 Bcl－2 表达，减轻了肺纤维化损伤和 Bax、caspase－3、重组人血管非炎性因子 1（vanin－1，VNN1），以及 FOXO1 的表达。ATL－Ⅲ通过抑制 FOXO1 和 VNN1 蛋白减轻脓毒症介导的肺损伤。

三十四、黄柏酮

黄柏酮是从川黄檗（*Phellodendriamurensis* Cortex）和白藓（*Dictamnus dasy-carpusb* Turcz.）中提取的三萜系化合物。在 CCl₄ 诱导的小鼠肝纤维化模型中，以及在受到 TGF－β 攻击的肝星状细胞 LX2 细胞系中，黄柏酮降低 α－SMA、COL Ⅰ 和波形蛋白水平，显著抑制 TGF－β/p－Smad 信号和 EMT 过程。同时，黄柏酮通过激活 GPX 4）和 Nrf2 信号通路抑制 ROS 水平来发挥抗氧化作用。因此，黄柏酮能够通过增强 GPX 4 信号和抑制 TGF－β/p－Smad 通路和 EMT 过程来减轻肝纤维化。

三十五、胡黄连苷Ⅰ

胡黄连苷Ⅰ（picroside Ⅰ）从玄参科植物胡黄连（*Picrorhiza kurroa* Royle ex Benth.）中提取，有保肝、抗炎、抗哮喘、促进免疫及清除自由基作用。胡黄连苷Ⅰ可以降低血清 ALT、AST、COL Ⅳ、Ⅲ型前胶原氨基端原肽（recombinant procollagen Ⅲ N－Terminal propeptide，PⅢN－P）、LN 和透明质酸（HA）的末端肽，并减少纤维化面积。胡黄连苷Ⅰ改变了纤维化冰中的代谢组学特征，包括能量、脂质和 GSH 代谢。此外，与模型组相比，胡黄连苷Ⅰ改变了鞘脂信号通路、初级胆汁酸生物合成和 PPAR 信号通路。总之，胡黄连苷Ⅰ可保护小鼠免受 TAA 诱导的肝纤维化。

三十六、巴卡亭Ⅲ

巴卡亭Ⅲ（baccatin Ⅲ，BAC）是一种从太平洋紫杉树和其近缘种中分离出的一种天然产物。BAC 在 BLM 诱导的小鼠肺纤维化模型中，BAC 可减少炎症浸润、促纤维化介质 TGF - β1 的分泌，以及胶原蛋白和 ECM 其他成分的沉积，包括 α - SMA 和纤连蛋白。在 IL - 13 刺激的分离的巨噬细胞中，BAC 治疗降低巨噬细胞中 TGF - β1 的表达，AKT/STAT6 信号通路被证明参与了这个过程。体外证据表明 BAC 通过 Smad2/3 信号通路抑制 TGF - β1 诱导的成纤维细胞分化。总之，BAC 通过抑制 TGF - β1 产生和 TGF - β1 诱导的成纤维细胞分化改善 BLM 诱导的肺纤维化。

三十七、桦木酸

桦木酸（betulinic acid，BA）是一种天然存在的五环三萜类化合物。在 BLM 诱导肺纤维化模型和永生化的小鼠肺成纤维细胞系及 C57BL/6 小鼠原代肺成纤维细胞中，BA 降低了 Wnt3a 和氯化锂（lithium chloride，LiCl）诱导的成纤维细胞激活，并抑制了 Wnt 靶基因 cyclin D1、轴心 2（axis inhibitor 2，AXIN2）和 S100A4 的表达。BA 抑制 β - 连环蛋白的核积累，主要是通过增加磷酸 - β - 连环蛋白的比例（S33/S37/T41 和 S45），抑制蓬乱蛋白 Dsh 同源物 2（dishevelled - 2，DVL2）和低密度脂蛋白受体相关蛋白（low - density lipoprotein receptorrelated protein，LRP）的磷酸化，降低 Wnt3a 和 LRP6 的水平。总之，BA 可以在体外和体内抑制 Wnt3a 和 BLM 诱导的肺纤维化和 Wnt/β - catenin 通路的激活。BA 减轻与肝纤维化相关的病理损伤，降低血清血小板衍生生长因子和血清羟脯氨酸水平。此外，BA 下调小鼠肝脏中 α - SMA 和 COL Ⅰ 的表达，并在基因和蛋白质水平上调微管相关蛋白轻链 3B 和 ATG 7 的表达。在 BA 处理的肝星状细胞中，LC3 Ⅱ 表达增加，α - SMA 表达减少。BA 通过 MAPK/ERK 途径诱导自噬来减轻肝纤维化。白桦脂醇是一种三萜类化合物，可从白桦树皮中提取。在顺铂诱导的肝损伤中，白桦脂醇能够通过抑制 NLRP3 炎症小体、caspase - 1 和 IL - 1β 水平来减轻肝脏炎症。此外，白桦脂醇通过下调 p53 和 Bax 凋亡蛋白，上调抗凋亡蛋白 Bcl - 2 和降低 caspase - 8、caspase - 9 和 caspase - 3 的表达来减轻顺铂诱导的凋亡作用。白桦脂醇通过调节炎症轴和细胞凋亡轴来发挥保肝作用。

BA5 是一种酰胺半合成衍生物桦木酸。在慢性南美锥虫病心肌病模型中，BA5 治疗减轻了心脏的炎症和纤维化。BA5 治疗后 TNF - α、IFN - γ 和 IL - 1β 的血清浓度以及促炎介质的心脏基因表达降低，抗炎细胞因子 IL - 10 浓度显著增加。此外，在用 BA5 治疗的小鼠中，NOS2 和促炎细胞因子的表达减少及 M2 标志物 [如 Arg1 和壳多糖酶 3 样蛋白 1（chitinase - 3 - like protein1，CHI3L1）] 的增加证明了抗炎/M2 巨噬细胞表型的极化。因此，BA5 在寄生虫驱动的心脏病模型中具有强大的抗炎活性，该模型与 IL - 10 的产生和巨噬细胞 M1 到 M2 亚群的转换有关。

三十八、吉马酮

吉马酮（germacrone，GMO）是中药姜黄中的主要生物活性成分之一。载有 GMO 和 miR-29b 的聚（乙二醇）-嵌段-聚（丙交酯-共-乙交酯）的纳米粒子（g/R-RGD-NPs）已经建立并应用于小鼠肝纤维化模型。荧光标记的 RGD-NP 在活化的 HSC 中表现出选择性和时间依赖性内化。G/R-RGD-NPs 对 HSCs 表现出更高的细胞毒性并增强了对蛋白质产生的抑制作用。G/R-RGD-NPs 对小鼠模型也表现出很好的抗纤维化作用。G/R-RGD-NPs 可能是肝纤维化的一种新颖、有效的临床治疗选择。

三十九、葫芦素 B

葫芦素 B（cucurbitacin B，Cu B）是一种从葫芦科和其他植物中分离出来的四环三萜类化合物。Cu B 能有效改善伴刀豆球蛋白 A 诱导的小鼠肝功能异常，抑制肝纤维化，抑制炎症因子释放。Cu B 可下调 TGFβ1 和胰岛素样生长因子结合蛋白相关蛋白 1（insulin-like growth factor binding protein-related protein 1，IGFBPrP1）的表达，增加 SIRT1 的表达和活性。Cu B 通过 SIRT1/IGFBPrP1/TGF-β1 轴显著抑制炎症细胞因子的释放，改善伴刀豆球蛋白 A 诱导的小鼠肝纤维化。

四十、印苦楝内酯

印苦楝内酯（nimbolide，NIM）一种源自印度传统植物印楝的三萜。在 BLM 诱导的硬皮病小鼠模型中，NIM 可以显著干预 TGF-β/Smad 信号轴和随后的 EMT 过程，从而减轻细胞外基质的沉积。NIM 还诱导炎症驱动的纤维化的消退而发挥抗纤维化和抗炎作用。同时，NIM 能够降低硬皮病中异常表达的胶原交联剂类赖氨酰氧化酶 2（lysyl oxidase like 2，LOXL2）的水平。NIM 改善 BLM 诱导的实验鼠硬皮病模型的纤维化和炎症。NIM 作为一种有效的抗纤维化剂，可用作治疗硬皮病的药物干预。NIM 可以减轻对 UUO 诱导的氧化应激、ECM 蛋白、TGF-β、p-Smad 和 EMT 的表达增加。此外，NIM 给药还改善了梗阻肾脏的组织结构并减少了肾脏中的胶原蛋白沉积。NIM 通过抑制 TGF-β 和 EMT/Slug 信号传导改善 UUO 诱导的肾纤维化。在体外诱导的 TGF-β1 和体内 BLM 诱导的肺纤维化模型中，蛋白质表达研究表明，在用 NIM 治疗后，间充质、纤维化标志物显著减少，上皮标志物显著上调。NIM 通过抑制 LC3 和 p-62 表达和增加 Beclin1 表达来调节自噬信号传导。体外和体内测定充分证明 NIM 是一种有潜在应用价值的抗纤维化分子，可阻碍 EMT 途径，阻断 TGF-β/Smad 及其下游信号事件，从而抑制胶原沉积并显著调节参与自噬信号级联反应的主要蛋白质。NIM 处理显著减轻了雨蛙素诱导的慢性胰腺炎（chronic pancreatitis，CP）。NIM 治疗显著降低了胰腺组织中 α-SMA、MMP-2、COL 1a、纤连蛋白、TGF-β1、p-Smad 2/3 的表达和细胞 ECM 沉积。综上所述，NIM 通过以 sirtuin 依赖性方式抑制 β-catenin/Smad 在雨蛙素诱导的 CP 模型中发挥了保护作用。

四十一、莪术醇

莪术醇（curcumol）是一种倍半萜类化合物。在 CCl_4 诱导的肝纤维化小鼠中，莪术醇通过调节其上游介质 HIF-1α 来抑制血管生成，通过 hedgehog 途径改善肝纤维化和血窦血管生成。关键调控因子转录因子 Prospero 同源框 1（prospero-related homeobox 1，PROX1）和 HIF-1α 的蛋白表达与刺猬信号通路（hedgehog signaling pathway，Hh）标志蛋白平滑受体蛋白（smoothened frizzled class receptor，Smo）一致。总之，莪术醇通过抑制 hedgehog 信号调节 PROX1 和 HIF-1α 的反式激活调节肝窦内皮细胞血管生成。在 CCl_4 和酒精诱导的大鼠晚期肝纤维化模型中，莪术醇减轻纤维化，LN 和 COL Ⅳ 水平降低。莪术醇在 mRNA 和蛋白质水平上均显著降低尿型纤溶酶原激活剂（uroplasminogen activator，uPA）和尿型纤溶酶原激活剂受体（uroplasminogen activator receptor，uPAR）的水平，这可能与基质金属肽酶 13 协同作用以逆转肝纤维化。总之，莪术醇可能通过 uPA/uPAR 途径保护肝脏免受早期和晚期纤维化的表型变化。在大鼠原代肝窦内皮细胞中，莪术醇可以通过调节 ROS/ERK 信号抑制 Krüpple 样因子 5（krüpple-like factor 5，KLF5）依赖的肝窦内皮细胞（LSEC）血管生成，并最终改善肝纤维化。另有研究表明，莪术醇通过降低 LSEC 自噬水平发挥抑制 KLF5 表达作用来抑制病理性血管生成，进而减轻肝纤维化。莪术醇可通过抑制 ERK/海马环磷腺苷效应元件结合蛋白（cAMP-response element binding protein，CREB）通路抑制血小板衍生生长因子（platelet-derived growth factor-BB，PDGF-BB）刺激的气道平滑肌细胞增殖和迁移，促进其凋亡。莪术醇通过抑制肝星状细胞中的 NF-κB 信号传导阻断骨膜素依赖性迁移和黏附，进而减轻肝纤维化。

四十二、球姜酮

球姜酮（zerumbone，ZER）是一种倍半萜烯，提取自红球姜（*Zingiber rubens* Roxb.）的根茎。ZER 显著抑制 PE 诱导的心肌细胞大小、心钠肽和脑钠肽的 mRNA 水平以及 Akt 磷酸化的增加。ZER 在培养的心脏成纤维细胞中降低了 TGF-β 诱导的脯氨酸摄取增加、骨膜蛋白（periostin，Postn）和 α-SMA 的 mRNA 水平升高，以及 α-SMA 的蛋白质表达增加。在主动脉窄缩术的雄性 C57BL/6 小鼠中，超声心动图结果表明，与载体组相比，ZER 通过增加 LV 缩短分数和减少 LV 壁厚度来改善心脏功能。ZER 通过抑制心脏肥大和纤维化来预防压力超负荷引起的 LV 收缩功能障碍。在急慢性 CCl_4 诱导的急慢性肝损伤模型中，ZER 通过抑制炎症和调控细胞凋亡相关基因和蛋白的表达减轻肝损伤。此外，ZER 治疗减轻了小鼠的慢性肝损伤及其相关的纤维发生。

四十三、野鸦椿三萜

野鸦椿也叫酒药花、鸡肾果、鸡眼睛、小山辣子、山海椒等，可入药。在 CCl_4 诱导肝纤维化模型中，野鸦椿三萜类化合物和丹参酚酸的混合物显著降低了肝损伤和纤维化指数，保持了肝组织结构，改善肠道菌群失衡。此外，与模型组相比，治疗组肝组织中CD68的表达显著降低。野鸦椿三萜和丹参酚酸混合物通过调节肠道菌群改善四氯化碳诱导的小鼠肝纤维化，这种作用的机制可能是由肠道菌群的调节，特别是厚壁菌门/拟杆菌门比例的调节所介导的。

四十四、丹酚酸 B

丹酚酸 B（salvianolic acid B，SalB）为三分子丹参素与一分子咖啡酸缩合而成，是研究较多的丹酚酸之一。在亚急性心肌梗死大鼠模型中，SalB 与人参皂苷 Rg1 联合（SalB - Rg1）改善了血流动力学参数，心肌梗死面积缩小，心脏结构改善，胶原体积分数和 COL Ⅰ/Ⅲ 比值降低。SalB - Rg1 抗心脏重构的潜在机制与其下调 α - SMA 表达和对 MMP - 9 活性的抑制有关。

四十五、绞股蓝皂苷 LXXV

绞股蓝皂苷 LXXV（gypenoside LXXV，Gyp LXXV）是葫芦科绞股蓝属植物绞股蓝 [*Gynostemma pentaphyllum*（Thunb.）Makino] 中提取的一种达玛烷型三萜糖苷。在非酒精性脂肪肝炎模型中，脂肪堆积造成的肝细胞损伤通过一些细胞因子（TGF - β1、IL - 1β 和 TNF - α）、NF - κB 和 HSC 和 ER 应激标记葡萄糖调节蛋白 78（glucose regulated protein 78，GRP78）激活巨噬细胞，并且在 α - SMA、COL1、TGF - β1、TNF - α、MCP - 1 和 IL - 1β 存在下激活 HSC 的增殖。Gyp LXXV 可有效降低胆碱缺乏（methionine - choline deficient，MCD）饮食诱导小鼠的肝脏脂质积累，通过阻断调节蛋白以减轻肝纤维化来抑制纤维化信号通路的激活，从而抑制肝纤维化的进展。

四十六、獐牙菜苦素

獐牙菜苦素（swertiamarin）是裂环环烯醚萜苷类化合物。在香烟烟雾诱导的大鼠前列腺炎模型和体外人正常前列腺基质永生化细胞中，獐牙菜苦素可以通过抑制上皮间质转化和 Hedgehog 通路来改善慢性香烟烟雾（cigarette smoke，CS）诱导的前列腺纤维化。

四十七、甘草次酸衍生物

在 TGF - β1 激活的 HSC - T6 体外细胞中，甘草次酸衍生物通过促进细胞凋亡并使其处于 G0/G1 期而抑制细胞增殖和活化。甘草次酸衍生物不仅抑制 α - SMA 和 COL Ⅰ 的表达，而且以浓度依赖性方式降低 COX - 2、TGF - β1 和 ROS 的水平。在 CCl₄ 诱导的大鼠肝纤维化模型中，连续给药 14d 后，大鼠肝纤维化症状明显减轻，肝组织中的 α - SMA 水平以浓度依赖性方式降低，肝细胞坏死和脂肪胶原纤维明显减少，炎症浸润明显减轻。

四十八、苦瓜果实中的葫芦烷三萜类化合物

苦瓜（*Momordica charantia*）系葫芦科（Cucurbitaceae）苦瓜属植物。在一项研究

中，苦瓜中三种葫芦烷型三萜糖苷 karaviloside Ⅲ 对活化的 T‐HSC/Cl‐6 细胞具有优异的抑制活性作用，对肝癌细胞 Hep3B 和 HepG2 细胞系具有细胞毒性。苦瓜果实中的葫芦烷三萜类化合物可能被开发为治疗或预防肝纤维化或肝癌的化疗药物。

四十九、香芹酚

香芹酚（carvacrol）是一种单萜类化合物。在 CCl₄ 处理的大鼠肝纤维化模型中，香芹酚给药使肝脏重量、体重、血清生化参数和肝脏羟脯氨酸含量恢复正常。此外，香芹酚在转录水平上下调 TAZ 和 TGF‐β 信号通路。此外，香芹酚降低了肝脏 TGF‐β、TAZ 和 YAP 的蛋白水平。总之，香芹酚通过靶向 Hippo 通路中的 TAZ 和 YAP 及 TGF‐β 信号通路改善肝纤维化的进展。

在 CCl₄ 诱导的肝纤维化小鼠模型中，香芹酚能有效减轻小鼠肝损伤和肝纤维化进程，表现为纤维化标志物水平降低，组织病理学特征改善。此外，香芹酚抑制 PDGF‐BB 诱导的 HSC‐T6 细胞的增殖和活化。此外，发现香芹酚抑制 TRPM7 的表达并通过 MAPK 介导。总的来说，香芹酚通过抑制 TRPM7 和调节 MAPK 信号通路减轻肝纤维化。香芹酚改善了酒精引起的组织学变化，恢复了肝体重比和抗氧化剂水平，并抑制了 CytP450 和 MAPK 蛋白水平的升高。香芹酚降低 NF‐κB 及下游标志物如 iNOS、eNOS 等表达，并稳定肝组织中的 MMP 活性。此外，香芹酚可以恢复自噬过程。因此，香芹酚抑制 CytP450 并抑制酗酒引起的肝毒性。在食管远端 2cm 处使用 1mL 40％ 的 NaOH 溶液来诱导的食管烧伤大鼠模型中，烧伤组上皮组织广泛变性、坏死，大量凋亡细胞，炎症细胞浸润强烈。在治疗组中，上皮层基底细胞出现有丝分裂活性增加和退行性变化，但上皮层和明显的角化结构保留。治疗组上皮层内及结缔组织部分凋亡细胞可见 caspase‐3 阳性表达，肌层仅有少量退变细胞。香芹酚可能通过抑制 VEGF 和 caspase‐3 蛋白表达抑制炎症和细胞凋亡来减轻纤维化。

五十、紫杉醇

紫杉醇（paclitaxel，PTX）是从红豆杉科红豆杉属植物中提取得到的二萜类化合物。在 TAA 诱导的大鼠肝纤维化模型中，PTX 除了改善肝脏结构外，还显著恢复肝功能和生化变化，减轻肝纤维化，表现为胶原蛋白含量和 α‐SMA 蛋白表达减少，减弱了肝细胞凋亡。此外，PTX 可防止 TAA 诱导的肝组织中 TGF‐β1、PDGF‐BB 和 TIMP‐1 水平升高。这些发现表明，低剂量的 PTX 可能通过抑制 TGF‐β1 和 PDGF‐BB 的表达，抑制细胞凋亡和 TIMP‐1 的表达预防 TAA 诱导的大鼠肝纤维化。

五十一、七叶皂苷钠

七叶皂苷钠（sodium aescinate，AESS）是一种三萜皂苷，来源于欧洲七叶树（Aesculus hippocastanum L.）的种子。在腹膜结扎术诱导的大鼠腹膜黏连模型中，AESS 治疗组腹膜粘连的发生率和严重程度显著降低。AESS 治疗组显示大鼠腹膜中组织型纤溶酶原激活物（tissue plasminogen activator，tPA）的分泌、活性和表达明显增加。大鼠血浆中的纤维蛋白原水平降低。AESS 处理的腹膜组织中 COL Ⅰ 和 α-SMA 沉积显著减弱，降低了磷酸化肌球蛋白磷酸酶靶向亚基 1 的蛋白质水平。AESS 通过抑制 RhoA/ROCK 信号通路显著抑制术后腹膜粘连。

五十二、薄荷醇

膳食薄荷醇（menthol）可显著减轻心肌梗死损伤，包括提高存活率、降低血浆心肌肌钙蛋白 Ⅰ 水平、减少梗死面积、减少胶原蛋白沉积，以及挽救心脏功能和血流动力学。膳食薄荷醇通过 M 型瞬时受体电位通道 8（melastatin-related transient receptor potential 8，TRPM8）减轻心肌梗死后的炎症和心脏重构。薄荷醇通过 TRPM8 增加了心肌梗死后小鼠体内降钙素基因相关肽（calcitonin gene-related peptide，CGRP）的释放调节炎症反应进而减轻纤维化。

五十三、芍药苷

芍药苷（paeoniflorin，PAE）是一种单萜糖苷。在慢性肝血吸虫病模型中，PAE 降低平均卵数/克粪便、蠕虫负荷、卵数/克肝组织、肉芽肿直径和促血管生成因子如 VEGF、增殖细胞核抗原（proliferating cell nuclear antigen，PCNA）、α-SMA 和 CD34 表达。与对照组相比，PAE 处理使 TIMP-2 作为抗血管生成表达增加，抑制血管增殖活性或血管再通，肉芽肿消退和纤维化消退。总之，PAE 具有抗血管生成作用，是与纤维化和血管生成相关的慢性肝病的潜在治疗方法，有望预防癌症晚期转移和严重并发症。在皮下注射去氢表雄酮（dehydroepiandrosterone，DHEA）诱导的大鼠多囊卵巢综合征（polycystic ovary syndrome，PCOS）模型中，PAE 能显著阻断 DHEA 引起的卵巢重量和器官系数下降，缩短延长的发情期，调节发情周期，减轻卵巢纤维化。PAE 通过 TGF-β1/Smads 信号通路显著减轻了 PCOS 中的卵巢纤维化。在 SHR 模型中，PAE 降低血压，增加血流动力学指标。鉴定出 131 个差异表达基因，主要富集于 MAPK 信号通路。与 SHR 组相比，PAE 降低了 IL-6、MCP-1、神经生长因子受体（nerve growth factor receptor，Ngfr）、Grin2b 和 Ntf4，还降低了 p-JNK、p-Erk1/2 和 p-p38 蛋白。PAE 可减轻心脏肥大、心脏纤维化和炎症，并随后改善 LV 功能。总之，PAE 的心脏保护作用与抑制 MAPK 信号通路有关。

五十四、蒲公英甾醇

蒲公英甾醇（taraxasterol）是从蒲公英中提取的五环三萜的活性化合物，其分子结构类似于类固醇激素。蒲公英甾醇对小鼠的缺血/再灌注损伤（ischemia-reperfusion injury，IRI）诱导的急性肾损伤（acute kidney injury，AKI）发挥保护作用。蒲公英甾醇治疗通过抑制 JNK 和 ERK 的磷酸化，减轻了肾小管损伤，抑制了细胞凋亡，并降低了 ROS 的产生和促炎基因的表达水平，包括编码 IL-1β、MCP-1、TNF-α 和髓过氧化物酶（myeloperoxidase，MPO）的基因。蒲公英甾醇改善 IRI 诱导的炎症浸润和组织纤维化，这可能有助于预防 AKI 到 CKD 的进展。

五十五、土木香内酯

土木香内酯（alantolactone，ALA）是提取于土木香根茎的一种天然的桉烷类倍半萜内酯。ALA 抑制了 HG 刺激的肾 NRK - 52E 细胞中巨噬细胞黏附和促炎细胞因子的表达。此外，体内口服 ALA 降低促炎因子活性和 NF - κB 的表达，从而抑制 Scr 和 BUN 水平的增加，改善了纤维化并阻止了糖尿病肾组织的病理恶化。土木香内酯通过抑制高糖介导的炎症反应和巨噬细胞浸润减轻糖尿病引起的肾损伤。

五十六、京尼平苷

京尼平苷（geniposide，GP）是一种天然存在的环烯醚萜苷，从栀子中提取。在 CCl_4 诱导的小鼠肝纤维化模型中，GP 显著降低了 HA、LN、HYP、AST 和 ALT 的水平。同时，GP 显著减轻肝纤维化，表现为 α - SMA 表达减少和 COL Iα1 沉积减轻。此外，GP 可以降低细胞活力并导致活化的 HSC - T6 细胞的 G2/M 细胞停滞。GP 可能通过 Shh 信号通路抑制 HSC - T6 细胞的活化和增殖发挥抗纤维化作用。

在饲喂 3,5-二乙氧基羰基- 1,4-二氢- 2,4,6-三甲基吡啶（3,5 - diethoxycarboxyl - 1,4 - dihydro - 2,4,6 - trimethylpyridine，DDC）4 周诱导的小鼠硬化性胆管炎模型中，GP 降低肝脏中促炎（IL - 6、VCAM - 1、MCP - 1 和 F4/80）和促纤维化标志物（COL1α1、COL1α2、TGF - β 和 α - SMA）的基因表达，GP 抑制 CK19 和 Ki67 的表达，表明 GP 可以改善 DDC 诱导的肝细胞和胆管细胞增殖。此外，GP 显著增加胆汁中胆汁酸（bileacids，BAs）的分泌，这与诱导肝 FXR、BAs 分泌转运蛋白（BSEP、MRP2、MDR1 和 MDR2）的表达并抑制 CYP7A1 mRNA 的表达相关。此外，在 GP 治疗后还观察到回肠 FXR - FGF15 信号的更高表达和钠依赖性胆汁酸转运蛋白 ASBT 的低表达。总之，这些数据表明，GP 可以调节 DDC 喂养小鼠的炎症、纤维化和 BA 稳态，从而有效延缓硬化性胆管炎的进展。

五十七、山芝麻酸甲酯

山芝麻酸甲酯（methyl helicterate，MH）是从山芝麻中分离鉴定出的一种三萜化合物。在 PDGF 刺激激活的 HSC - T6 中，MH 以浓度依赖性方式显著抑制 HSC - T6 细胞的活力和增殖，显著促进了乳酸脱氢酶的释放，破坏了细胞膜的完整性，抑制克隆形成和迁移。此外，MH 处理显著诱导细胞凋亡并在 G2 期阻滞细胞周期。进一步研究表明，MH 抑制 ERK1、ERK2、c - fos、c - myc 和 Ets - 1 的表达，阻断 ERK1/2 通路。总之，MH 通过下调 ERK1/2 信号通路显著抑制 HSC 活化并促进细胞凋亡，进而减轻肝纤维化。

五十八、丹参醇 A

丹参醇 A（danshenol A，DA）是丹参中的重要活性成分，可以改善心功能，改善心脏纤维化，恢复自发高血压大鼠 SHR 中的线粒体结构/功能，并减少心肌细胞的凋亡。DA 可以抑制线粒体功能障碍和减少活性氧生成，该机制可能涉及心肌细胞和心肌中线粒体氧化还原信号通路的调控。

五十九、去氧苦地胆苦素

去氧苦地胆苦素（deoxyelephantopin，DET）是一种来自地胆草（*Elephantopus scaber* L.）的天然倍半萜内酯。在 HSC 中，DET 降低了 α-SMA 的 mRNA 表达和蛋白质水平，并恢复了 HSC 中的脂肪生成。此外，DET 降低 HSC 中 HK、磷酸果糖激酶 2（6-phosphofructo-2-kinase，PFK2）、葡萄糖转运蛋白 4（glucose transporter 4，Glut4）的表达，并以剂量依赖性方式降低乳酸的产生。结果表明 DET 抑制 HSC 中并抑制 Hh 途径相关的有氧糖酵解，进而发挥抗纤维化作用。

六十、短叶老鹳草素 A

短叶老鹳草素 A（brevilin A）提取自菊科植物鹅不食草，是一种天然倍半萜内酯。在 TGF-β1 诱导 HSC-T6 激活模型中，短叶老鹳草素 A 逆转了 α-SMA 和胶原蛋白的 mRNA 表达水平的增加。进一步研究表明，短叶老鹳草素 A 强烈抑制 STAT3 磷酸化，显著降低纤连蛋白和 CTGF 的表达水平，进而抑制 HSC 活化。研究表明短叶老鹳草素 A 可用于癌症治疗及纤维化疾病的治疗。

六十一、佛司可林

佛司可林（forskolin，FSK），又称为福斯高林、毛喉萜、考福新、锦紫苏醇，提取自毛喉鞘蕊花的根部，是一种天然二萜化合物。在糖尿病心肌病模型中，FSK 治疗显著改善了心脏舒张功能，并减轻了糖尿病心脏的异常形态变化。FSK 治疗降低了 FN、COL Ⅰ、TGF-β 和 α-SMA 的表达，并减少了心肌纤维化。总之，FSK 通过抑制小鼠氧化应激和心脏纤维化来预防 STZ 诱导的 DCM。

六十二、茯苓酸

茯苓酸（poricic acid A，PAA）主要提取自多孔菌科真菌茯苓［*Poria cocos*（F. A. Wolf）Wolf］的干燥菌核，是一种三萜化合物。在 IRI 模型中，褪黑激素和 PAA 显著降低 Scr 和 BUN 水平。进一步研究表明褪黑激素和 PAA 治疗通过调节 IRI 大鼠的 NF-κB 和 Nrf2 通路来减轻氧化应激和炎症，从而减轻肾纤维化和足细胞损伤。褪黑激素和 PAA 最初上调生长停滞特异性蛋白 6（growth arrest specific protein 6，Gas6）/酪氨酸蛋白激酶受体（Axl receptor tyrosine kinas，Axl）信号传导以减轻 AKI 中的氧化应激和炎症，随后下调 Gas6/Axl 信号传导以减轻肾纤维化和进展为 CKD。PAA 通过调节 Gas6/Axl-NF-κB/Nrf2 信号级联增强褪黑激素介导的 AKI 向 CKD 转变的抑制作用。

六十三、奇任醇

奇任醇（kirenol）是豨莶草中最早发现的具有抗炎作用的活性成分，是二萜类化合物。奇任醇治疗显著降低了高糖诱导的心肌成纤维细胞增殖，增加了心肌细胞的活力，防止了线粒体膜电位的丧失，进一步减弱了心肌细胞的凋亡，同时降低了凋亡相关蛋白的表达。奇任醇灌胃可以剂量依赖性方式影响促炎细胞因子的表达，但不会改变血脂谱各项指标。奇任醇给药可以降低空腹血糖、空腹血浆胰岛素和平均糖化血红蛋白（glycosylated hemoglobin，HbA1c）水平。奇任醇可改善左室结构和功能异常，包括左室功能障碍、肥厚、纤维化和细胞凋亡。此外，在糖尿病心脏病模型中，口服奇任醇可显著减弱丝裂原活化蛋白激酶亚家族的活化和 NF-κB 和 Smad2/3 的核转位，并降低 IκBα，以及纤维化相关和凋亡相关蛋白的磷酸化。奇任醇使糖尿病心肌细胞核中 NF-κB、Smad3/4、SP1 和激活蛋白-1（activator protein-1，AP-1）的结合活性显著下调。此外，高剂量奇任醇无需腹腔注射胰岛素即可显著增强心肌 Akt 磷酸化水平。因此，奇任醇可能对已确定的糖尿病性心肌病具有有效的心脏保护作用。

六十四、紫苏醇

紫苏醇（perillyl alcohol，PA）是一种天然单萜。在野百合碱诱导的肺动脉高压模型中，紫苏醇降低 RV 收缩压 RVSP 和 RV 肥厚指数 RVHI，减轻了氧化应激和炎性细胞因子并降低 Bax/Bcl-2 比率。PA 通过抑制细胞增殖、氧化应激和炎症反应，对野百合碱诱导的肺动脉高压和肺血管重构具有显著的保护作用效果和疗效。

六十五、三七皂苷 R1

三七皂苷 R1（notoginsenoside R1，NGR1）是中药三七特有的皂苷类成分，是三七总皂苷的主要成分之一。在 db/db 小鼠模型中，NGR1 治疗降低了 db/db 的血脂、β2-微球蛋白、Scr 和 BUN 水平。NGR1 减轻了肾脏的组织学异常，这可以通过减少糖尿病肾脏中的肾小球体积和纤维化来证明。在暴露于 AGEs 的体外 HK-2 细胞中，NGR1 处理可减少 AGE 诱导的线粒体损伤，限制 ROS 的增加，并减少 HK-2 细胞的凋亡。从机制上讲，NGR1 促进 Nrf2 和 HO-1 的表达，以消除诱导细胞凋亡和 TGF-β 信号传导的 ROS 积累。总之，NGR1 通过抑制由氧化应激引起的细胞凋亡和肾纤维化，对 DN 发挥肾脏保护作用，NGR1 可能是治疗 DN 的潜在治疗药物。

六十六、闹羊花毒素 Ⅱ

闹羊花毒素Ⅱ（rhodojaponin Ⅱ，R-Ⅱ）提取自天然药用植物羊踯躅（*Rhododendron molle* G. Don）（又名闹羊花，RM）。在单剂量阿霉素注射液诱导局灶节段性肾小球硬化的阿霉素肾病（adriamycin-induced nephropathy，ADRN）小鼠模型中，RM 根提取物及其重要化合物 R-Ⅱ 给药显著改善蛋白尿、足细胞损伤和肾小球硬化，同时减轻肾间质纤维化。R-Ⅱ显著降低 NF-κB p65 磷酸化、间质浸润的 CD4$^+$T 细胞、CD8$^+$T 细胞和 CD68$^+$巨噬细胞，同时下调 ADRN 小鼠中 TGF-β1 和 p-Smad3 蛋白的表达。R-Ⅱ通过调节 TGF-β1/Smad 通路减轻 DOX 肾病小鼠的肾损伤。

六十七、甘草酸

甘草酸（glycyrrhizic acid，GLC）又称甘草甜素（glycyrrhizin）是一种具有生物活性的三萜皂苷，是甘草的关键活性成分。在高血糖诱导的糖尿病动物的心脏萎缩模型中，GLC 给药调节心脏间隙连接蛋白 CX43、心肌损伤标志物肌钙蛋白 I、心肌特异性电压门控钠通道 Na V1.5 的表达。此外，GLC 处理诱导磷酸-p38 MAPK、RAGE、Na V1.5 和 TGF-β 的表达降低。结果表明，GLC 在糖尿病性心脏萎缩中具有心脏保护作用，并且这些作用可以通过激活 Nrf2 和抑制 CXCR4/SDF1 以及抑制 TGF-β/p38MAPK 信号通路来介导。在正常人真皮成纤维细胞及瘢痕疙瘩成纤维细胞中，GLC 处理后瘢痕疙瘩的细胞凋亡增强，但自噬显著减少。GLC 处理降低 ERK1/2、Akt、NF-κB 和 ECM 成分的表达，抑制 TGF-β、Smad2/3、ERK1/2 和 HMGB1 表达。GLC 作为 HMGB1 阻滞剂通过 TGF-β 相关通路的抑制减少 ECM 并下调瘢痕疙瘩中的自噬，GLC 具有治疗瘢痕疙瘩的潜在用途。

在 BLM 诱导的肺纤维化模型中，早期或晚期通过 HMGB1 中和抗体或 GLC 给药可以抑制炎症信号 MAPK 和纤维化信号传导 Smad3 通路，进而减轻肺纤维化。

六十八、异甜菊醇钠

异甜菊醇钠（isosteviol sodium，STV-Na）是由甜菊糖经酸水解得到的四环二萜类化合物的钠盐。在 TAC 引起的压力超负荷诱导的大鼠心脏肥大模型中，STV-Na 和西地那非（阳性药物）减轻 TAC 治疗 3 周后观察到的心脏肥大和 TAC，9 周后观察到广泛的心功能障碍和电子重塑，此外，STV-Na 可改善心脏功能而不增加心肌细胞的 Ca^{2+} 水平或氧气需求，保护心脏免受心律失常的影响并保持电生理稳定性。STV-Na 还逆转了体内 TAC 诱导的心脏纤维化和体外 TGF-β1 诱导的成纤维细胞增殖。此外，STV-Na（而非西地那非）逆转了 9 周 TAC 诱导的自主神经系统损伤。总而言之，STV-Na 在治疗肥大和心脏纤维化疾病方面具有巨大潜力。

六十九、梓醇

梓醇（catalpol）是一种广泛存在于中草药中的环烯醚萜苷。在肌营养不良蛋白缺陷型小鼠模型中，梓醇给药增加步幅长度并减少步态测试中的步幅宽度，增加握线时间和握力。梓醇给药剂量依赖性地减轻了骨骼肌损伤，这可以通过血浆肌酸激酶（creatinekinase，CK）和 LDH 活性降低以及骨骼肌重量增加来证明。梓醇给药对肌营养不良蛋白的表达没有影响，但发挥抗炎作用。此外，梓醇给药剂量依赖性地减少胫骨前肌肌肉纤维化，并抑制 TGF-β1、TAK1 和 α-SMA 的表达。在老年肌营养不良蛋白 mdx 小鼠的原代成肌细胞中，敲低 TAK1 消除了梓醇对 TGF－β1 和 α－SMA 表达水平的抑制作用。综上所述，梓醇通过抑制 TGF－β1/TAK1 信号通路减轻肌肉纤维化，恢复老年 mdx 小鼠的骨骼肌力量并减轻骨骼肌损伤，从而为杜氏肌营养不良症（duchenne muscular dystrophy，DMD）提供一种新的治疗方法。

七十、堆心菊灵

堆心菊灵是倍半萜内酯化合物。在 IL－1β 激活的 HSC－T6 细胞中，堆心菊灵给药导致 HSC－T6 细胞失活，通过抑制细胞增殖、α－SMA 表达和胶原蛋白产生来证明。机制研究表明，堆心菊灵通过恢复 MMPs/TIMPs 的平衡来减少胶原蛋白的积累，通过抑制 PI3K/Akt 通路显著抑制 HSC 活化，并通过阻断 NF－κB 信号转导减轻炎症反应。堆心菊灵通过抑制 miR－200a 介导的 PI3K/Akt 和 NF－κB 通路抑制 HSC 活化，有望成为治疗肝纤维化的潜在药物。

七十一、鼠尾草酸

鼠尾草酸（carnosic Acid，CA）是一种天然存在的儿茶酚二萜。CA（5μM）在正常肾上皮细胞中表现出对氯化镉（cadmium chloride，$CdCl_2$）（40μM）的抗凋亡作用。CA 治疗通过抑制自由基、增强氧化还原防御、抑制细胞凋亡和抑制肾细胞纤维化，显著减弱了镉（cadmium，Cd）引起的肾毒性。此外，CA 治疗将小鼠的血液和尿液参数恢复到接近正常水平。分子对接预测 CA 和 Nrf2/TGF－β1/Smad/胶原 IV 之间可能存在相互作用。因此，发现 CA 是治疗 Cd 介导的肾毒性的潜在治疗剂。

七十二、1,8-桉树脑

1,8-桉树脑（1,8-cineole，1,8-CIN）是一种单萜。在 ISO 诱导的体外心脏肥大模型和体内心力衰竭模型中，1,8-CIN 治疗增强了心肌细胞的活力并减少了心脏肥大、细胞质空泡形成、肌纤维损失、纤维化和细胞凋亡。1,8-CIN 通过调节 miR－206－3p/内质网应激相关蛋白 1（stress associated endoplasmic reticulum protein 1，SERP－1）减少 ER 应激诱导的细胞凋亡，进而减轻心肌纤维化。在 H9C2 心肌细胞中，1,8-CIN 处理降低了 GRP78、内质网应激蛋白激酶 R 样内质网激酶（protein kinase R－like endoplasmic reticulum kinase，PERK）、激活转录因子 4（activated transcription factor 4，ATF4）的激活和 ER 应激的表达效应蛋白 C/EBP 和增强子结合蛋白同源蛋白（CHOP）。因此，1,8-CIN 通过 GRP78/CHOP 通路发挥心脏保护作用。

七十三、桔梗皂苷 D

桔梗皂苷 D（platycodin D，PD）是一种齐墩果烷类三萜皂苷。在 TGF－β1 诱导的 MRC－5 细胞中，PD 暴露显著抑制增殖和迁移，降低炎症因子的含量。PD 显著抑制了 α-SMA、COL I、COL III 和 E－cadherin 的表达。PD 减弱了 TGF－β1 诱导的肺成纤维细胞的增殖和 ECM 积累。

七十四、岩大戟内酯 B

岩大戟内酯 B（jolkinolide B，JB）是天然的松烷二萜类化合物。在 UUO 的小鼠肾纤维化模型中，JB 可以减少肾纤维化面积，减少 NF－κB p65 的磷酸化和 TNF－α、IL－6 和 IL－1β 的释放，恢复 vementin、α－SMA 和 E－cadherin 的表达，以及抑制 TGF－β1 和 p－Smad2/3 的表达。总之，JB 可能通过抑制 NF－κB 通路诱导的炎症和 TGF－β1/ Smad 通路介导的 EMT 来减轻肾纤维化。

七十五、诺卡酮

诺卡酮（nootkatone，NTK），又名圆柚酮，是一种双环倍半萜酮。在 UUO 的小鼠肾纤维化模型中，NTK 的给药抑制了 TGF－β/Smad 信号的激活和 ECM 成分的表达，显著减小了肾小管损伤和纤维化面积。NTK 显著恢复内源性抗氧化剂并阻止活性氧的产生，降低 TNF－α 的水平。总之，NTK 通过调节 TGF－β/Smad 信号通路在小鼠单侧输尿管梗阻模型中发挥抗纤维化作用。

七十六、裂叶苣荬菜内酯

裂叶苣荬菜内酯（santamarine）是倍半萜类化合物。人工合成的裂叶苣荬菜内酯的类似物对肝星状细胞系 LX2 具有细胞毒性，通过对人 HA 和人层黏连蛋白沉积的抑制作用发挥抗纤维化作用。

七十七、Petchiether A

PetchietherA（PetA）是一种来自灵芝的新型小分子类萜类化合物，可作为 TGF－β1 诱导的 Smad3 磷酸化的潜在抑制剂。在 UUO 诱导的小鼠肾纤维化模型中，PetA 通过减少巨噬细胞的浸润、抑制促炎细胞因子（IL－1β 和 TNF－α）的表达和减少细胞外基质沉积（α－SMA、COL Ⅰ和 FN）来防止肾脏炎症和纤维化。这些变化与 Smad3 和 NF－κB p65 磷酸化的抑制有关。

七十八、银杏内酯 A

银杏内酯 A（ginkgolide A，GA）是银杏树根和叶的生物活性成分，属于萜类化合物。对肝硬化小鼠的 GA 治疗显著增加了小肠孕烷 X 受体（pregnaneX receptor，PXR）和再生蛋白 3A（regeneration protein3A，Reg3A）的表达。GA 治疗肝硬化小鼠可显著减少肠道过度生长和肠球菌和拟杆菌转移到肝脏。此外，GA 处理显著减弱了肠道通透性和细菌转位标志物可溶性 CD14。GA 处理对 Reg3A 表达的改善与肠道细菌过度生长的减弱和病原菌的肝易位的限制有关。

七十九、香叶醇

香叶醇（geraniol）是许多芳香植物精油的单萜成分。在环孢素 A 诱导的肾损伤模型中，香叶醇减轻肾损伤，以及血压升高、肾氧化应激、炎症和纤维化。香叶醇以剂量依赖的方式保护肾脏免受损害，以及相关的生化和组织形态学变化。香叶醇通过恢复 PPARγ 水平抑制经典 Wnt 信号过度激活发挥肾脏保护作用。

八十、橙花叔醇

橙花叔醇（nerolidol）是一种倍半萜烯。在自发性高血压大鼠和 AngII 处理的 H9C2 细胞中，橙花叔醇靶向 TLR4/NF-κB 信号传导，从而减轻与高血压相关的炎症和氧化应激。超声心动图分析显示橙花叔醇改善了心脏功能特征。橙花叔醇是一种心脏保护剂，可对抗高血压引起的心脏重塑。在 DOX 诱导的慢性心脏毒性大鼠模型中，橙花叔醇处理显著减轻心脏相关损伤标志物的变化。橙花叔醇可防止 DOX 诱导的慢性心脏毒性，观察到的心脏保护作用归因于其有效的抗氧化和自由基清除特性。

八十一、法尼醇

法尼醇（farnesol）是一种存在于多种植物中的倍半萜，具有多种药理活性。法尼醇可以防止由持续的肾上腺素能刺激引起的心脏损伤。此外，法尼醇的心脏保护作用可能与 SOD 和 CAT 活性的上调，以及促凋亡途径（Bax/Bcl-2 和 caspase 3）的下调有关。法尼醇通过抑制氧化应激和细胞凋亡防止 LV 扩大、收缩功能丧失，以及与病理性心脏肥大相关的心电图指标变化。

八十二、土荆皮乙酸苷

土荆皮乙酸苷（pseudolaric acid B，PB）是从金钱松［Pseudolarix amabilis (J. Nelson) Rehder］根皮中提取的二萜酸，具有抗肿瘤、抗生育、抗血管生成等多种生物学活性。PB 显著提高了 RAW264.7 细胞的活力，抑制了细胞的吞噬和迁移能力，并抑制了它们向 M1 巨噬细胞的表型转变。在 N-硝基-1-精氨酸甲酯诱导的高血压小鼠模型中，PB 治疗小鼠的血压显著降低，Ly6C hi 单核细胞的百分比显著降低，而 Ly6C lo 单核细胞的百分比明显增加。PB 保留了 LV 功能并减轻了心肌纤维化和心肌细胞肥大。将单核细胞从 PB 治疗的小鼠转移到高血压小鼠也达到了相同的效果。因此，PB 可以通过调节单核细胞/巨噬细胞表型来降低血压并改善高盐诱导的高血压 LV 重塑。

八十三、枫茅提取物

枫茅（*Cymbopogon winterianus* Jowitt）是一种在印度和巴西种植的芳香草，从其叶子中提取的精油具有抗炎和抗氧化特性和低毒性。这些生物学特性可能归因于其主要的单萜，即香叶醇（40.06%）、香茅醛（27.44%）和香茅醇（10.45%）。在 BLM 诱导的肺纤维化模型中，口服香茅精油（cymbopogon winterianus essential oil，EOCW），显著降低了 BALF 中的炎症因子和 MDA 水平，并增加了 SOD 活性。EOCW 以剂量依赖性方式减弱 PF 的组织学分级并降低 α‐SMA 和 TGF‐β 的免疫组织化学表达，这可能是由于减少了氧化应激、炎症和 TGF‐β 诱导的肌成纤维细胞分化有关。

八十四、岩藻黄质

岩藻黄质（fucoxanthin）是主要的海洋类胡萝卜素之一，具有很强的抗氧化活性。HG 培养的肾小球系膜细胞 GMCs 中，岩藻黄质处理显著降低了 FN 和 COL Ⅳ 的表达，以及活性氧的产生，表明岩藻黄质有利于缓解 DN 的纤维化和氧化应激。此外，岩藻黄质降低了 FOXO3α 的磷酸化和乙酰化水平，逆转了 HG 抑制的 FOXO3α 蛋白水平，进而促进了 FOXO3α 的核转运。岩藻黄质促进了 FOXO3α 下游靶标锰超氧化物歧化酶的表达。此外，岩藻黄质逆转了 Akt 的激活和 SIRT1 的抑制。总之，岩藻黄质通过 GMC 中的 Akt/SIRT1/FOXO3α 信号传导缓解 HG 诱导的氧化应激和纤维化，表明岩藻黄质是 DN 的潜在治疗策略。TGF‐β1 诱导的 HSC 中，FCX 显著降低了纤维化基因的 mRNA 水平，抑制了 Smad3 的磷酸化。FCX 通过降低 LX‐2 细胞中 NOX4 的 mRNA 水平来阻止 TGF‐β1 诱导的活性氧物质的积累。在静止小鼠原代 HSC 的激活过程中，FCX 降低纤维化基因的表达，同时减少细胞内的脂滴。结果表明，FCX 主要通过抑制 Smad3 激活和抑制静止 HSC 的激活来阻止 TGF‐β1 诱导的促纤维化基因表达，从而在 HSC 中发挥抗纤维化作用。

◆ 参考文献

Abd El‐Aal NF, Abdelbary EH，2019. Paeoniflorin in experimental BALB/c mansoniasis：A novel anti‐angiogenic therapy［J］. Exp Parasitol，197：85‐92. PMID：30414842.

An L，Peng LY，Sun NY，et al.，2019. Tanshinone IIA activates nuclear factor‐erythroid 2‐related factor 2 to restrain pulmonary fibrosis via regulation of redox homeostasis and glutaminolysis［J］. Antioxid Redox Signal，30：1831‐1848. PMID：30105924.

Annaldas S，Saifi MA，Khurana A，et al.，2019. Nimbolide ameliorates unilateral ureteral obstruction‐induced renal fibrosis by inhibition of TGF‐β and EMT/Slug signalling［J］. Mol Immunol，112：247‐255. PMID：31202101.

Bai Y，Wang W，Wang L，et al.，2021. Obacunone attenuates liver fibrosis with enhancing anti‐oxidant effects of GPx‐4 and inhibition of EMT［J］. Molecules，26：318. PMID：33435504.

Ban D，Hua S，Zhang W，et al.，2019. Costunolide reduces glycolysis‐associated activation of hepatic stellate cells via inhibition of hexokinase‐2［J］. Cell Mol Biol Lett，24：52. PMID：31428167.

Bansod S，Aslam Saifi M，Khurana A，et al.，2020. Nimbolide abrogates cerulein‐induced chronic pancreatitis by modulating β‐catenin/Smad in a sirtuin‐dependent way［J］. Pharmacol Res，156：104756. PMID：32194177.

Beik A，Najafipour H，Joukar S，et al.，2021. Perillyl alcohol suppresses monocrotaline‐induced pulmo-

nary arterial hypertension in rats via anti－remodeling，anti－oxidant，and anti－inflammatory effects
［J］. Clin Exp Hypertens，43：270－280. PMID：33322932.

Cai S，Wu L，Yuan S，et al.，2021. Carvacrol alleviates liver fibrosis by inhibiting TRPM7 and modula-
ting the MAPK signaling pathway［J］. Eur J Pharmacol，898：173982. PMID：33647257.

Carmona－Hidalgo B，González－Mariscal I，García－Martín A，et al.，2021. Δ9－Tetrahydrocannabinol-
ic Acid markedly alleviates liver fibrosis and inflammation in mice［J］. Phytomedicine，81：
153426. PMID：33341026.

Casas－Grajales S，Alvarez－Suarez D，Ramos－Tovar E，et al.，2019. Stevioside inhibits experimental
fibrosis by down－regulating profibrotic Smad pathways and blocking hepatic stellate cell activation［J］.
Basic Clin Pharmacol Toxicol，124：670－680. PMID：30561898.

Casas－Grajales S，Reyes－Gordillo K，Cerda－García－Rojas CM，et al.，2019. Rebaudioside A adminis-
tration prevents experimental liver fibrosis：an in vivo and in vitro study of the mechanisms of action in-
volved［J］. J Appl Toxicol，39：1118－1131. PMID：30883860.

Chen DQ，Feng YL，Chen L，et al.，2019. Poricoic acid A enhances melatonin inhibition of AKI－to－
CKD transition by regulating Gas6/AxlNFκB/Nrf2 axis［J］. Free Radic Biol Med，134：484－
497. PMID：30716432.

Chen J，Liu J，Lei Y，et al.，2019. The anti－inflammation，anti－oxidative and anti－fibrosis properties
of swertiamarin in cigarette smoke exposure－induced prostate dysfunction in rats［J］. Aging（Albany
NY），11：10409－10421. PMID：31739286.

Chen S，Tang K，Hu P，et al.，2021. Atractylenolide Ⅲ alleviates the apoptosis through inhibition of au-
tophagy by the mTOR－dependent pathway in alveolar macrophages of human silicosis［J］. Mol Cell
Biochem，476：809－818. PMID：33078341.

Chen X，Zhang Y，Zhao P，et al.，2020. Preparation and evaluation of PEGylated asiatic acid nanostruc-
tured lipid carriers on anti－fibrosis effects［J］. Drug Dev Ind Pharm，46：57－69. PMID：31813288.

Chhimwal J，Sharma S，Kulurkar P，et al.，2020. Crocin attenuates CCl₄－induced liver fibrosis via PPAR－γ
mediated modulation of inflammation and fibrogenesis in rats［J］. Hum Exp Toxicol，39：1639－
1649. PMID：32633567.

Cui L，Li C，Zhuo Y，et al.，2020. Saikosaponin A inhibits the activation of pancreatic stellate cells by
suppressing autophagy and the NLRP3 inflammasome via the AMPK/mTOR pathway［J］. Biomed
Pharmacother，128：110216. PMID：32497863.

Cui LH，Li CX，Zhuo YZ，et al.，2019. Saikosaponin d ameliorates pancreatic fibrosis by inhibiting auto-
phagy of pancreatic stellate cells via PI3K/Akt/mTOR pathway［J］. Chem Biol Interact，300：18－
26. PMID：30611790.

Das S，Dewanjee S，Dua TK，et al.，2019. Carnosic Acid attenuates Cadmium induced nephrotoxicity by
inhibiting oxidative stress，promoting Nrf2/HO－1signalling and impairing TGF－β1/Smad/Collagen Ⅳ
signalling［J］. Molecules，24：4176. PMID：31752142.

Diddi S，Bale S，Pulivendala G，et al.，2019. Nimbolide ameliorates fibrosis and inflammation in experi-
mental murine model of bleomycin－induced scleroderma［J］. Inflammopharmacology，27：139－
149. PMID：30218238.

Dolivo D，Weathers P，Dominko T.，2021. Artemisinin and artemisinin derivatives as anti – fibrotic therapeutics [J]. Acta Pharm Sin B，11：322 – 339. PMID：33643815.

Eisa NH，El – Sherbiny M，Abo El – Magd NF，2021. Betulin alleviates cisplatin – induced hepatic injury in rats：Targeting apoptosis and Nek7 – independent NLRP3 inflammasome pathways [J]. Int Immunopharmacol，99：107925. PMID：34217992.

Fang B，Wen S，Li Y，et al.，2021. Prediction and verification of target of helenalin against hepatic stellate cell activation based on miR – 200a – mediated PI3K/Akt and NF – κB pathways [J]. Int Immunopharmacol，92：107208. PMID：33444919.

Fu JD，Gao CH，Li SW，et al.，2021. Atractylenolide Ⅲ alleviates sepsis – mediated lung injury via inhibition of FOXO1 and VNN1 protein [J]. Acta Cir Bras，36：e 360802. PMID：34644770.

Gairola S，Ram C，Syed AM，et al.，2021. Nootkatone confers antifibrotic effect by regulating the TGF – β/Smad signaling pathway in mouse model of unilateral ureteral obstruction [J]. Eur J Pharmacol，910：174479. PMID：34480883.

Gao J，Cui J，Zhong H，et al.，2020. Andrographolide sulfonate ameliorates chronic colitis induced by TNBS in mice via decreasing inflammation and fibrosis [J]. Int Immunopharmacol，83：106426. PMID：32220806.

Gao J，Peng S，Shan X，et al.，2019. Inhibition of AIM2 inflammasome – mediated pyroptosis by Andrographolide contributes to amelioration of radiation – induced lung inflammation and fibrosis [J]. Cell Death Dis，10：957. PMID：31862870.

Gao L，Yang X，Li Y，et al.，2021. Curcumol inhibits KLF5 – dependent angiogenesis by blocking the ROS/ERK signaling in liver sinusoidal endothelial cells [J]. Life Sci，264：118696. PMID：33157090.

Gao L，Yang X，Liang B，et al.，2021. Autophagy – induced p62 accumulation is required for curcumol to regulate KLF5 – mediated angiogenesis in liver sinusoidal endothelial cells [J]. Toxicology，452：152707. PMID：33549628.

Gao RF，Li X，Xiang HY，et al.，2021. The covalent NLRP3 – inflammasome inhibitor Oridonin relieves myocardial infarction induced myocardial fibrosis and cardiac remodeling in mice [J]. Int Immunopharmacol，90：107133. PMID：33168408.

Gao W，Sun J，Wang F，et al.，2019. Deoxyelephantopin suppresses hepatic stellate cells activation associated with inhibition of aerobic glycolysis via hedgehog pathway [J]. Biochem Biophys Res Commun，516：1222 – 1228. PMID：31296386.

Gao X，Zhang Z，Li X，et al.，2020. Ursolic acid improves monocrotaline – induced right ventricular remodeling by regulating metabolism [J]. J Cardiovasc Pharmacol，75：545 – 555. PMID：32141989.

García – Martín A，Garrido – Rodríguez M，Navarrete C，et al.，2019. Cannabinoid derivatives acting as dual PPARγ/CB2 agonists as therapeutic agents for systemic sclerosis [J]. Biochem Pharmacol，163：321 – 334. PMID：30825431.

Ge MX，Liu HT，Zhang N，et al.，2020. Costunolide represses hepatic fibrosis through WW domain – containing protein 2 – mediated Notch3 degradation [J]. Br J Pharmacol，177：372 – 387. PMID：31621893.

Geng XQ，Ma A，He JZ，et al.，2020. Ganoderic acid hinders renal fibrosis via suppressing the TGF – β/Smad and MAPK signaling pathways [J]. Acta Pharmacol Sin，41：670 – 677. PMID：31804606.

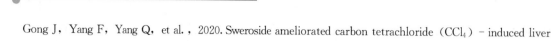

Gong J，Yang F，Yang Q，et al.，2020. Sweroside ameliorated carbon tetrachloride（CCl₄）- induced liver fibrosis through FXR - miR - 29a signaling pathway［J］. J Nat Med，74：17 - 25. PMID：31280460.

Guo Y，Xiao Y，Zhu H，et al.，2021. Inhibition of proliferation - linked signaling cascades with atractylenolide I reduces myofibroblastic phenotype and renal fibrosis［J］. Biochem Pharmacol，183：114344. PMID：33221275.

Hou HH，Su CC，Hong LL，et al.，2021. Platycodin D alleviates proliferation and extracellular matrix accumulation in TGF - beta1 induced pulmonary fibroblasts［J］. Bratisl Lek Listy，122：145 - 151. PMID：33502884.

Huai B，Ding J，2020. Atractylenolide Ⅲ attenuates bleomycin - induced experimental pulmonary fibrosis and oxidative stress in rat model via Nrf2/NQO1/HO - 1 pathway activation［J］. Immunopharmacol Immunotoxicol，42：436 - 444. PMID：32762376.

Huang J，Zhou X，Shen Y，et al.，2020. Asiaticoside loading into polylactic - co - glycolic acid electrospun nanofibers attenuates host inflammatory response and promotes M2 macrophage polarization［J］. J Biomed Mater Res A，108：69 - 80. PMID：31496042.

Huang J，Zhou X，Xia L，et al.，2021. Inhibition of hypertrophic scar formation with oral asiaticoside treatment in a rabbit ear scar model［J］. Int Wound J，18：598 - 607. PMID：33666348.

Jeon YR，Roh H，Jung JH，et al.，2019. Antifibrotic effects of high - mobility group box 1 protein inhibitor（Glycyrrhizin）on keloid fibroblasts and keloid spheroids through reduction of autophagy and induction of apoptosis［J］. Int J Mol Sci，20：4134. PMID：31450620.

Ji D，Wang Q，Zhao Q，et al.，2020. Co - delivery of miR - 29b and germacrone based on cyclic RGD - modified nanoparticles for liver fibrosis therapy［J］. J Nanobiotechnology，18：86. PMID：32513194.

Jia Y，Gao L，Yang X，et al.，2020. Blockade of periostin - dependent migration and adhesion by curcumol via inhibition of nuclear factor kappa B signaling in hepatic stellate cells［J］. Toxicology，440：152475. PMID：32344006.

Jia Z，Li W，Bian P，et al.，2021. Ursolic acid treats renal tubular epithelial cell damage induced by calcium oxalate mono，hydrate via inhibiting oxidative stress and inflammation［J］. Bioengineered，12：5450 - 5461. PMID：34506233.

Jiang Y，Du H，Liu X，et al.，2020. Artemisinin alleviates atherosclerotic lesion by reducing macrophage inflammation via regulation of AMPK/NF - κB/NLRP3 inflammasomes pathway［J］. J Drug Target，28：70 - 79. PMID：31094238.

Jin W，Zhang Y，Xue Y，et al.，2020. Crocin attenuates isoprenaline - induced myocardial fibrosis by targeting TLR4/NF - κB signaling：connecting oxidative stress，inflammation，and apoptosis［J］. Naunyn Schmiedebergs Arch Pharmacol，393：13 - 23. PMID：31392383.

Ke Q，Liu F，Tang Y，et al.，2021. The protective effect of isosteviol sodium on cardiac function and myocardial remodelling in transverse aortic constriction rat［J］. J Cell Mol Med，2021；25：1166 - 1177. PMID：33336505.

Khan I，Bhardwaj M，Shukla S，et al.，2019. Carvacrol inhibits cytochrome P450 and protects against binge alcohol - induced liver toxicity［J］. Food Chem Toxicol，131：110582. PMID：31220535.

Kim JW，Yang D，Jeong H，et al.，2019. Dietary zerumbone，a sesquiterpene，ameliorates hepatotoxin -

mediated acute and chronic liver injury in mice [J]. Phytother Res, 33: 1538 - 1550. PMID: 30868670.

Kim MB, Bae M, Hu S, et al., 2019. Fucoxanthin exerts anti - fibrogenic effects in hepatic stellate cells [J]. Biochem Biophys Res Commun, 513: 657 - 662. PMID: 30982574.

Lai LL, Lu HQ, Li WN, et al., 2021. Protective effects of quercetin and crocin in the kidneys and liver of obese Sprague - Dawley rats with Type 2diabetes: Effects of quercetin and crocin on T2DM rats [J]. Hum Exp Toxicol, 40: 661 - 672. PMID: 33021114.

Lee JH, Oh JY, Kim SH, et al., 2020. Pharmaceutical efficacy of Gypenoside LXXV on Non - Alcoholic Steatohepatitis (NASH) [J]. Biomolecules, 10: 1426. PMID: 33050067.

Li A, Xiao X, Feng ZL, et al., 2020. Nagilactone D ameliorates experimental pulmonary fibrosis in vitro and in vivo via modulating TGF - β/Smad signaling pathway [J]. Toxicol Appl Pharmacol, 389: 114882. PMID: 31953203.

Li C, Zheng Z, Xie Y, et al., 2020. Protective effect of taraxasterol on ischemia/reperfusion - induced acute kidney injury via inhibition of oxidative stress, inflammation, and apoptosis [J]. Int Immunopharmacol, 89: 107169. PMID: 33183976.

Li G, Lin J, Peng Y, et al., 2020. Curcumol may reverse early and advanced liver fibrogenesis through downregulating the uPA/uPAR pathway [J]. Phytother Res, 34: 1421 - 1435. PMID: 31989700.

Li H, Tang Y, Wang Y, et al., 2020. Effects of Saikosaponin D on CYP1A2 and CYP2D6 in HepaRG cells [J]. Drug Des Devel Ther, 14: 5251 - 5258. PMID: 33273809.

Li J, Feng M, Sun R, et al., 2020. Andrographolide ameliorates bleomycin - induced pulmonary fibrosis by suppressing cell proliferation and myofibroblast differentiation of fibroblasts via the TGF - β1 - mediated Smad - dependent and - independent pathways [J]. Toxicol Lett, 321: 103 - 113. PMID: 31706003.

Li J, Liu J, Yue W, et al., 2020. Andrographolide attenuates epithelial - mesenchymal transition induced by TGF - β1 in alveolar epithelial cells [J]. J Cell Mol Med, 24: 10501 - 10511. PMID: 32705806.

Li LC, Kan LD., 2017. Traditional Chinese medicine for pulmonary fibrosis therapy: Progress and future prospects [J]. J Ethnopharmacol, 198: 45 - 63. PMID: 28038955.

Li M, Yan Y, He J, et al., 2022. Jolkinolide B alleviates renal fibrosis via anti - inflammation and inhibition of epithelial - mesenchymal transition in unilateral ureteral obstruction mice [J]. J Asian Nat Prod Res, 24: 76 - 87. PMID: 34937462.

Li R, Yin H, Wang J, et al., 2021. Dihydroartemisinin alleviates skin fibrosis and endothelial dysfunction in bleomycin - induced skin fibrosis models [J]. Clin Rheumatol, 40: 4269 - 4277. PMID: 34013490.

Li X, Liu X, Deng R, et al., 2021. Betulinic acid attenuated bleomycin - induced pulmonary fibrosis by effectively intervening Wnt/β - catenin signaling [J]. Phytomedicine, 81: 153428. PMID: 33341025.

Li X, Mo N, Li Z., 2020. Ginsenosides: potential therapeutic source for fibrosis - associated human diseases [J]. J Ginseng Res, 44: 386 - 398. PMID: 32372860.

Li Y, Jin C, Shen M, et al., 2020. Iron regulatory protein 2 is required for artemether - mediated anti - hepatic fibrosis through ferroptosis pathway [J]. Free Radic Biol Med, 160: 845 - 859. PMID: 32947011.

Li Y, Wang L, Dong Z, et al., 2019. Cardioprotection of salvianolic acid B and ginsenoside Rg1 combination on subacute myocardial infarction and the underlying mechanism [J]. Phytomedicine, 57: 255 -

261. PMID：30797987.

Lin YM，Badrealam KF，Kuo WW，et al.，2021. Nerolidol improves cardiac function in spontaneously hypertensive rats by inhibiting cardiac inflammation and remodelling associated TLR4/ NF－κB signalling cascade〔J〕. Food Chem Toxicol，147：111837. PMID：33212213.

Ling S，Zhang L，Qian Y，et al.，2022. Curcumol inhibits PDGF－BB－induced proliferation and migration of airway smooth muscle cells by suppressing ERK/CREB pathway〔J〕. Allergol Immunopathol (Madr)，50：17－24. PMID：34873892.

Liu B，Rong Y，Sun D，et al.，2019. Costunolide inhibits pulmonary fibrosis via regulating NF－kB and TGF－β1/Smad2/Nrf2－NOX4 signaling pathways〔J〕. Biochem Biophys Res Commun，510：329－333. PMID：30709583.

Liu D，Qin H，Yang B，et al.，2020. Oridonin ameliorates carbon tetrachloride－induced liver fibrosis in mice through inhibition of the NLRP3 inflammasome〔J〕. Drug Dev Res，81：526－533. PMID：32219880.

Liu G，Cui Z，Gao X，et al.，2021. Corosolic acid ameliorates non－alcoholic steatohepatitis induced by high－fat diet and carbon tetrachloride by regulating TGF－β1/Smad2，NF－κB，and AMPK signaling pathways〔J〕. Phytother Res，35：5214－5226. PMID：34213784.

Liu N，Fu D，Yang J，et al.，2020. Asiatic acid attenuates hypertrophic and fibrotic differentiation of articular chondrocytes via AMPK/PI3K/AKT signaling pathway〔J〕. Arthritis Res Ther，22：112. PMID：32398124.

Liu P，Miao K，Zhang L，et al.，2020. Curdione ameliorates bleomycin－induced pulmonary fibrosis by repressing TGF－β－induced fibroblast to myofibroblast differentiation〔J〕. Respir Res，21：58. PMID：32075634.

Liu P，Zhang J，Wang Y，et al.，2021. The active compounds and therapeutic target of Tripterygium wilfordii Hook. f. in attenuating proteinuria in diabetic nephropathy：A review〔J〕. Front Med (Lausanne)，8：747922. PMID：34621768.

Liu T，Yang F，Liu J，et al.，2019. Astragaloside IV reduces cardiomyocyte apoptosis in a murine model of coxsackievirus B3－induced viral myocarditis〔J〕. Exp Anim，68：549－558. PMID：31243190.

Liu W，Liang L，Zhang Q，et al.，2021. Effects of andrographolide on renal tubulointersticial injury and fibrosis. Evidence of its mechanism of action〔J〕. Phytomedicine，91：153650. PMID：34332282.

Liu W，Qin F，Wu F，et al.，2020. Sodium aescinate significantly suppress postoperative peritoneal adhesion by inhibiting the RhoA/ROCK signaling pathway〔J〕. Phytomedicine，69：153193. PMID：32120245.

Liu X，Chen K，Zhuang Y，et al.，2019. Paeoniflorin improves pressure overload－induced cardiac remodeling by modulating the MAPK signaling pathway in spontaneously hypertensive rats〔J〕. Biomed Pharmacother，111：695－704. PMID：30611994.

Liu Y，Bi Y，Mo C，et al.，2019. Betulinic acid attenuates liver fibrosis by inducing autophagy via the mitogen－activated protein kinase/extracellular signal－regulated kinase pathway〔J〕. J Nat Med，73：179－189. PMID：30377904.

Liu YM，Cong S，Cheng Z，et al.，2020. Platycodin D alleviates liver fibrosis and activation of hepatic stellate cells by regulating JNK/c－JUN signal pathway〔J〕. Eur J Pharmacol，876：172946. PMID：31996320.

Ma JQ，Zhang YJ，Tian ZK.，2021. Anti－oxidant，anti－inflammatory and anti－fibrosis effects of ganoderic acid A on carbon tetrachloride induced nephrotoxicity by regulating the Trx/TrxR and JAK/ROCK pathway [J]. Chem Biol Interact，344：109529. PMID：34029542.

Ma W，Huang Q，Xiong G，et al.，2020. The protective effect of Hederagenin on pulmonary fibrosis by regulating the Ras/JNK/NFAT4 axis in rats [J]. Biosci Biotechnol Biochem，84：1131－1138. PMID：32024440.

Mahmoud NM，Elshazly SM，Rezq S，2022. Geraniol protects against cyclosporine A－induced renal injury in rats：Role of Wnt/β－catenin and PPARγ signaling pathways [J]. Life Sci，291：120259. PMID：34968469.

Meeran MFN，Azimullah S，Mamoudh HH，et al.，2021. Nerolidol，a sesquiterpene from the essential oils of aromatic plants，attenuates Doxorubicin－induced chronic cardiotoxicity in rats [J]. J Agric Food Chem，69：7334－7343. PMID：34170670.

Mehrabani M，Goudarzi M，Mehrzadi S，et al.，2020. Crocin：a protective natural antioxidant against pulmonary fibrosis induced by bleomycin [J]. Pharmacol Rep，72：992－1001. PMID：31997260.

Meira CS，Santos ES，Santo RFDE，et al.，2019. Betulinic acid derivative BA5，attenuates inflammation and fibrosis in experimental chronic chagas disease cardiomyopathy by inducing IL－10 and M2 polarization [J]. Front Immunol，10：1257. PMID：31244833.

Meng Z，Li HY，Si CY，et al.，2020. Asiatic acid inhibits cardiac fibrosis throughNrf2/HO－1 and TGF－β1/Smads signaling pathways in spontaneous hypertension rats [J]. Int Immunopharmacol，74：105712. PMID：31254954.

Mohandas S，Vairappan B，2020. Ginkgolide－A attenuates bacterial translocation through activating PXR and improving antimicrobial peptide Reg 3A in experimental cirrhosis [J]. Life Sci，257：118111. PMID：32682918.

Mohseni R，Karimi J，Tavilani H，et al.，2019. Carvacrol ameliorates the progression of liver fibrosis through targeting of Hippo and TGF－β signaling pathways in carbon tetrachloride（CCl_4）－induced liver fibrosis in rats [J]. Immunopharmacol Immunotoxicol，41：163－171. PMID：30706740.

Morel KL，Ormsby RJ，Klebe S，et al.，2019. DMAPT is an effective radioprotector from long－term radiation－induced damage to normal mouse tissues in vivo [J]. Radiat Res，192：231－239. PMID：31095445.

Nie Y，Zhang D，Qian F，et al.，2019. Baccatin Ⅲ ameliorates bleomycin－induced pulmonary fibrosis via suppression of TGF－β1 production and TGF－β1－induced fibroblast differentiation [J]. Int Immunopharmacol，74：105696. PMID：31229901.

Park YJ，Jeon MS，Lee S，et al.，2021. Anti－fibrotic effects of brevilin A in hepatic fibrosis via inhibiting the STAT3 signaling pathway [J]. Bioorg Med Chem Lett，41：127989. PMID：33794317.

Prashanth Goud M，Bale S，Pulivendala G，et al.，2019. Therapeutic effects of Nimbolide，an autophagy regulator，in ameliorating pulmonary fibrosis through attenuation of TGF－β1 driven epithelial－to－mesenchymal transition [J]. Int Immunopharmacol，75：105755. PMID：31377591.

Qiu Y，Zhou J，Zhang H，et al.，2019. Rhodojaponin Ⅱ attenuates kidney injury by regulating TGF－β1/Smad pathway in mice with adriamycin nephropathy [J]. J Ethnopharmacol，243：112078. PMID：31301369.

Radhiga T，Senthil S，Sundaresan A，et al.，2019. Ursolic acid modulates MMPs，collagen－I，α－

SMA, and TGF‐β expression in isoproterenol‐induced myocardial infarction in rats [J]. Hum Exp Toxicol, 38: 785‐793. PMID: 30977399.

Ren D, Luo J, Li Y, et al., 2020. Saikosaponin B2 attenuates kidney fibrosis via inhibiting the Hedgehog pathway [J]. Phytomedicine, 2020: 67: 153163. PMID: 31901891.

Sari N, Katanasaka Y, Sugiyama Y, et al., 2021. Zerumbone prevents pressure overload‐induced left ventricular systolic dysfunction by inhibiting cardiac hypertrophy and fibrosis [J]. Phytomedicine, 92: 153744. PMID: 34563985.

Sharawy MH, El‐Awady MS, Makled MN, 2021. Protective effects of paclitaxel on thioacetamide‐induced liver fibrosis in a rat model [J]. J Biochem Mol Toxicol, 35: e22745. PMID: 33749060.

Shen W, Fan K, Zhao Y, et al., 2020. Stevioside inhibits unilateral ureteral obstruction‐induced kidney fibrosis and upregulates renal PPARγ expression in mice [J]. J Food Biochem, 44: e13520. PMID: 33047331.

Shiu LY, Huang HH, Chen CY, et al., 2020. Reparative and toxicity‐reducing effects of liposome‐encapsulated saikosaponin in mice with liver fibrosis [J]. Biosci Rep, 40: undefined. PMID: 32756863.

Souza DS, Barreto TO, Menezes‐Filho JER, et al., 2020. Myocardial hypertrophy is prevented by farnesol through oxidative stress and ERK1/2 signaling pathways [J]. Eur J Pharmacol, 887: 173583. PMID: 32956645.

Tan Y, Li Y, Zhou F, et al., 2020. Administration of a mixture of triterpenoids from yeyachun and phenolic acids from danshen ameliorates carbon tetrachloride‐induced liver fibrosis in mice by the regulation of intestinal flora [J]. J Pharmacol Sci, 143: 165‐175. PMID: 32387002.

Tavares LA, Rezende AA, Santos JL, et al., 2021. Cymbopogon winterianus essential oil attenuates Bleomycin‐induced pulmonary fibrosis in a murine model [J]. Pharmaceutics, 13: 679. PMID: 34065064.

Thakur V, Alcoreza N, Delgado M, et al., 2021. Cardioprotective effect of Glycyrrhizin on myocardial remodeling in diabetic rats [J]. Biomolecules, 11: 569. PMID: 33924458.

Vuolo F, Abreu SC, Michels M, et al., 2019. Cannabidiol reduces airway inflammation and fibrosis in experimental allergic asthma [J]. Eur J Pharmacol, 843: 251‐259. PMID: 30481497.

Wan S, Luo F, Huang C, et al., 2020. Ursolic acid reverses liver fibrosis by inhibiting interactive NOX4/ROS and RhoA/ROCK1 signalling pathways [J]. Aging (Albany NY), 12: 10614‐10632. PMID: 32496208.

Wang J, Shen W, Zhang JY, et al., 2019. Stevioside attenuates isoproterenol‐induced mouse myocardial fibrosis through inhibition of the myocardial NF‐κB/TGF‐β1/Smad signaling pathway [J]. Food Funct, 10: 1179‐1190. PMID: 30735218.

Wang JP, Li TZ, Huang XY, et al., 2021. Synthesis and anti‐fibrotic effects of santamarin derivatives as cytotoxic agents against hepatic stellate cell line LX2 [J]. Bioorg Med Chem Lett, 41: 127994. PMID: 33775837.

Wang L, Yuan D, Zheng J, et al., 2019. Chikusetsu saponin IVa attenuates isoprenaline‐induced myocardial fibrosis in mice through activation autophagy mediated by AMPK/mTOR/ULK1 signaling [J]. Phytomedicine, 58: 152764. PMID: 31005723.

Wang L, Zhang Z, Li M, et al., 2019. P53‐dependent induction of ferroptosis is required for artemether to alleviate carbon tetrachloride‐induced liver fibrosis and hepatic stellate cell activation [J]. IUBMB

Life，71：45 – 56. PMID：30321484.

Wang Q，Yang Y，Chen K，et al.，2020. Dietary menthol attenuates inflammation and cardiac remodeling after myocardial infarction via the transient receptor potential melastatin 8 [J]. Am J Hypertens，33：223 – 233. PMID：31648306.

Wang X，Song W，Zhang F，et al.，2021. Dihydroartemisinin inhibits TGF – β – induced fibrosis in human tenon fibroblasts via inducing autophagy [J]. Drug Des Devel Ther，15：973 – 981. PMID：33688170.

Wang Y，Zhang X，Fu Y，et al.，2021. 1，8 – cineole protects against ISO – induced heart failure by inhibiting oxidative stress and ER stress in vitro and in vivo [J]. Eur J Pharmacol，910：174472. PMID：34481877.

Wang Y，Zhen D，Fu D，et al.，2021. 1，8 – cineole attenuates cardiac hypertrophy in heart failure by inhibiting the miR – 206 – 3p/SERP1 pathway [J]. Phytomedicine，91：153672. PMID：34385094.

Wang ZP，Che Y，Zhou H，et al.，2020. Corosolic acid attenuates cardiac fibrosis following myocardial infarction in mice [J]. Int J Mol Med，45：1425 – 1435. PMID：32323841.

Wei Y，Zhang X，Wen S，et al.，2019. Methyl helicterate inhibits hepatic stellate cell activation through down-regulating the ERK1/2 signaling pathway [J]. J Cell Biochem，120：14936 – 14945. PMID：31009108.

Wen G，Li T，He H，et al.，2020. Ganoderic acid A inhibits Bleomycin – induced lung fibrosis in mice [J]. Pharmacology，105：568 – 575. PMID：31940650.

Wen M，Liu Y，Chen R，et al.，2019. Geniposide suppresses liver injury in a mouse model of DDC – induced sclerosing cholangitis [J]. Phytother Res，35：3799 – 3811. PMID：33763888.

Wen Y，Pan MM，Lv LL，et al.，2019. Artemisinin attenuates tubulointerstitial inflammation and fibrosis via the NF – κB/NLRP3 pathway in rats with 5/6subtotal nephrectomy [J]. J Cell Biochem，120：4291 – 4300. PMID：30260039.

Wu B，Huang XY，Li L，et al.，2019. Attenuation of diabetic cardiomyopathy by relying on kirenol to suppress inflammation in a diabetic rat model [J]. J Cell Mol Med，23：7651 – 7663. PMID：31565849.

Xi D，Bhattacharjee J，Salazar – Gonzalez RM，et al.，2020. Rebaudioside affords hepatoprotection ameliorating sugar sweetened beverage – induced nonalcoholic steatohepatitis [J]. Sci Rep，10：6689. PMID：32317687.

Xiao H，Sun X，Liu R，et al.，2020. Gentiopicroside activates the bile acid receptor Gpbar1（TGR5）to repress NF – kappaB pathway and ameliorate diabetic nephropathy [J]. Pharmacol Res，151：104559. PMID：31759089.

Xie S，Deng W，Chen J，et al.，2020. Andrographolide protects against adverse cardiac remodeling after myocardial infarction through enhancing Nrf2 signaling pathway [J]. Int J Biol Sci，16：12 – 26. PMID：31892842.

Xiong K，Shi M，Zhang T，et al.，2020. Protective effect of picroside I against hepatic fibrosis in mice via sphingolipid metabolism，bile acid biosynthesis，and PPAR signaling pathway [J]. Biomed Pharmacother，131：110683. PMID：32942155.

Xu CG，Zhu XL，Wang W，et al.，2019. Ursolic acid inhibits epithelial – mesenchymal transition in vitro and in vivo [J]. Pharm Biol，57：169 – 175. PMID：30905239.

Xu DQ，Zhao L，Li SJ，et al.，2021. Catalpol counteracts the pathology in a mouse model of Duchenne muscular dystrophy by inhibiting the TGF – β1/TAK1 signaling pathway [J]. Acta Pharmacol Sin，42：1080 – 1089. PMID：32939036.

Xu M，Wan CX，Huang SH，et al.，2019. Oridonin protects against cardiac hypertrophy by promoting

P21 - related autophagy [J]. Cell Death Dis, 10: 403. PMID: 31127082.

Xuan J, Zhu D, Cheng Z, et al., 2020. Crocin inhibits the activation of mouse hepatic stellate cells via the lnc - LFAR1/MTF - 1/GDNF pathway [J]. Cell Cycle, 19: 3480 - 3490. PMID: 33295246.

Yan Y, Tan RZ, Liu P, et al., 2020. Oridonin alleviates IRI - induced kidney injury by inhibiting inflammatory response of macrophages via AKT - related pathways [J]. Med Sci Monit, 26: e921114. PMID: 32362652.

Yang G, Jin L, Zheng D, et al., 2019. Fucoxanthin alleviates oxidative stress through Akt/Sirt1/FoxO3α signaling to inhibit HG - induced renal fibrosis in GMCs [J]. Mar Drugs, 17: 702. PMID: 31842414.

Yang L, Ao Q, Zhong Q, et al., 2020. SIRT1/IGFBPrP1/TGFβ1 axis involved in cucurbitacin B ameliorating concanavalin A - induced mice liver fibrosis [J]. Basic Clin Pharmacol Toxicol, 127: 371 - 379. PMID: 32452080.

Yang X, Wang Z, Kai J, et al., 2020. Curcumol attenuates liver sinusoidal endothelial cell angiogenesis via regulating Glis - PROX1 - HIF - 1α in liver fibrosis [J]. Cell Prolif, 53: e12762. PMID: 32119185.

You YK, Luo Q, Wu WF, et al., 2019. Petchiether A attenuates obstructive nephropathy by suppressing TGF - β/Smad3 and NF - κB signalling [J]. J Cell Mol Med, 23: 5576 - 5587. PMID: 31211499.

Yu FF, Yang GH, Chen SB, et al., 2021. Pseudolaric acid B attenuates high salt intake - induced hypertensive left ventricular remodeling by modulating monocyte/macrophage phenotypes [J]. Med Sci Monit, 27: e932404. PMID: 34493698.

Yue J, Sun Y, Xu J, et al., 2019. Cucurbitane triterpenoids from the fruit of Momordica charantia L. and their anti - hepatic fibrosis and anti - hepatoma activities [J]. Phytochemistry, 157: 21 - 27. PMID: 30352327.

Zaghloul MS, Said E, Suddek GM, et al., 2019. Crocin attenuates lung inflammation and pulmonary vascular dysfunction in a rat model of bleomycin - induced pulmonary fibrosis [J]. Life Sci, 235: 116794. PMID: 31465731.

Zeytun H, Özkorkmaz EG, 2021. Effects of carvacrol in an experimentally induced esophageal burn model: Expression of VEGF andcaspase - 3 proteins [J]. J Invest Surg, 34: 408 - 416. PMID: 31288583.

Zhang B, Liu P, Zhou Y, et al., 2019. Dihydroartemisinin attenuates renal fibrosis through regulation of fibroblast proliferation and differentiation [J]. Life Sci, 223: 29 - 37. PMID: 30862567.

Zhang B, Zhang X, Zhang C, et al., 2019. Notoginsenoside R1 protects db/db mice against diabetic nephropathy via upregulation of Nrf2 - mediated HO - 1 expression [J]. Molecules, 24: 247. PMID: 30634720.

Zhang Q, Mohammed EAH, Wang Y, et al., 2020. Synthesis and anti - hepaticfibrosis of glycyrrhetinic acid derivatives with inhibiting COX - 2 [J]. Bioorg Chem, 99: 103804. PMID: 32272365.

Zhang T, Dai J, Ye W, et al., 2020. Asiaticoside attenuates bleomycin - induced pulmonary fibrosis in A2aR -/- mice by promoting the BMP7/Smad1/5signaling pathway [J]. Biochem Biophys Res Commun, 527: 662 - 667. PMID: 32423816.

Zhang X, Ke PX, Yuan X, et al., 2021. Forskolin protected against Streptozotocin - induced diabetic cardiomyopathy via inhibition of oxidative stress and cardiac fibrosis in mice [J]. Biomed Res Int, 2021: 8881843. PMID: 33564685.

Zhang Y，Huang Q，Chen Y，et al.，2020. Parthenolide, an NF－κB inhibitor, alleviates peritoneal fibrosis by suppressing the TGF－β/Smad pathway [J]. Int Immunopharmacol，78：106064. PMID：31838448.

Zhang ZH，He JQ，Zhao YY，et al.，2020. Asiatic acid prevents renal fibrosis in UUO rats via promoting the production of 15d－PGJ2, an endogenous ligand of PPAR－γ [J]. Acta Pharmacol Sin，41：373－382. PMID：31705123.

Zhao J，Shi J，Shan Y，et al.，2020. Asiaticoside inhibits TGF－β1－induced mesothelial－mesenchymal transition and oxidative stress via the Nrf2/HO－1signaling pathway in the human peritoneal mesothelial cell line HMrSV5 [J]. Cell Mol Biol Lett，25：33. PMID：32514269.

Zhou J，Tan Y，Wang X，et al.，2021. Paeoniflorin attenuates DHEA－induced polycystic ovary syndrome via inactivation of TGF－β1/Smads signaling pathway in vivo [J]. Aging（Albany NY），13：7084－7095. PMID：33638949.

Zhu K，Cao C，Huang J，et al.，2019. Inhibitory effects of ursolic acid from Bushen Yijing Formula on TGF－β1－induced human umbilical vein endothelial cell fibrosis via AKT/mTOR signaling and Snail gene [J]. J Pharmacol Sci，140：33－42. PMID：31151763.

Zhu Y，Ling Y，Wang X，2020. Alantolactone mitigates renal injury induced by diabetes via inhibition of high glucose－mediated inflammatory response and macrophage infiltration [J]. Immunopharmacol Immunotoxicol，42：84－92. PMID：32064988.

Zhu ZH，Li X，He LF，et al.，2021. Glycyrrhizic acid, as an inhibitor of HMGB1, alleviates bleomycin－induced pulmonary toxicity in mice through the MAPK and Smad3 pathways [J]. Immunopharmacol Immunotoxicol，43：461－470. PMID：34142927.

第五节　酚类化合物

　　酚类化合物是一类由直接与芳香烃基团键合的羟基（hydroxyl，－OH）组成的化合物。多酚类分子结构中含有多个酚羟基结构，但是一到两个酚羟基结构的化合物也被归类为简单的酚类化合物。几乎所有的植物都会产生一定量的多酚作为次级代谢产物用于防护紫外线辐射、保护自身不被其他动植物吃掉，以及作为花色素等。最近的研究发现，一些天然多酚具有抗肝纤维化作用。

一、红景天苷

　　红景天苷（salidroside，SAL）是从景天科、红景天属植物红景天中提取出的浅棕色或棕色粉末。在 STZ 诱导的 T1DM 大鼠模型中，SAL 改善了肾脏结构，降低了尿蛋白和白蛋白水平，增加了肌酐清除率，并抑制了肾纤维化。SAL 还降低了 Wnt1、Wnt3 和 TGF－β1 的 mRNA 和蛋白质水平、Smad－3 的磷酸化、β－catenin 的总水平和核水平，以及裂解的 caspase－3 的水平和活性。同时，SAL 显著增加了 p－β－catenin 的水平（Ser 33/37/Thr 41）并抑制 Axin－2、FN 的蛋白质水平，以及 β－catenin 的主要靶标胶原 IIIa 的 mRNA 和蛋白质水平。在对照组和 T1DM 大鼠中，SAL 显著降低了空腹血糖水平并降低了肾 ROS 和 p-GS3Kβ（Ser9）水平，显著增加了 SOD 和 GSH 水平。总之，SAL 通过减弱 TGF-β1 和 Wnt1/3a/β-catenin 信号传导来防止糖尿病引起的肾损伤和肾纤维化。

二、姜黄素

姜黄素（curcumin）是从姜黄根茎中提取的一种黄色色素，为二酮类化合物。在博来霉素和 SiO₂ 处理诱导的小鼠肺纤维化（PF）模型中，姜黄素（每天 75mg/kg 和 150mg/kg）在口服或直肠给药而非静脉内给药时发挥剂量依赖性的抗纤维化作用，这意味着肠道途径参与了姜黄素的作用。口服姜黄素显著增加了结肠组织中肠源性肝细胞生长因子（HGF）的表达。姜黄素（5~40μM）剂量依赖性地增加小鼠原代成纤维细胞、巨噬细胞、CCD-18Co 细胞（成纤维细胞系）和 RAW264.7 细胞（单核细胞-巨噬细胞系）中的 HGF 表达，但原代结肠上皮细胞中没有变化。在 CCD-18Co 细胞和 RAW264.7 细胞中，姜黄素剂量依赖性地激活 PPARγ 和 CREB，增加 15-脱氧-Δ12、15d-PGJ2 的产生。总之，姜黄素通过诱导 15d-PGJ2 激活 PPARγ 和 CREB，促进结肠成纤维细胞和巨噬细胞中 HGF 的表达，并且 HGF 进入肺部产生抗 PF 作用。

三、四氢姜黄素

四氢姜黄素（tetrahydrocurcumin，THC）是由姜科植物姜黄（*Curcuma longa* L.）根茎中分离出的姜黄素（curcumin）氢化而来。在 STZ 诱导的糖尿病小鼠中，口服 THC［120mg/（kg·d）］12 周可显著改善心脏功能，改善心肌纤维化和心脏肥大，同时减少 ROS 的产生。在体外和体内，THC 给药使下游分子 Ac-SOD2 减少和 SOD2 脱乙酰化产生增加，最终增强了 SOD 和 GSH-Px 的修复活性并减少 MDA 产生。THC 治疗通过抑制 ROS 诱导的 TGF-β1/Smad3 信号通路，随后降低心脏纤维化标志物 α-SMA、COLⅠ和 COLⅢ 的表达来实现其抗纤维化作用。总的来说，四氢姜黄素通过激活 SIRT1 通路减轻高葡萄糖诱导的氧化应激和纤维化来改善糖尿病性心肌病。双去甲氧基姜黄素（bisdemethoxycurcumin）通过在 20μM 的浓度下特异性诱导成纤维细胞凋亡来减轻 UUO 诱导的肾纤维化。在 TAC 手术的心肌肥大模型中，THC 补充剂部分上调了线粒体的未折叠蛋白反应（mitochondrial unfolded protein response，UPR mt）效应子并抑制了氧化应激，从而显著减轻了收缩功能障碍、心脏肥大和纤维化。THC 通过激活 PGC-1α/ATF5 轴可以部分激活 UPR mt 并减轻 THC 对压力超负荷引起的病理性心脏肥大和氧化应激。

四、白藜芦醇

白藜芦醇（resveratrol，Res）在体内 UUO 大鼠模型和体外由 TGF-β1 刺激的成纤维细胞和肾小管上皮细胞（TECs）中，通过靶向成纤维细胞-肌成纤维细胞分化（fibroblast-myofibroblast differentiation，FMD）和 EMT 抑制 UUO 肾脏中的肌成纤维细胞表型和纤维化形成。Res 的抗纤维化作用与间质和小管中 TECs 的增殖减少相关，导致增殖相关信号通路的活性受到抑制，包括 MAPK、PI3K/Akt、Wnt/β-catenin 和 JAK2/STAT3 通路。Res 的抗纤维化和抗增殖作用与 Smad2/3 信号的失活有关，并导致 FMD 和 EMT 的部分逆转，以及肌纤维母细胞表型的抑制。总之，Res 通过增殖相关途径在体内和体外抑制肌成纤维细胞表型和纤维化形成，使其成为预防肾纤维化的潜在治疗剂。

五、酪醇

酪醇（tyrosol）是一种在橄榄油中发现的天然酚类抗氧化剂。在 TAA 诱导的慢性肝损伤大鼠模型中，酪醇减轻了肝脏炎症、变性，尤其是纤维化等组织病理学变化。此外，酪醇的施用显著减弱了 α-SMA 的表达和细胞凋亡的表达。生化方面，酪醇增加 GSH 水平、GSH-Px 和 CAT 活性，并通过降低 MDA 水平显示出抗氧化功效。此外，酪醇通过降低 TNF-α、IL-6 和 TGF-β1 的基因表达水平来减少炎症和纤维化。酪醇由于其抗氧化、抗炎和抗凋亡作用抑制了纤维化，并在肝脏中显示出抗纤维化作用。

六、原儿茶酸

原儿茶酸（protocatechuic acid，PCA）是天然存在于许多蔬菜和果实中的一种水溶性酚酸类物质，并且是很多中药（如丹参、芙蓉等）中的有效活性成分。PCA 在体外抑制了 TNF-α 激活的 HSC-T6 细胞的活力，而且在体内有效地减轻了 TAA 诱导的肝损伤和纤维化。进一步的试验表明，PCA 通过调节 TGF-β 信号通路下调 p-Smad2、p-ERK、c-Jun 的蛋白表达，在肝纤维化中发挥保护作用。PCA 对 Ang Ⅱ 诱导的心脏成纤维细胞（cardiac fibroblasts，CFs）中的细胞增殖和迁移具有抑制作用。PCA 治疗抑制了肌成纤维细胞的标志 α-SMA 的表达。此外，在 PCA 处理的 CF 中，ECM 蛋白的产生显著降低，包括 CoL Ⅰ 和 CTGF。PCA 减弱了 Ang Ⅱ 诱导的 MMP-2 和 MMP-9 水平升高。此外，PCA 导致 ROS 生成减少，以及 NOX4 和 p-p38 在 Ang Ⅱ 诱导的 CFs 中的表达减少。PCA 通过抑制 NOX4/ROS/p38 信号通路减弱 Ang Ⅱ 诱导的心脏成纤维细胞纤维化。

七、原儿茶醛

原儿茶醛（protocatechualdehyde）学名为 3,4-二羟基苯甲醛（3,4-dihydroxy-benzaldehyde），是丹参水溶性成分丹酚酸 B 降解的主要产物之一。在 ISO 诱导的心肌纤维化模型中，原儿茶醛与 COL Ⅰ 的特异性结合，直接调节胶原蛋白构象动力学。原儿茶醛通过减轻弥漫性间质心肌纤维化来控制心血管重塑。在 UUO 诱导的肾纤维化模型中，原儿茶醛治疗可以缓解肾功能不全的中度至重度恶化和病理变化。机制研究表明，原儿茶醛的作用分别与 Smad3 和 NF-κB 驱动的纤维化和炎症的下调有关。值得注意的是，原儿茶醛可以抑制 UUO 和 IL-1β 处理的 TECs 中炎症细胞因子如 iNOS、MCP-1、TNF-α 的异常表达。此外，原儿茶醛还抑制了 Smad3 依赖性长非编码 RNA（long-stranded non-coding RNA，lncRNA）9 884 的表达。原儿茶醛通过介导 lncRNA9 884/MCP-1 信号通路抑制炎症并减轻阻塞性肾病。在氧-葡萄糖剥夺/复氧（oxygen glucose deprivation/reoxygenation，OGD/R）诱导的 H9C2 细胞中，原儿茶醛发挥显著的抗凋亡作用。原儿茶醛对小鼠心肌纤维化模型中的心肌细胞也有明显的保护作用。原儿茶醛通过抑制 PERK、肌醇依赖性激酶-1α（inositol-requiring enzyme-1α，IRE1α）和 ATF6α 信号通路抑制 ER 应激，进而抑制心肌细胞凋亡。总之，原儿茶醛可通过抑制 PERK/ATF6α/IRE1α 通路保护氧-葡萄糖剥夺/复氧诱导的心肌损伤。

八、桑白皮酚类化合物

桑白皮为桑科植物桑除去栓皮的根皮。在添加油酸钠诱导的肾小管上皮细胞中，桑白皮酚类显著减轻脂质沉积、炎症、氧化应激和纤维化。桑白皮中的酚类化合物通过 CD36 改善油酸钠诱导的 NRK-52e 细胞上皮间质转化和纤维化。

九、柯里拉京

柯里拉京（corilagin，Cor）又称柯子次鞣素、诃里拉京，属天然植物多酚单宁酸类化合物。肝星状细胞系 LX2 和 SD 大鼠中，Cor 治疗降低了 miR-21、CTGF、α-SMA、TIMP-1、TGF-β1、COL 1A1 和 p-Smad2/3 的 mRNA 或蛋白质水平。而 Cor 增加了 Smad7 和 MMP-9 的 mRNA 和蛋白质水平。同时，给予 Cor 不仅改善了肝纤维化的病理表现，而且降低了肝组织中 α-SMA 和 COL 1A1 的水平，以及血清中 TGF-β1、ALT 的水平。Cor 能够通过阻断 LX2 细胞和 CCl₄ 诱导的肝纤维化大鼠中 miR-21 调节的 TGF-β1/Smad 信号通路来预防肝纤维化。在 DOX 诱导的大鼠心脏损伤模型和 H9C2 细胞中，Cor 治疗显著改变了 DOX 诱导的 ROS、脂质、心脏标志物、压力和抗氧化标志物。此外，Cor 的施用可减弱心脏毒性，显著改变细胞凋亡和存活蛋白的表达。Cor 通过调节细胞凋亡和 PI3-K/AKT 信号通路减轻 DOX 诱导的心脏毒性。从肥厚性瘢痕（HS）分离出 HSFs 中，Cor 抑制 HSFs 的活化外，还包括对胶原蛋白产生、细胞增殖和迁移的依赖性抑制。此外，Cor 抑制兔耳瘢痕模型中 HS 的形成和胶原蛋白沉积。Cor 还在体内抑制成纤维细胞增殖和 α-SMA 表达，下调 TGF-β1 和 Ⅰ型 TGF-β 受体的蛋白水平，从而降低 p-Smad2/3 的水平，也影响了 MMPs 和 TIMP1 的蛋白水平。Cor 通过抑制 TGF-β/Smad 信号通路减轻肥厚性瘢痕。

十、没食子酸

没食子酸（gallic acid，GaA）（3，4，5-trihydroxybenzoic acid）是一种酚类化合物，广泛存在于葡萄、五倍子、漆树、柑橘类水果和绿茶中。GaA、槲皮素及其组合治疗 BLM 诱导的肺纤维化模型中，与单一植物化学处理组相比，联合处理显示肺羟脯氨酸和 TNF-水平显著降低，CAT 活性增加。与槲皮素治疗组相比，联合治疗显著增强了肺 SOD 活性和 GSH 水平，降低了 NO 和 IL-6 水平。然而，只有联合治疗才能降低肺指数，并完全逆转 BLM 处理组的组织病理学变化。总之，联合治疗两种天然酚类化合物槲皮素和 GaA 可能是一种更有效的 PF 治疗方法。在 TAA 诱导的肝纤维化模型中，给予 GaA 和阿魏酸（ferulic acid，FeA）可显著降低血清 ALT、AST、ALP 活性，增加肝脏抗氧化酶的活性，并保护肝组织的完整性。没食子酸或阿魏酸处理使 TGF-β1、磷酸化和总 Smad3 蛋白的肝脏表达显著降低，miR-21 表达下调，而 miR-30 和 miR-200 表达上调。总之，GaA 和 FeA 通过抑制 TGF-β1/Smad3 信号传导和差异调节 miR-21、miR-30 和 miR-200 的肝脏表达水平，来减轻 TAA 诱导的大鼠肝纤维化和氧化应激。在体外 Ang Ⅱ刺激原发性心肌细胞肥大中，GaA 显著降低了心肌细胞大小的增加。在 TAC 诱导的小鼠中心脏肥大性重塑模型中，GaA 可显著改善心脏功能障碍并减轻病理变化，包括心肌细胞肥大、纤维化、炎症和氧化应激。从机制上讲，GaA 抑制 ULK1 并激活自噬，从而诱导 EGFR、gp130 和钙调磷酸酶 A 的降解，从而抑制下游信号级联反应（AKT、ERK1/2、JAK2/STAT3 和 NFATc1）。GaA 通过自噬依赖性机制预防心肌肥大和功能障碍。在 CCl₄ 诱导的肝纤维化模型中，GaA 显著降低血清肝酶，下调促炎细胞因子、IL-1B、IL-6、COX2 和 TNF-α，并上调抗氧化基因表达（SOD 和 CAT）。GaA 作为天然抗氧化剂在改善肝病方面很有前景。

十一、迷迭香酸

迷迭香酸（rosmarinic acid，RA）是从唇形科植物迷迭香中分离得到的一种水溶性的天然酚酸类化合物。在单剂量博来霉素诱导的肺纤维化模型中，迷迭香叶提取物富含的 CA 或 RA 减轻了肺纤维化病灶和 SOD、CAT 活性和 MDA 水平的紊乱，并且发挥协同抗纤维化作用。棕榈酸暴露的 HepG2 细胞和喂食甲硫氨酸和胆碱缺乏饮食的 db/db 小鼠的 NASH 模型中，柠檬香脂提取物（lemon balsam extract，LBE）和 RA 治疗通过增加抗氧化酶来缓解氧化应激，激活 AMPK 来调节脂质代谢相关基因的表达，抑制与肝纤维化和炎症有关的基因的表达。LBE 和 RA 可以通过减轻非酒精性脂质积累来改善肝损伤，并且可能是治疗 NASH 的有希望的药物。DOX 诱导的心脏毒性模型中，RA 减轻心脏重量比增加、恢复心脏功能，抑制 MDA 升高和 GSH 降低，并减轻心脏组织纤维化和坏死。在 MCF7 细胞（乳腺癌细胞系）中，RA 不影响 DOX 的细胞毒作用。因此，RA 对 DOX 诱导的心脏毒性具有抑制作用。在卵清蛋白诱导的大鼠哮喘模型中，RA 治疗组的 IL-4、IgE、磷脂酶 A2（phospholipase A2，PLA2）、血栓素（thromboxane，TP）水平显著降低，IFN-γ/IL-4 比率增加，改善了哮喘动物的病理评分。RA 对哮喘大鼠的免疫和炎症介质调控，以及肺部病理变化的预防作用与地塞米松相当，甚至更有效。在 Cd 处理的分离的小鼠近端肾小管上皮细胞中，RA 显著减弱了氧化应激和相关的病理信号转导。RA 治疗还可以显著改善 Cd 介导的小鼠血液和尿液参数的病理变化。因此，RA 通过抑制氧化应激、细胞凋亡、炎症和纤维化来减轻镉诱导的肾毒性。RA 有可能在未来被用作治疗 Cd 介导的肾毒性的制剂。在腹股沟脂肪植入肩胛旁区域的大鼠的自体脂肪移植模型中，RA 组的 TOS、TNF-α、MDA 显著减少，体重和体积损失较低，脂肪坏死、炎症和纤维化较少。RA 增加了大鼠模型中保留的脂肪移植体积，减少了囊肿和脓肿的形成。

十二、奥力高乐

奥力高乐（oligonol）是来源于荔枝的小分子多酚。卵巢切除术的大鼠模型中，奥力高乐给药使脂肪酸氧化增加，细胞内甘油三酯水平降低。奥力高乐可减轻 I 型胶原积累为特征的下颌下腺纤维化，抑制水通道蛋白 1（aquaponn1，AQP1）和葡萄糖转运蛋白 4 下调，升高水通道蛋白 5 表达。奥力高乐可以保护绝经后大鼠唾液腺免受损伤。

十三、天麻素

天麻素（gastrodin，GAS）是从天麻中提取的主要酚苷。在 CCl_4 诱导的小鼠肾脏炎症和纤维化模型中，GAS 减轻了肾纤维化，抑制了胶原蛋白和 α-SMA 的沉积。GAS 抑制了 CCl_4 诱导的肾组织炎症，这表现为促炎细胞因子 TNF-α 和 IL-6 的水平降低。GAS 的肾脏保护作用与通过调节 Nrf2 介导的抗氧化信号传导和增加 AMPK 活化来抑制氧化应激有关。此外，GAS 补充剂使 RAGE 受体和 HMGB1 通路失活。GAS 可以抑制 Toll 样受体、NF-κB 和 TGF-β 的激活。总的来说，GAS 通过 AMPK/Nrf2/HMGB1 通路可减轻 CCl_4 诱导的肾脏炎症和纤维化。

十四、丁香脂素

丁香脂素（syringaresinol，SYR）是一种酚类化合物，存在于各种谷物和药用植物中。在 STZ 诱导的 T1DM 病小鼠中，SYR 可显著改善其心功能障碍，预防心脏肥大和纤维化，抑制巨噬细胞浸润和氧化应激生物标志物。在体外心肌细胞中，HG 诱导的细胞凋亡和纤维化可被 SYR 有效降低，并且炎症反应和氧化应激也可得到缓解。从机制上讲，SYR 可能通过调节 Keap1/Nrf2 和抑制 TGF-β/Smad 信号通路异常激活来发挥预防 T1DM 性心肌病的作用。

十五、丹皮酚

丹皮酚（paeonol，Pae）是一种从牡丹根皮中分离得到的天然酚类成分，具有多种药理活性。在 CCl_4 诱导肝纤维化模型中，Pae 可改善肝损伤和肝纤维化，表现为 ALT、AST 降低，组织病理学变化减少，纤维化减轻，羟脯氨酸含量减少。Pae 可降低 IL-6 和 TNF-α 水平，提高 GSH-PX、SOD 和 CAT 活性，同时降低 MDA 水平，下调 COL 1a、α-SMA、波形蛋白和肌间线蛋白的表达，抑制 TGF-β/Smad3 信号通路。Pae 可以通过抑制 TGF-β/Smad3 信号通路抑制肝星状细胞活化来缓解 CCl_4 诱导的肝纤维化。在源自口腔黏膜下纤维化（OSF）组织的正常和纤维化颊黏膜成纤维细胞（fibrotic buccal mucosa fibroblasts，fBMF）中，Pae 对 fBMF 发挥更高的细胞毒性作用。槟榔碱诱导的肌成纤维细胞活性，包括胶原凝胶收缩性、细胞运动性和伤口愈合能力均被 Pae 处理抑制。在 Pae 处理的细胞中，TGF-β/Smad2 通路的激活及 α-SMA 和 COL I 的表达可降低。此外，

Pae 的施用降低了 fBMFs 中同源盒基因转录反义 RN（homeobox gene transcript antisense intergenic RNA，HOTAIR）的 mRNA 表达。Pae 抑制纤维化颊黏膜成纤维细胞中的促纤维化信号传导和 HOTAIR 表达。在 HFD 喂养 ApoE-/-小鼠复制的动脉粥样硬化（atherosclerosis，AS）模型中，Pae 限制了 AS 的发展和胶原蛋白的沉积。LC-MS/MS 数据表明，盲肠内容物中的 SCFAs 水平增加。此外，Pae 给药选择性地上调了调节性 T 细胞（regulatory T cell，Treg）的比例，并下调了 AS 小鼠脾脏中辅助性 T 细胞 17（T helper cell 17，Th17）的比例，从而改善了 Treg/Th17 平衡。Pae 干预可以显著下调主动脉中促炎细胞因子 IL-1β、IL-6、TNF-α 和 IL-17 的水平，并上调抗炎因子 IL-10 的水平。最后，Pae 对肠道微生物群的干预恢复 Treg/Th17 平衡，从而间接下调了 LOX 和纤维化相关指标（MMP-2/9 和 COL Ⅰ/Ⅲ）的蛋白质表达水平。总之，Pae 可通过肠道微生物群依赖性方式调节 Treg/Th17 平衡来减轻血管纤维化。

十六、补骨脂酚

补骨脂酚（bakuchiol，BAK）是一种从豆科植物补骨脂果实中提取的异戊烯化酚类单萜。STZ 诱导的小鼠模型和高糖处理的细胞模型中，BAK 减轻心功能障碍、改善心肌纤维化、减轻心脏肥大和减少心肌细胞凋亡。此外，BAK 通过抑制 TGF-β1/Smad3 通路以及降低纤维化和肥大相关标志物的表达来实现其抗纤维化和抗肥大作用。总之，BAK 通过激活 SIRT1/Nrf2 信号传导来减轻心肌氧化损伤，从而发挥其对高血糖引起的糖尿病性心肌病的治疗作用。

十七、姜油酮

生姜（*Zingiber officinale* Roscoe.）中发现的姜油酮（zingerone）具有许多药理作用，尤其是抗炎和抗氧化活性。在博来霉素诱导的大鼠肺纤维化模型中，姜油酮给药降低了胶原蛋白积累、TNF-α 和 IL-1β 水平、MDA 水平、TGF-β1 和 iNOS 表达，并增加了 SOD 和 GPx 活性。姜油酮通过减轻炎症、氧化应激和组织病理学改变以及影响 TGF-β1 和 iNOS 信号通路，发挥抗肺纤维化作用。在主动脉束带术的小鼠心脏重塑模型中，姜油酮有效抑制心脏肥大、纤维化、氧化应激和炎症。姜油酮通过增加 eNOS 的磷酸化和 NO 的产生来增强 Nrf2/ARE 的激活。姜油酮通过 eNOS/Nrf2 途径抑制氧化应激，进而治疗心脏重塑。

十八、圆齿野鸦椿总酚

圆齿野鸦椿［（*Euscaphis japonica*（Thunb.）Kanitz］是我国特有的省沽油科常绿小乔木。通过聚酰胺柱层析法从圆齿野鸦椿果皮总酚类化合物（total phenolic compounds extracted from E. konishii pericarp，TPEP）在体外表现出较强的自由基清除活性。在慢性 CCl₄ 诱导的肝纤维化小鼠中，TPEP 处理（50、100 和 200mg/kg）改善了氧化应激、免疫功能障碍、炎症反应和肝纤维化，减轻了肝组织中的组织病理学改变和肝细胞凋亡。

111

TPEP 预处理抑制了 NOX 信号传导的激活，从而减弱了肝组织中的氧化应激。TPEP 给药抑制 NF-κB 易位到细胞核中，以防止下游促炎细胞因子的表达。TPEP 处理下调 TGF-β/Smad 通路的激活，并通过增强 MMPs 活性和降低 TIMPs 的表达，促进细胞外基质的降解。总之，TPEP 通过其抗氧化、抗炎和抗纤维化活性抑制了 CCl₄ 诱导的肝纤维化。

十九、6-姜酚

6-姜酚（6-gingerol，6-Gin）被认为是姜的功能性多酚。在博来霉素诱导的小鼠肺纤维化模型中，6-Gin 可以提高小鼠的存活率，减少肺部病变和纤维化。6-Gin 降低了羟脯氨酸和沉积在肺组织中的蛋白质的水平，降低了肺泡灌洗液中中性粒细胞、嗜碱性粒细胞、单核细胞的数量和炎症因子的水平。6-Gin 通过激活 SIRT1 来缓解肺纤维化。横向主动脉缩窄 C57BL/6 小鼠模型中，6-Gin 可以减轻心脏肥大、纤维化、炎症和功能障碍。体外研究中，6-Gin 处理可阻断 PE 诱导的心肌细胞肥大和 TGF-β 诱导的心脏成纤维细胞活化。此外，6-Gin 处理显著降低了 p38 磷酸化。总之，6-Gin 以 p38 依赖性方式改善心脏功能并减轻压力过载引起的心脏重塑。

异丙肾上腺素 ISO 诱导的心肌纤维化中，6-Gin 治疗可降低 J 点、心率、心脏重量指数、LV 重量指数、CK 和 LDH 血清水平、钙浓度、ROS、MDA 和 GSSG，并增加 SOD、CAT、GSH 和 GSH/GSSG 的水平。此外，6-Gin 改善 ISO 诱导的形态病理学，抑制炎症和细胞凋亡。6-Gin 通过抑制 TLR4/MAPKs/NF-κB 通路减少氧化应激、炎症和细胞凋亡来改善 ISO 诱导的心肌纤维化。

二十、8-姜酚

8-姜酚（8-gingerol，8-Gin）是从姜中提取的一系列酚类物质。在异丙肾上腺素诱导的心肌纤维化模型中，8-Gin 显著降低了 J 点升高和心率。此外，8-Gin 可显著降低心脏重量指数和 LV 重量指数、血清肌酸激酶和乳酸脱氢酶水平、ROS 生成，并减轻病理性心脏损伤。用 8-Gin 治疗导致心脏组织中 Ⅰ 型和 Ⅲ 型胶原蛋白及 TGF-β 的水平显著降低，抑制了 ISO 诱导的自噬体形成，下调了 MMP-9、caspase-9 和 Bax 蛋白的水平，上调 Bcl-2 蛋白的水平，并减轻心肌细胞凋亡。8-Gin 可通过 PI3K/Akt/mTOR 信号通路减少 ROS 生成、减弱细胞凋亡和自噬来改善心肌纤维化。

二十一、6-姜烯酚

6-姜烯酚（6-shogaol）是生姜暴露于热和/或酸性条件下形成的天然酚类化合物，有抗白血病细胞系的抗肿瘤活性和抗氧化作用。6-姜烯酚可能通过抑制活性氧生成，进而抑制基因损伤、细胞重塑和纤维化，预防骨髓增生异常综合征（myelodysplastic syndromes，MDS）进展为急性髓性白血病。6-姜烯酚是安全的、耐受性良好的预防 MDS 药物，可能为低风险 MDS 患者提供有益的支持治疗。

二十二、海枣提取物

海枣（*Phoenix dactylifera* L. Sap）汁（DPS）含有维生素和酚类化合物。在 BLM 诱导的大鼠肺纤维化模型中，DPS 治疗使 MDA、SOD 和 CAT 水平正常化，降低了羟脯氨酸水平和形态损伤。总之，由于富含酚类化合物和维生素，DPS 对 BLM 诱导的小鼠肺纤维化具有治疗作用。

二十三、百里香提取物

百里香提取物（thymus vulgaris extract，TVE）含有大量的酚类生物活性化合物，如迷迭香酸和香草酸。BLM 诱导的肺纤维化模型中，TVE（200mg/kg）治疗能够使氧化应激标志物的水平正常化并减少胶原蛋白的积累。高剂量的 TVE 对肾脏或肝脏没有细胞毒性作用。TVE 由于其多酚含量高而具有很强的抗氧化和抗纤维化活性，可以抑制博来霉素诱导的 Wistar 大鼠肺纤维化进展和氧化应激。

二十四、白皮杉醇

白皮杉醇（piceatannol，3，5，3′，4′- trans - tetrahydroxystilbene）是葡萄和红酒中存在的白藜芦醇的天然类似物和代谢物。在 CCl_4 诱导的肝纤维化小鼠模型中，白皮杉醇显著改善了小鼠的肝功能，减少了胶原蛋白沉积，抑制了 COL Ⅰ、α - SMA 和 TIMP - 1 的表达。白皮杉醇的抗纤维化机制与 TGF - β/Smad 信号通路的调节有关。最后，白皮杉醇还通过提高谷胱甘肽和过氧化氢酶活性的水平，极大地缓解了 CCl_4 诱导的肝氧化损伤。总之，白皮杉醇可以作为一种生物活性剂，抑制或减轻毒性引起的纤维增生性疾病，特别是在预防肝纤维化方面。

二十五、香草酸

香草酸（vanillic acid，VA）作为一种抗炎、抗氧化、抗血管生成和抗转移因子，对肝脏具有保护作用，在肝损伤动物模型中，VA 降低了血清转氨酶、炎性细胞因子和肝脏中胶原蛋白的积累，还可以防止肝纤维化。此外，VA 还降低了肥胖小鼠模型中的身体和脂肪组织重量，并且与肝脏组织类似，通过激活 AMPK 来减少脂肪生成。VA 可以至少部分通过激活 AMPK 靶向几乎所有 NAFLD 的代谢异常，如肝脂肪变性、炎症和肝损伤。

二十六、丁香酚

丁香酚（eugenol，EUG）是一种源自丁香、肉桂、罗勒和肉豆蔻的草本酚类化合物。在 HFD 诱导的试验性 NAFLD 模型中，EUG 治疗使肝转氨酶和 TG 显著降低，组织病理学病变得到改善。胰岛素抵抗稳态模型评估（homeostasis model assessment - insulin resistance，HOMA - IR）和胰岛素受体底物-2（insulin receptor substrate 2，IRS - 2）敏感性增加表明 EUG 显著改善了 HFD 诱发的 IR。此外，EUG 改善了 HFD 引起的氧化应激损伤，如 GSH 水平和 Nrf2 表达的恢复和脂质过氧化水平的下降。此外，EUG 通过 NF-κB 刺激减少促炎细胞因子激增（TNF-α 和 IL-6）。EUG 减少了胶原蛋白的积累和纤维化的标志物 α-SMA 和 TGF-β 的表达。因此，EUG 可能通过抗氧化、抗炎和抗高血糖作用发挥抗 NAFLD 纤维化作用。

二十七、山楝提取物

山楝［*Aphanamixis polystachya*（Wall.）R. N. Parker］叶的乙醇提取物的 GC-MS 和 HPLC-DAD 分析显示存在多种多酚化合物，包括儿茶素水合物、咖啡酸、丁香酸、表儿茶素和对香豆酸。在 CCl_4 诱导的摘除卵巢的大鼠肝纤维化模型中，山楝提取物治疗显著减轻了 CCl_4 中毒大鼠的氧化应激［硫代巴比妥酸（thiobarbituric acid reactive substances，TBARS）、NO、APOP］和炎症（MPO）标志物，并改善了内源性抗氧化酶（CAT 和 SOD）活性。山楝提取物和水飞蓟素减轻肝脏中炎症和纤维化。总之，山楝富含多酚的叶子可改善去卵巢的 Long-Evans 大鼠的肝脏炎症、纤维化和氧化应激。

二十八、阿魏酸

阿魏酸（ferulic acid，FA）是一种广泛存在于水果和植物中的酚类化合物，具有调节血糖和血脂、抗氧化、抗炎和抗纤维化等多种药理活性。在糖尿病肾病模型中，FA 可降低肾脏器系数，降低血清 UP、BUN、Cr、FBG、总胆固醇（total cholesterol，TC）和 TG 水平，提高 SOD、CAT 和 GPx 活性，降低肾组织 MDA 含量，减轻肾组织病理损伤。此外，长期 FA 治疗显著下调了肾组织中 p-NF-κB p65、TNF-α、TGF-β1 和胶原蛋白 IV 蛋白的表达，上调了 nephrin 和 podocin 蛋白的表达。FA 通过减轻 STZ 诱导的 DN 大鼠的氧化应激、炎症和纤维化，以及改善足细胞损伤，发挥肾脏保护作用。FA 改善了 CCl_4 诱导的小鼠炎症和纤维化肝损伤，表现为血清肝功能酶活性水平降低和与纤维发生相关的基因和蛋白质表达降低。此外，FA 通过不同肝细胞中的 AMPK 磷酸化抑制肝脏氧化应激、巨噬细胞活化和 HSC 活化。FA 直接结合并抑制蛋白酪氨酸磷酸酶 1B（protein tyrosine phosphatase 1B，PTP1B）（一种负责使关键蛋白激酶去磷酸化并最终导致 AMPK 磷酸化的酶）。总之，FA 可通过 PTP1B-AMPK 信号通路减轻肝脏中的氧化应激、炎症和纤维化反应。

二十九、阔叶黄檀酚

阔叶黄檀酚（latifolin）主要从黄檀属 *Dalbergia*（豆科蝶形花亚科）中的降香黄檀、交趾黄檀和阔叶黄檀的心材和根中分离得到。在大鼠心肌梗死模型中，阔叶黄檀酚显著降低了心肌酶含量，增加了 LV 射血分数和 LV 缩短分数，显著减少了梗死面积、心肌纤维化和巨噬细胞浸润数量。阔叶黄檀酚可通过 HIF-1α/NF-κB/IL-6 信号通路改善心肌炎症，从而预防心肌梗死。因此，阔叶黄檀酚可能是一种有前途的治疗缺血性心血管疾病的药物。

三十、黄酒多酚

黄酒多酚化合物（yellow wine polyphenolic compounds，YWPC）是从绍兴黄酒中提取的多酚类混合物。在 DOX 诱导的心脏损伤模型中，YWPC 治疗［30mg/（kg·d）］显著改善了心脏肥大和心功能不全，减轻氧化应激、降低内源性抗氧化酶活性、抑制炎症反应和细胞凋亡。在机制上，YWPC 通过 Nrf2 减弱 DOX 诱导的 ROS 和抑制 TGF-β/Smad3 介导的 ECM 合成来抑制 DOX 诱导的心脏纤维化。总的来说，YWPC 可能通过 Nrf2 依赖性下调 TGF-β/Smad3 通路来有效减轻 DOX 诱导的心脏毒性。

三十一、初榨橄榄油和相关副产品

油橄榄（*Olea europaea* L.）划归木犀科（Oleaceae），木樨属（*Olea*）。在二硝基苯磺酸钠诱导的结肠炎模型中，特级初榨橄榄油和两种橄榄碾磨副产品显著降低了球囊扩张体积对结肠直肠扩张的腹部内脏运动反应和疼痛感知，减轻眼观肠道损伤，炎症浸润减少、纤维化减轻，肥大细胞及其脱粒减少。因此，特级初榨橄榄油和相关副产品作为酚类化合物的天然来源，可缓解大鼠胃肠道疾病的腹痛。

三十二、诃黎勒酸和诃子酸

诃黎勒酸（chebulagic acid，CA）和诃子酸（chebulinic acid，CI）是从使君子科植物诃子（*Terminalia chebula* Retz.）的干燥成熟果实当中提取而来的鞣质类化合物。在 TGF-β1 处理的视网膜内皮细胞中，CA 和 CI 通过抑制 ERK 磷酸化降低了由 TGF-β1 诱导的促纤维化基因（*αSMA* 和 *CTGF*）的表达。CA 和 CI 具有与 TGF-β 受体结合并抑制下游信号传导的有利结合能。CA 和 CI 通过抑制 ERK 磷酸化来抑制 TGF-β1 诱导的绒毛膜视网膜内皮细胞的纤维化。

三十三、芝麻酚

芝麻酚（sesamol）是芝麻（*Sesamum indicum* L.）及其油的主要成分，被认为是一种强大的功能性食品成分。在高脂肪、高碳水化合物和高胆固醇（highfat-high-carbohydrate diet，HF-HCC）饮食诱导的 NASH 并发动脉粥样硬化大鼠中，芝麻酚补充剂抑制了体重增加，并增加了大鼠的肝脏重量，改善代谢紊乱和血管内皮功能损伤，减轻大鼠的肝球囊变性、脂肪变性、炎症和纤维化，还可以减轻主动脉弓中的脂质积累和纤维成分。芝麻酚补充剂可抑制肝脏 NLRP3 的表达和 ERS-IRE1 信号通路的激活。此外，芝麻酚治疗通过抑制黄嘌呤氧化酶（xanthine oxidase，XO）活性和/或其表达来降低血清和肝脏中的尿酸水平，这可能与抑制 NLRP3 表达和 ERS-IRE1 信号通路密切相关。膳食芝麻酚补充剂可减轻 HF-HCC 饮食喂养的大鼠的非酒精性脂肪性肝炎和动脉粥样硬化。

三十四、安石榴苷

安石榴苷（punicalagin，PG）是石榴皮多酚的主要成分。糖尿病心肌病（DCM）大鼠模型中，PG 改善心脏结构和功能异常，射血分数增加，心肌纤维化和肥大减弱。PG 通过促进视神经萎缩蛋白 1（opticatrophy 1，Opa1）介导的线粒体融合可增强线粒体功能并抑制线粒体衍生的氧化应激。抑制剂筛选和染色质免疫沉淀分析表明，STAT3 通过与其启动子结合直接调节 Opa1 的转录表达，并使 PG 诱导的 Opa1 介导的线粒体融合。PG 可以嵌入 PTP1B 的活性口袋并抑制 PTP1B 的活性。PG 通过调节 PTP1B - STAT3 通路促进 Opa1 介导的线粒体融合来预防 DCM。

三十五、可可豆多酚

可可豆中的可可豆多酚（cacao bean polyphenols）含量很高。横向主动脉缩窄手术诱导的心力衰竭小鼠模型中，可可豆多酚（1 200mg/kg）处理显著改善 LV 后壁厚度、部分缩短、肥大基因转录、心脏肥大、心脏纤维化和 ERK 1/2 磷酸化。去氧肾上腺素诱导的体外心肌细胞肥大中，可可豆多酚显著抑制心肌肥大基因转录，抑制 ERK 1/2 和 GATA 结合蛋白 4 磷酸化。总之，可可豆多酚通过抑制心肌细胞中的 ERK 1/2 - GATA 结合蛋白 4 通路来预防压力超负荷诱导的心脏肥大和收缩功能障碍。因此，可可豆多酚可能是潜在的人类心力衰竭治疗药物。

三十六、酚酸类化合物

酚酸是含有酚环和有机羧酸官能团（C6 - C1 骨架）的化合物，大量存在于浆果、坚果、咖啡、茶和全谷物等食物中。酚酸可分为羟基苯甲酸和羟基肉桂酸。羟基苯甲酸包括没食子酸、香草酸、原儿茶酸、丁香酸和水杨酸。羟基肉桂酸包括肉桂酸、对香豆酸、阿魏酸、迷迭香酸、咖啡酸和绿原酸。在包括在代谢筛查计划中的 789 人的横断面队列研究中，较高（高于中位数）酚酸摄入量与 NAFLD、较高的肝肾指数（hepatorenal index，HRI）和更高的 IR 呈负相关。当调整年龄、性别、体重指数和生活方式因素时，考虑到特定类别的酚酸，较高的羟基苯甲酸摄入量与较低的 NAFLD 发病率、较高的 HRI 和纤维化独立相关。总酚酸的高膳食摄入量与非酒精性脂肪肝疾病和胰岛素抵抗的较低患病率相关。羟基苯甲酸的大量摄入与脂肪变性和临床上显著纤维化的较低患病率相关，而羟基肉桂酸的大量摄入与胰岛素抵抗的较低患病率相关。

三十七、葡萄多酚提取物

葡萄多酚提取物（grape polyphenols，PP）成分为 64.4％总多酚、17.9％原花青素、4.3％花青素和 5.3％白藜芦醇。高脂喂养的大鼠心脏肥大模型中，运动和 PP 补充使心脏重量/体重比更高，细胞表面积、P - Akt/Akt、P - AMPK/AMPK 比率的增加，同时纤维化和钙调神经磷酸酶表达降低。PP 治疗大鼠观察到纤维化、钙调神经磷酸酶表达、收缩压显著降低，SERCA 和 P - Pholpholamdan/Pholpholamdan 水平升高。这些数据表明 PP 大鼠从病理性肥大转向生理性肥大。研究表明，补充多酚具有针对身体活动状态的效果，在胰岛素抵抗的久坐肥胖大鼠中似乎比在运动的大鼠中更具保护性。

三十八、银杏酚酸

银杏酚酸（ginkgolic acid，GA）通常指含有烷基酚和烷基酚酸类的化合物。在 IPF 患者肺组织中，类泛素蛋白修饰分子（small ubiquitinrelated modified protein，SUMO）族成员的表达发生了改变。GA 介导 PF 小鼠模型中 SUMO1/2/3 的表达降低和 SUMO 特异性蛋白酶 1（SUMO specific peptidase 1，SENP1）的过表达，从而改善了 PF 表型。随后的试验表明，肺纤维化过程中，GA 可以逆转 TGF - β1 相关的 Smad4 的 SUMO 化。GA 可能通过 SENP1 抑制 Smad4 的 SUMO 化，参与 TGF - β1 介导的肺 EMT，降低 PF 程度。该研究为未来的 PF 临床试验提供了潜在的新靶点和新的替代方案。

三十九、绿咖啡提取物

绿咖啡提取物（green coffee extract，GCE）是生咖啡豆和人类饮食中最丰富的酚类化合物，已被建议用来减轻几种心脏代谢风险因素。ApoE（载脂蛋白 E 敲除）并饲喂致动脉粥样硬化饲料小鼠模型中，GCE 可改善代谢参数，包括空腹血糖、胰岛素抵抗、血清瘦素、尿儿茶酚胺和肝脏甘油三酯，并且体重减少、肥胖减少、脂肪组织中炎症浸润减少，以及对肝损伤保护。有趣的是，GCE 还调节肝脏 IL - 6 和总血清免疫球蛋白 M（immunoglobulin M，IgM）并诱导肠道微生物群的变化。总而言之，GCE 可以改善高脂饮食喂养的 ApoE$^{-/-}$ 小鼠的心脏代谢参数并调节肠道微生物群。

四十、洛神花提取物

洛神花（*Hibiscus sabdariffa* L.）花萼富含具有抗氧化和抗高血压作用的天然多酚。异丙肾上腺素（ISO 85mg/kg s. c）连续 2d 诱导心肌梗死大鼠模型中，洛神花补充剂减弱了血浆肌钙蛋白- T、IL - 6、IL - 10 和 IL - 10 基因表达水平的升高，心脏纤维化和肥大的减轻。总之，洛神花提取物治疗能够通过减轻炎症、纤维化和肥大来限制 MI 大鼠模型的早期心脏重塑。因此，洛神花提取物在预防心力衰竭的早期辅助治疗中具有潜在的应用价值。

四十一、佛手柑多酚

佛手柑是一种植物，其果汁富含类黄酮和酚类化合物，可改善代谢综合征患者的血脂异常和全身炎症标志物。佛手柑多酚制剂（BPF99）是一种果汁提取物，含有 47% 的类黄酮（柚皮苷、新橙皮苷、新圣划枸纤苷、布地奈德和柚苷配基），以及微量的糖、盐和其他天然化合物。饮食诱导的非酒精性脂肪性肝病动物模型中，BPF99 降低了 ALT、TG、低密度脂蛋白胆固醇（low density lipoprotein cholesterol，LDL - C），显著提高了 NASH 分辨率和 SAF 分数，而 NAS 改进接近显著。BPF99 降低了氧化应激的标志物，同时降低了 JNK 和 p38MAP 激酶活性。BPF99 并未减少患有纤维化的小鼠数量，但改善了胶原比例面积和前胶原Ⅰ和Ⅲ的表达。总的来说，BPF99 可改善非酒精性脂肪肝小鼠模型的血脂异常和病理生理特征。

四十二、Totum-63

Totum-63 是一种新颖的、基于植物的富含多酚的活性成分，已被证明可以减轻患有前躯糖尿病的肥胖受试者的体重、空腹血糖、葡萄糖不耐受和脂肪肝指数。高脂饮食的雄性 C57BL/6J 小鼠中，Totum-63 降低了肥胖小鼠的体重和脂肪量，但不影响瘦体质量、食物摄入和运动活动，并增加粪便能量排泄和全身脂肪酸氧化。Totum-63 可降低空腹血糖、胰岛素和瘦素水平，并改善全身胰岛素敏感性和外周葡萄糖摄取，胰岛素受体 β 的表达和胰岛素诱导的 Akt/PKB 磷酸化在肝脏、骨骼肌、白色脂肪组织（WAT）和 BAT 中增加。Totum-63 也降低了肝脏脂肪变性，并且与脂肪酸摄取、从头脂肪生成、炎症和纤维化相关基因的表达降低有关。此外，在附睾 WAT 中也观察到促炎巨噬细胞显著减少。最后，发现与生热基因组织表达增强相关的 BAT 质量显著降低，表明 Totum-63 激活了 BAT。研究结果表明，Totum-63 通过对各种代谢器官的多效性作用，减轻肥胖小鼠的炎症并改善胰岛素敏感性和葡萄糖稳态。总之，植物来源的 Totum-63 可能成为一种有前途的新型营养补充剂，用于缓解患有或未患有 T2DM 的肥胖人群的代谢功能障碍。

四十三、咖啡酸

Antirhea borbonica（A. Borbonica）是一种在留尼汪岛发现的法国药用植物，以其抗氧化和抗炎活性而闻名，主要与其多酚含量高有关。在 UUO 模型中，富含多酚的 A. borbonica 提取物或咖啡酸（caffeic acid，CA）通过减少巨噬细胞浸润，肌成纤维细胞外观和细胞外基质积累减轻肾纤维化，这些作用与 TGF-β、TNF-α、MCP-1 和 NF-κB 的 mRNA 下调及 Nrf2 的上调有关，同时，GPX 和 Cu/ZnSOD 的抗氧化酶活性增加。本研究表明，来自 A. borbonica 的富含多酚的提取物，以及 CA 可减轻 UUO 小鼠模型中肾小管间质纤维化。

四十四、芦荟凝胶提取物

芦荟（Aloe vera）属于独尾草科，是一种多年生肉质植物。ISO 诱导的大鼠心肌梗死模型中，芦荟凝胶提取物减轻了心脏脂质过氧化和氧化应激，降低了 CK-MB 酶活性和谷胱甘肽浓度，并增加了抗氧化活性，阻止了炎症细胞的浸润并减轻了 LV 纤维化。总之，芦荟凝胶提取物补充剂可缓解 ISO 给药大鼠发生心脏炎症、纤维化和氧化应激。

四十五、派立辛

派立辛（parishin）是一种从中药天麻中分离出来的酚类糖苷。在老年小鼠（19 月龄）中，派立辛可改善衰老诱导的心肺纤维化并增加血清 p16 Ink4a、GDF15 和 IL-6 水平。此外，派立辛治疗减轻了肠道微生物群的生态失调，包括改变了微生物多样性和机会致病菌的异常丰度。基因功能预测和肠道代谢组分析结果表明，用派立辛治疗改变的肠道菌群在糖、脂、氨基酸和核酸代谢中发挥重要作用，并改善了老年小鼠的肠道代谢紊乱。

四十六、蒺藜属提取物

从蒺藜属叶子甲醇提取物（methanol extract of zygophyllum album，MEZA）鉴定出十二种酚类化合物，异鼠李素-3-O-芸香糖苷是主要成分。MEZA 能显著降低溴氰菊酯（deltamethyrin，DLM）治疗大鼠的生化标志物（AST、ALT、LDH 和 ALP）和肝脏氧化应激指标（MDA 和 PC），并增加抗氧化酶（COD、CAT 和 GPx）活性。此外，MEZA 通过下调 *NF-κB* 基因来限制炎症反应，从而抑制促炎细胞因子（TNF-α、IL-1β 和 IL-6）的产生。此外，MEZA 通过减弱 caspase 3 和 p53mRNA 活化来减少 DLM 诱导的细胞凋亡。MEZA 治疗还减轻了肝脏中 α-SMA、COL Ⅰ 和 TGF-β1mRNA 的上调，发挥抗纤维化作用。因此，目前的研究表明，MEZA 能抑制氧化应激、炎症、细胞凋亡和 TGF-β1/Smads 信号通路，对 DLM 诱导的肝纤维化具有抗纤维化作用。

四十七、丹参酸 A

丹参素（salvianic acid A，SAA）是一种酚性芳香酸类化合物，是丹参水溶性成分中的主要药效成分之一。在酒精性肝病模型中，SAA 显著抑制了酒精引起的肝损伤并改善乙醇引起的肝脏炎症。SAA 的这些保护作用可能是通过其抑制溴结构域蛋白 4（bromodomain protein 4，BRD4）/HMGB1 信号通路来实现的，因为 SAA 减少了酒精诱导的 BRD4 表达和 HMGB1 核转位和释放。SAA 治疗能通过调控 BRD4/HMGB1 通路发挥对慢性酒精性肝病的治疗作用。

四十八、紫檀芪

紫檀芪（pterostilbene）是白藜芦醇的甲氧基化衍生物，其中两个羟基被两个甲氧基取代，提高了其口服生物利用度。高脂高果糖饮食大鼠中，紫檀芪减轻了脂肪性肝炎的发展，包括氧化应激、炎症和气球样变。紫檀芪比其母体化合物白藜芦醇更有效，这可能是由于其不同的化学结构而具有更高的生物利用度、抗氧化和抗炎活性。

◈ 参考文献

Ali SS，Mohamed SFA，Rozalei NH，et al.，2019. Anti-fibrotic actions of roselle extract in rat model of myocardial infarction [J]. Cardiovasc Toxicol，19：72-81. PMID：30128816.

Bahri S，Abdennabi R，Mlika M，et al.，2019. Effect of Phoenix dactylifera L. Sap against Bleomycin-induced pulmonary fibrosis and oxidative stress in rats：Phytochemical and therapeutic assessment [J]. Nutr Cancer，71：781-791. PMID：30626221.

Bahri S，Ali RB，Abdennabi R，et al.，2021. Industrial elimination of essential oils from Rosmarinus officinalis：In support of the synergic antifibrotic effect of Rosmarinic and Carnosic acids in Bleomycin model of lung fibrosis [J]. Nutr Cancer，73：2376 - 2387. PMID：33059466.

Bahri S，Mlika M，Nahdi A，et al.，2022. Thymus vulgaris inhibit lung fibrosis progression and oxidative stress induced by Bleomycin in Wistar rats [J]. Nutr Cancer，74：1420 - 1430. PMID：34278915.

Caro - Gómez E，Sierra JA，Escobar JS，et al.，2019. Green coffee extract improves cardiometabolic parameters and modulates gut microbiota in High - Fat - Diet - Fed ApoE -/- mice [J]. Nutrients，11：497. PMID：30818779.

Cin B，Ciloglu NS，Omar S，et al.，2020. Effect of Rosmarinic acid and alcohol on fat graft survival in rat model [J]. Aesthetic Plast Surg，44：177 - 185. PMID：31637505.

Cui B，Yang Z，Wang S，et al.，2021. The protective role of protocatechuic acid against chemically induced liver fibrosis in vitro and in vivo [J]. Pharmazie，76：232 - 238. PMID：33964998.

Ding L，Li D，Li M，et al.，2021. An in vivo and in vitro model on the protective effect of corilagin on doxorubicin - induced cardiotoxicity via regulation of apoptosis and PI3 - K/AKT signaling pathways [J]. J Biochem Mol Toxicol，35：e22926. PMID：34605098.

Fawzy MH，Saeed NM，El - Sherbiny DA，et al.，2021. Eugenol modulates insulin sensitivity by upregulating insulin receptor substrate - 2 in non - alcoholic fatty liver disease in rats [J]. J Pharm Pharmacol，73：846 - 854. PMID：33822104.

Feriani A，Tir M，Gómez - Caravaca AM，et al.，2020. Zygophyllum album leaves extract prevented hepatic fibrosis in rats，by reducing liver injury and suppressing oxidative stress，inflammation，apoptosis and the TGF - β1/Smads signaling pathways. Exploring of bioactive compounds using HPLC - DAD - ESI - QT-OF - MS/MS [J]. Inflammopharmacology，28：1735 - 1750. PMID：32206981.

Fu F，Liu C，Shi R，et al.，2021. Punicalagin protects against diabetic cardiomyopathy by promoting Opa1 - mediated mitochondrial fusion via regulating PTP1B - Stat3 pathway [J]. Antioxid Redox Signal，35：618 - 641. PMID：33906428.

Gómez - Zorita S，González - Arceo M，Trepiana J，et al.，2020. Comparative effects of pterostilbene and its parent compound Resveratrol on oxidative stress and inflammation in steatohepatitis induced by high - fat figh - fructose feeding [J]. Antioxidants (Basel)，9：1042. PMID：33114299.

Gungor H，Ekici M，Onder Karayigit M，et al.，2020. Zingerone ameliorates oxidative stress and inflammation in bleomycin - induced pulmonary fibrosis：modulation of the expression of TGF - β1 and iNOS [J]. Naunyn Schmiedebergs Arch Pharmacol，393：1659 - 1670. PMID：32377772.

Han X，Liu P，Liu M，et al.，2020. 6 - Gingerol ameliorates ISO - induced myocardial fibrosis by reducing oxidative stress，inflammation，and apoptosis through inhibition of TLR4/MAPKs/NF - κB pathway [J]. Mol Nutr Food Res，64：e2000003. PMID：32438504.

Ho DC，Chen SH，Fang CY，et al.，2022. Paeonol inhibits profibrotic signaling and HOTAIR expression in fibrotic buccal mucosal fibroblasts [J]. J Formos Med Assoc，121：930 - 935. PMID：34696937.

Huang W，Zheng Y，Feng H，et al.，2020. Total phenolic extract of Euscaphis konishii hayata Pericarp attenuates carbon tetrachloride (CCl$_4$) - induced liver fibrosis in mice [J]. Biomed Pharmacother，125：109932. PMID：32036214.

Hung WL，Hsiao YT，Chiou YS，et al.，2021. Hepatoprotective effect of piceatannol against carbon tetrachloride-induced liver fibrosis in mice ［J］. Food Funct，12：11229-11240. PMID：34676843.

Hussein RM，Anwar MM，Farghaly HS，et al.，2020. Gallic acid and ferulic acid protect the liver from thioacetamide-induced fibrosis in rats via differential expression of miR-21，miR-30 and miR-200 and impact on TGF-β1/Smad3signaling ［J］. Chem Biol Interact，324：109098. PMID：32278740.

Jin F，Jin Y，Du J，et al.，2019. Bisdemethoxycurcumin protects against renal fibrosis via activation of fibroblast apoptosis ［J］. Eur J Pharmacol，847：26-31. PMID：30660576.

Joardar S，Dewanjee S，Bhowmick S，et al.，2019. Rosmarinic acid attenuates cadmium-induced nephrotoxicity via inhibition of oxidative stress，apoptosis，inflammation and fibrosis ［J］. Int J Mol Sci，20：2027. PMID：31022990.

Kim JH，Lee H，Kim JM，et al.，2021. Effects of oligonol on the submandibular gland in ovariectomized rats ［J］. Biomed Pharmacother，141：111897. PMID：34328116.

Kim M，Yoo G，Randy A，et al.，2020. Lemon balm and its constituent，Rosmarinic acid，alleviate liver damage in an animal model of nonalcoholic steatohepatitis ［J］. Nutrients，12：1166. PMID：32331258.

Kutlu T，Özkan H，Güvenç M，2021. Tyrosol retards induction of fibrosis in rats ［J］. J Food Biochem，45：e13965. PMID：34636053.

Lai XX，Zhang N，Chen LY，et al.，2020. Latifolin protects against myocardial infarction by alleviating myocardial inflammatory via the HIF-1α/NF-κB/IL-6 pathway ［J］. Pharm Biol，58：1156-1166. PMID：33222562.

Lambert K，Demion M，Lagacé JC，et al.，2021. Grape polyphenols and exercise training have distinct molecular effects on cardiac hypertrophy in a model of obese insulin-resistant rats ［J］. J Nutr Biochem，87：108 522. PMID：33045326.

Lan Y，Yan R，Shan W，et al.，2020. Salvianic acid A alleviates chronic alcoholic liver disease by inhibiting HMGB1 translocation via down-regulating BRD4 ［J］. J Cell Mol Med，24：8518-8531. PMID：32596881.

Li G，Yang L，Feng L，et al.，2020. Syringaresinol protects against Type 1diabetic cardiomyopathy by alleviating inflammation responses，cardiac fibrosis，and oxidative stress ［J］. Mol Nutr Food Res，64：e2000231. PMID：32729956.

Li K，Zhai M，Jiang L，et al.，2019. Tetrahydrocurcumin ameliorates diabetic cardiomyopathy by attenuating high glucose-induced oxidative stress and fibrosis via activating the SIRT1 pathway ［J］. Oxid Med Cell Longev，2019：6746907. PMID：31210844.

Li Y，Yu Z，Zhao D，et al.，2021. Corilagin alleviates hypertrophic scars via inhibiting the transforming growth factor（TGF）-β/Smad signal pathway ［J］. Life Sci，277：119483. PMID：33862115.

Lin H，Zhang J，Ni T，et al.，2019. Yellow wine polyphenolic compounds prevents Doxorubicin-induced cardiotoxicity through activation of the Nrf2 signalling pathway ［J］. J Cell Mol Med，23：6034-6047. PMID：31225944.

Liu C，Wu QQ，Cai ZL，et al.，2019. Zingerone attenuates aortic banding-induced cardiac remodelling via activating the eNOS/Nrf2 pathway ［J］. J Cell Mol Med，23：6466-6478. PMID：31293067.

Liu L，Yu N，Leng W，et al.，2022. 6-Gingerol，a functional polyphenol of ginger，reduces pulmonary fibrosis by activating Sirtuin1 [J]. Allergol Immunopathol (Madr), 50: 104 - 114. PMID: 35257553.

Ma JQ, Sun YZ, Ming QL, et al., 2020. Effects of gastrodin against carbon tetrachloride induced kidney inflammation and fibrosis in mice associated with the AMPK/Nrf2/HMGB1 pathway [J]. Food Funct, 11: 4615 - 4624. PMID: 32400831.

Ma SQ, Guo Z, Liu FY, et al., 2021. 6 - Gingerol protects against cardiac remodeling by inhibiting the p38 mitogen - activated protein kinase pathway [J]. Acta Pharmacol Sin, 42: 1575 - 1586. PMID: 33462378.

Ma W, Guo W, Shang F, et al., 2020. Bakuchiol alleviates hyperglycemia - induced diabetic cardiomyopathy by reducing myocardial oxidative stress via activating the SIRT1/Nrf2signaling pathway [J]. Oxid Med Cell Longev, 2020: 3732718. PMID: 33062139.

Mehrzadi S, Hosseini P, Mehrabani M, et al., 2021. Attenuation of Bleomycin - induced pulmonary fibrosis in Wistar rats by combination treatment of two natural phenolic compounds: Quercetin and Gallic acid [J]. Nutr Cancer, 73: 2039 - 2049. PMID: 32933341.

Miao YM, Zhang YJ, Qiao SM, et al., 2021. Oral administration of curcumin ameliorates pulmonary fibrosis in mice through 15d - PGJ2 - mediated induction of hepatocyte growth factor in the colon [J]. Acta Pharmacol Sin, 42: 422 - 435. PMID: 32694760.

Musolino V, Gliozzi M, Scarano F, et al., 2020. Bergamot polyphenols improve dyslipidemia and pathophysiological features in a mouse model of non - alcoholic fatty liver disease [J]. Sci Rep, 10: 2565. PMID: 32054943.

Ojeaburu SI, Oriakhi K, 2021. Hepatoprotective, antioxidant and, anti - inflammatory potentials of gallic acid in carbon tetrachloride - induced hepatic damage in Wistar rats [J]. Toxicol Rep, 8: 177 - 185. PMID: 33489777.

Ooi SL, Campbell R, Pak SC, et al., 2021. Is 6 - Shogaol an effective phytochemical for patients with lower - risk myelodysplastic syndrome? A narrative review [J]. Integr Cancer Ther, 20: 15347354211065038. PMID: 34930049.

Parisio C, Lucarini E, Micheli L, et al., 2020. Extra virgin olive oil and related by - products (Olea europaea L.) as natural sources of phenolic compounds for abdominal pain relief in gastrointestinal disorders in rats [J]. Food Funct, 11: 10423 - 10435. PMID: 33237043.

Qi MY, Wang XT, Xu H, et al., 2020. Protective effect of ferulic acid on STZ - induced diabetic nephropathy in rats [J]. Food Funct, 11: 3706 - 3718. PMID: 32307498.

Rahbardar MG, Eisvand F, Rameshrad M, et al., 2022. In vivo and In vitro protective effects of Rosmarinic acid against Doxorubicin - induced cardiotoxicity [J]. Nutr Cancer, 74: 747 - 760. PMID: 34085575.

Rahman MM, Shahab NB, Miah P, et al., 2021. Polyphenol - rich leaf of Aphanamixis polystachya averts liver inflammation, fibrogenesis and oxidative stress in ovariectomized Long - Evans rats [J]. Biomed Pharmacother, 138: 111530. PMID: 33773464.

Ruan Y, Yuan PP, Wei YX, et al., 2021. Phenolic compounds from mori cortex ameliorate sodium oleate - induced epithelial - mesenchymal transition and fibrosis in NRK - 52e cells through CD36 [J]. Molecules, 26: 6133. PMID: 34684716.

Salomone F，Ivancovsky－Wajcman D，Fliss－Isakov N，et al.，2020. Higher phenolic acid intake inde-
pendently associates with lower prevalence of insulin resistance and non－alcoholic fatty liver disease［J］.
JHEP Rep，2：100069. PMID：32195455.

Sari N，Katanasaka Y，Honda H，et al.，2020. Cacao bean polyphenols inhibit cardiac hypertrophy and
systolic dysfunction in pressure overload－induced heart failure model mice［J］. Planta Med，86：
1304－1312. PMID：32645737.

Shakeri F，Eftekhar N，Roshan NM，et al.，2019. Rosmarinic acid affects immunological and inflammatory
mediator levels and restores lung pathological features in asthmatic rats［J］. Allergol Immunopathol
（Madr），47：16－23. PMID：29983238.

Shanmuganathan S，Angayarkanni N，2019. Chebulagic acid and Chebulinic acid inhibit TGF－β1 induced
fibrotic changes in the chorio－retinal endothelial cells by inhibiting ERK phosphorylation［J］. Micro-
vasc Res，121：14－23. PMID：30189210.

Shati AA，Alfaifi MY，2020. Salidroside protects against diabetes mellitus－induced kidney injury and re-
nal fibrosis by attenuating TGF－β1 and Wnt1/3a/β－catenin signalling［J］. Clin Exp Pharmacol Physi-
ol，47：1692－1704. PMID：32472701.

Shekari S，Khonsha F，Rahmati－Yamchi M，et al.，2021. Vanillic acid and non－alcoholic fatty liver dis-
ease：A focus on AMPK in adipose and liver tissues［J］. Curr Pharm Des，27：4686－4692. PMID：
34218773.

Shi X，Huang H，Zhou M，et al.，2021. Paeonol attenuated vascular fibrosis through regulating Treg/Th17
balance in a gut microbiota－dependent manner［J］. Front Pharmacol，12：765482. PMID：34880759.

Song H，Ren J，2019. Protocatechuic acid attenuates angiotensin Ⅱ－induced cardiac fibrosis in cardiac fi-
broblasts through inhibiting the NOX4/ROS/p38 signaling pathway［J］. Phytother Res，33：2440－
2447. PMID：31318113.

Sumi FA，Sikder B，Rahman MM，et al.，2019. Phenolic content analysis of Aloe vera Gel and evaluation
of the effect of Aloe Gel supplementation on oxidative stress and fibrosis in Isoprenaline－administered
cardiac damage in rats［J］. Prev Nutr Food Sci，24：254－264. PMID：31608250.

van der Zande HJP，Lambooij JM，Chavanelle V，et al.，2021. Effects of a novel polyphenol－rich plant
extract on body composition，inflammation，insulin sensitivity，and glucose homeostasis in obese mice
［J］. Int J Obes（Lond），45：2016－2027. PMID：34079069.

Veeren B，Bringart M，Turpin C，et al.，2021. Caffeic acid，one of the major phenolic acids of the medic-
inal plant antirhea borbonica，reduces renal tubulointerstitial fibrosis［J］. Biomedicines，9：358.
PMID：33808509.

Wan YJ，Guo Q，Liu D，et al.，2019. Protocatechualdehyde reduces myocardial fibrosis by directly targe-
ting conformational dynamics of collagen［J］. Eur J Pharmacol，855：183－191. PMID：31082368.

Wan YJ，Wang YH，Guo Q，et al.，2021. Protocatechualdehyde protects oxygen－glucose deprivation/
reoxygenation－induced myocardial injury via inhibiting PERK/ATF6α/IRE1α pathway［J］. Eur J Phar-
macol，891：173723. PMID：33159933.

Wu J，Xue X，Fan G，et al.，2021. Ferulic acid ameliorates hepatic inflammation and fibrotic liver injury
by inhibiting PTP1B activity and subsequent promoting AMPK phosphorylation［J］. Front Pharmacol，

12：754976. PMID：34566665.

Wu S, Liu L, Yang S, et al., 2019. Paeonol alleviates CCl₄ - induced liver fibrosis through suppression of hepatic stellate cells activation via inhibiting the TGF - β/Smad3 signaling [J]. Immunopharmacol Immunotoxicol, 41：438 - 445. PMID：31119954.

Xue Y, Zhang M, Liu M, et al., 2021. 8 - Gingerol ameliorates myocardial fibrosis by attenuating reactive oxygen species, apoptosis, and autophagy via the PI3K/Akt/mTOR signaling pathway [J]. Front Pharmacol, 12：711701. PMID：34393792.

Yan X, Zhang YL, Zhang L, et al., 2019. Gallic acid suppresses cardiac hypertrophic remodeling and heart failure [J]. Mol Nutr Food Res, 63：e1800807. PMID：30521107.

Yang J, Li J, Tan R, et al., 2021. Protocatechualdehyde attenuates obstructive nephropathy through inhibiting lncRNA 9884 induced inflammation [J]. Phytother Res, 35：1521 - 1533. PMID：33118280.

Yang Y, Qu Y, Lv X, et al., 2021. Sesamol supplementation alleviates nonalcoholic steatohepatitis and atherosclerosis in high - fat, high carbohydrate and high - cholesterol diet - fed rats [J]. Food Funct, 12：9347 - 9359. PMID：34606548.

Yu L, Bian X, Zhang C, et al., 2022. Ginkgolic acid improves bleomycin - induced pulmonary fibrosis by inhibiting SMAD4 SUMOylation [J]. Oxid Med Cell Longev，2022：8002566. PMID：35707278.

Zhang B, Tan Y, Zhang Z, et al., 2020. Novel PGC - 1α/ATF5 axis partly activates UPRmt and mediates cardioprotective role of Tetrahydrocurcumin in pathological cardiac hypertrophy [J]. Oxid Med Cell Longev, 2020：9187065. PMID：33425220.

Zhang X, Lu H, Xie S, et al., 2019. Resveratrol suppresses the myofibroblastic phenotype and fibrosis formation in kidneys via proliferation - related signalling pathways [J]. Br J Pharmacol, 176：4745 - 4759. PMID：31454852.

Zhao X, Zhou S, Yan R, et al., 2022. Parishin from Gastrodia Elata ameliorates aging phenotype in mice in a gut microbiota - related Manner [J]. Front Microbiol, 13：877099. PMID：35547139.

Zhou X, Xiong J, Lu S, et al., 2019. Inhibitory effect of Corilagin on miR - 21 - regulated hepatic fibrosis signaling pathway [J]. Am J Chin Med, 47：1541 - 1569. PMID：31752524.

第六节　其他化合物

生物活性物质还包括苯丙素类、醌类、甾体、酸类和醛类等。苯丙素是天然存在的一类含有一个或几个 C_6 - C_3 基团的酚性物质，包括简单苯丙素类香豆素和木脂素等。广义地讲，黄酮类也是苯丙素的衍生物。醌类化合物是分子中具有不饱和环二酮结构或容易转变成这样结构的天然有机化合物，以蒽醌及其衍生物最为重要，是许多中药的有效成分。甾体化合物也称为类固醇，是以环戊烷并多氢菲为甾体母核的一类化合物。酸是一种具有酸性的有机化合物，一些有机酸具有羧基—COOH，基团—SO_2OH。其他基团如巯基—SH，烯醇基和酚基使化合物具有弱酸性。

一、松果菊苷

松果菊苷（echinacoside，ECH）是一种天然苯乙醇苷，是中药肉苁蓉的主要活性成分。在 ISO 诱导的 AC-16 细胞氧化应激模型中，ECH 可减轻线粒体氧化应激。在 ISO 诱导的心力衰竭大鼠模型中，ECH 改善了心功能，抑制了心肌肥大、纤维化和细胞凋亡，激活 SIRT1/FOXO3a/MnSOD 信号轴，减少线粒体氧化损伤，可保护线粒体功能。ECH 通过上调 SIRT1/FOXO3a/MnSOD 轴和抑制心力衰竭大鼠的线粒体氧化应激来逆转心肌重塑并改善心脏功能。

二、杠柳次苷

杠柳次苷（periplocymarin）是一种甲型强心苷。ISO 诱导的心肌纤维化中，杠柳次苷可降低心肌僵硬度，减少 ECM 的过度沉积，抑制纤维化相关基因（COL 1A1、COL 3A1、Acta2 和 TGF-β1）和蛋白质（COL Ⅰ、COL Ⅲ、α-SMA 和 TGF-β1）的表达。杠柳次苷调节氨基酸、葡萄糖和脂质代谢，抑制 ISO 处理后 NOS3 的 mRNA 表达降低和 Ptgs2 增加。杠柳次苷可防止 β-肾上腺素能激活诱导的心肌纤维化，其潜在机制是杠柳次苷靶向 eNOS 和 COX-2，以改善心肌细胞的代谢过程，从而减轻心肌纤维化。

三、海藻糖

海藻糖（trehalose）是由两个葡萄糖分子组成的一个非还原性双糖。在通过添加 TGF-β1 诱导的体外人结膜下成纤维细胞的纤维化模型中，海藻糖可以通过增强自噬水平抑制 Smad2 的磷酸化来缓解人结膜下成纤维细胞的纤维化，而抑制自噬可以加重人结膜下成纤维细胞的纤维化。在通过腹腔注射葡萄糖酸氯己定诱导的腹膜纤维化模型和原代小鼠腹膜间皮细胞中，海藻糖通过促进 Snail 降解，激活自噬并抑制间皮细胞的间皮向间充质转化来减轻腹膜纤维化。在肺成纤维细胞 MRC-5 细胞中，海藻糖通过下调 β-catenin 来抑制成纤维细胞分化，而不是通过典型的自噬和 TGF-β/Smad2/3 途径。海藻糖可以通过增强自噬体形成调节 ERK 磷酸化，从而减少成骨细胞介导的破骨细胞生成，并减少原发性胆汁性肝硬化相关的骨丢失。海藻糖通过激活肺泡巨噬细胞中 TFEB 介导的自噬-溶酶体系统减轻结晶二氧化硅诱导的肺纤维化。

海藻寡糖（alginate oligosaccharide）是海藻酸盐的一种降解产物，由于其广泛的药理活性和有益作用而被广泛研究，是由 1，4-甘露糖醛酸和 1，4-古洛糖醛酸不规则链接起来的线性长链分子。海藻寡糖通过促进衰老小鼠的 Nrf2 核转位激活核因子 Nrf2 通路，并上调 HO-1 和 NQO1 的表达，可减轻衰老肾脏的组织损伤和纤维化。

四、百里醌

百里醌（thymoquinone，TQ）是黑种草子挥发油中一种非常重要的活性成分。在 ISO 诱导的大鼠心肌损伤模型中，TQ 预处理显著减少了心肌梗死面积，降低了血清心脏标志物升高，增加了心肌还原型谷胱甘肽的水平。TQ 预处理显著降低了心肌氧化应激、炎症、纤维化和细胞凋亡的标志物，通过增强自噬改善心肌细胞损伤和功能障碍。TQ 可能作为一种有前途的预防性心脏保护疗法的药物，用于有发生心肌损伤风险的患者，如心肌梗死病例，并防止心肌损伤的进展。

五、香兰素

香兰素（vanillin），又名香草醛，化学名称为 3-甲氧基-4-羟基苯甲醛，是从芸香科植物香荚兰豆中提取的一种香料。香兰素可通过靶向生长因子促进 TAA 诱导的肝损伤大鼠模型中的肝再生。香兰素通过 HGF、VEGF 和增强细胞周期蛋白 D1 表达来增强细胞增殖。同样，香兰素通过抑制 ECM 积累具有显著的纤维化消退潜力，通过调节 MMP-2 及其抑制剂 TIMP-1 增强其降解。

六、松酯醇二葡萄糖苷

松脂醇二葡萄糖苷（pinoresinol diglucoside，PDG）是从杜仲、苏合香和连翘中提取的木脂素类活性化合物，在调节高血压、炎症和氧化应激方面发挥作用。腹主动脉部分缩窄手术的心肌肥大大鼠模型中，PDG 治疗可预防心脏组织形态学损伤，减少肥大生物标志物的上调，并预防纤维化和炎症。PDG 显著抑制细胞模型中心肌细胞肥大生物标志物和炎症反应的变化。PDG 可通过 AKT/mTOR/NF-κB 信号传导在压力过载诱导的大鼠中减轻心脏肥大。

七、番茄红素

番茄红素（lycopene）是植物性食物中存在的一种类胡萝卜素。在双酚 A（bisphenol A，BPA）诱导的肺损伤模型中，番茄红素降低了 IL-1β、IL-6、MDA 和 NO 含量，升高了 IL-10、SOD、CAT 和 GSH，减轻了肺泡塌陷、淋巴细胞浸润、红细胞外渗和纤维化。番茄红素治疗使 8-OHdG 免疫阳性细胞的平均百分比和 Bax 和 caspase 3 免疫阳性细胞的平均面积百分比显著降低，Bcl-2 免疫阳性细胞的平均面积百分比显著降低。因此，番茄红素具有抗凋亡、抗炎和抗氧化作用，是一种针对 BPA 引起的肺损伤的保护剂。

八、竹红菌甲素

竹红菌甲素（hypocrellin A，HA）是一种萘醌类色素。在 LED 红光照射的人类瘢痕疙瘩成纤维细胞（keloid fibrobalsts，KFs）中，HA 联合 LED 红光照射（HA-R-PDT）可降低 KFs 活力，减少 KFs 胶原蛋白产生和 ECM 积累，抑制细胞增殖，抑制细胞侵袭并诱导细胞凋亡。此外，HA-R-PDT 可抑制 TGF-β/Smad 信号通路和自噬。HA-R-PDT 可通过调节 TGF-β1-ERK-自噬-凋亡信号通路抑制 KFs 的细胞过度增殖、胶原合成和 ECM 积累。HA-R-PDT 可以作为瘢痕疙瘩的潜在治疗策略，自噬可能是治疗 KFs 潜在靶点。

九、龙胆酸

龙胆酸（gentisic acid，2，5-二羟基苯甲酸）是一种多羟基酸。通过慢性 TAC 诱导的小鼠心力衰竭模型中，龙胆酸给药以剂量依赖性方式抑制心脏功能障碍，并减轻心脏肥大和纤维化。龙胆酸剂量依赖性地降低纤维化标志物基因的表达，从而抑制肾素-血管紧张素-醛固酮系统，并减少肺体积和肺血管重塑。补充龙胆酸可能有助于预防心脏肥大发展为心力衰竭。

十、芦荟素

芦荟素（aloin）是芦荟属的一种蒽醌苷，也称为芦荟苷。在 ISO 诱导的大鼠心脏肥大模型中，芦荟素显著减轻了心脏损伤和心脏肥大，改善心脏功能和心脏组织学改变。从机制上讲，芦荟素通过抑制心脏中 COL I、α-SMA、纤连蛋白、TGF-β 和 p-Smad2/3 蛋白的水平来减轻 ISO 诱导的纤维化。芦荟素可减轻 ISO 诱导的心肌氧化损伤并上调抗氧化转录因子 Nrf2 和 HO-1 蛋白的水平。在体外，芦荟素处理减弱了 ISO 诱导的 H9C2 细胞中的肥大变化和 ROS 的产生。芦荟素可通过抑制 TGF-β/p-Smad2/3 信号传导和恢复心肌抗氧化来缓解 ISO 诱导的心脏肥大和纤维化，因此具有治疗心脏肥大和纤维化的潜力。

十一、大车前苷

大车前苷（plantamajoside，PMS）是一种苯丙烷类糖苷。PMS 抑制了 ISO 诱导的 H9C2 细胞表面积的增加，以及心钠素（atrial natriuretic peptide，ANP）、脑钠素（brain natriuretic peptide，BNP）和编码肌球蛋白 7（myosin heavy 7，Myh7）的 mRNA 表达。在体内，PMS 可改善 ISO 引起的心脏功能下降，抑制心脏解剖参数的增加，减轻心脏组织的组织病理学变化，抑制 ANP、BNP、Myh7、COL I 和 COL III 的 mRNA 和蛋白表达。此外，PMS 在体外和体内均抑制组蛋白去乙酰化酶 2（histone deacetylase 2，HDAC2）的活性，并下调下游蛋白 p-AKT 和 p-GSK3β 的表达。总体而言，PMS 可通过抑制 HDAC2 和 AKT/GSK-3β 信号通路减轻 ISO 诱导的心脏肥大，具有显著的心脏保护作用。

十二、棕榈油酸

棕榈油酸（palmitoleic acid）是一种由 16 个碳原子组成且含 1 个双键的 ω-7 单不饱和脂肪酸。棕榈油酸已被确定为生理性心脏肥大的调节剂。在棕榈油酸刺激的原代小鼠心肌细胞中，共有 129 个基因存在差异表达，包括邻近体增殖物激活受体 α/δ 的靶基因血管生成素样因子 4（angiopoietin like protein 4，Angptl4）和丙酮酸脱氢酶激酶 4（pyruvate dehydrogenase kinase 4，Pdk4）。体内试验结果表明，棕榈油酸在小鼠中的应用具有心脏保护和抗纤维化作用。这与心脏 PPAR 特异性信号通路的棕榈油酸依赖性调节有关。总之，棕榈油酸可能对心脏纤维化和炎症具有保护作用。

十三、香茅醛

香茅醛（citronellal，CT）是一种重要的香料。在 DCM 大鼠模型中，CT 改善了网状纤维、弹性纤维、胶原沉积、心肌纤维结构、LV 肥大，以及收缩和舒张功能障碍的异常。此外，CT 可抑制 NO 含量的增加和 SOD 活性的升高，以及 MDA 容量的降低。CT 可能通过下调 LV 中 VEGFR1 的表达来改善 T2DM 诱导的 DCM。因此，CT 改善 DCM 的作用可能是通过改善氧化应激，从而下调 LV 中 VEGFR1 的表达。

◆ 参考文献

Betz IR，Qaiyumi SJ，Goeritzer M，et al. ，2021. Cardioprotective effects of Palmitoleic acid（C16：1n7）in a mouse model of Catecholamine – induced cardiac damage are mediated by PPAR activation［J］. Int J Mol Sci，22：12695. PMID：34884498.

Chen Y，Pan R，Zhang J，et al. ，2021. Pinoresinol diglucoside（PDG）attenuates cardiac hypertrophy via AKT/mTOR/NF – κB signaling in pressure overload – induced rats［J］. J Ethnopharmacol，272：113920. PMID：33607200.

Faheem NM，El Askary A，Gharib AF，2021. Lycopene attenuates bisphenol A – induced lung injury in adult albino rats：a histological and biochemical study［J］. Environ Sci Pollut Res Int，28：49139 – 49152. PMID：33932206.

Farag MM，Khalifa AA，Elhadidy WF，et al. ，2021. Thymoquinone dose – dependently attenuates myocardial injury induced by isoproterenol in rats via integrated modulations of oxidative stress，inflammation，apoptosis，autophagy，and fibrosis［J］. Naunyn Schmiedebergs Arch Pharmacol，394：1787 – 1801. PMID：34216225.

Ghanim AMH，Younis NS，Metwaly HA，2021. Vanillin augments liver regeneration effectively in Thioacetamide induced liver fibrosis rat model［J］. Life Sci，286：120036. PMID：34637793.

He X，Chen S，Li C，et al. ，2020. Trehalose alleviates crystalline Silica – induced pulmonary fibrosis via activation of the TFEB – mediated autophagy – lysosomal system in alveolar macrophages［J］. Cells，9：122. PMID：31947943.

Lu F，Sun X，Xu X，et al. ，2020. SILAC – based proteomic profiling of the suppression of TGF – β1 – induced lung fibroblast – to – myofibroblast differentiation by trehalose［J］. Toxicol Appl Pharmacol，391：114916. PMID：32035996.

Miyake T，Sakai N，Tamai A，et al. ，2020. Trehalose ameliorates peritoneal fibrosis by promoting Snail degradation and inhibiting mesothelial – to – mesenchymal transition in mesothelial cells［J］. Sci Rep，10：14292. PMID：32868830.

Ni Y，Deng J，Liu X，et al. ，2021. Echinacoside reverses myocardial remodeling and improves heart function via regulating SIRT1/FOXO3a/MnSOD axis in HF rats induced by isoproterenol［J］. J Cell Mol Med，25：203 – 216. PMID：33314649.

Niu T，Tian Y，Shi Y，et al. ，2021. Antifibrotic effects of Hypocrellin A combined with LED red light irradiation on keloid fibroblasts by counteracting the TGF – β/Smad/autophagy/apoptosis signalling pathway［J］. Photodiagnosis Photodyn Ther，34：102202. PMID：33556618.

Pan H，Feng W，Chen M，et al. ，2021. Alginate oligosaccharide ameliorates D – Galactose – induced kidney aging in mice through activation of the Nrf2 signaling pathway［J］. Biomed Res Int，2021：6623328. PMID：33506023.

Qiu Y, Meng L, Chao C, et al., 2021. The novel function of citronellal for antidiabetic cardiomyopathy [J]. Acta Biochim Biophys Sin (Shanghai), 53: 1731 - 1735. PMID: 34596208.

Shang L, Pin L, Zhu S, et al., 2019. Plantamajoside attenuates isoproterenol - induced cardiac hypertrophy associated with the HDAC2 and AKT/ GSK - 3β signaling pathway [J]. Chem Biol Interact, 307: 21 - 28. PMID: 31009642.

Sun S, Kee HJ, Ryu Y, et al., 2019. Gentisic acid prevents the transition from pressure overload - induced cardiac hypertrophy to heart failure [J]. Sci Rep, 9: 3018. PMID: 30816171.

Syed AM, Kundu S, Ram C, et al., 2022. Aloin alleviates pathological cardiac hypertrophy via modulation of the oxidative and fibrotic response [J]. Life Sci, 288: 120159. PMID: 34801516.

Wu N, Chen L, Yan D, et al., 2020. Trehalose attenuates TGF - β1 - induced fibrosis of hSCFs by activating autophagy [J]. Mol Cell Biochem, 470: 175 - 188. PMID: 32447719.

Xu X, Wang R, Wu R, et al., 2020. Trehalose reduces bone loss in experimental biliary cirrhosis rats via ERK phosphorylation regulation by enhancing autophagosome formation [J]. FASEB J, 34: 8402 - 8415. PMID: 32367591.

Yun W, Qian L, Yuan R, et al., 2021. Periplocymarin protects against myocardial fibrosis induced by β - adrenergic activation in mice [J]. Biomed Pharmacother, 139: 111562. PMID: 33839492.

附录一　英文缩写词表

缩略词	英文全称	中文全称
6 – Gin	6 – gingerol	6 – 姜酚
8 – Gin	8 – gingerol	8 – 姜酚
12 – LOX	12 lioxygenase	12 脂氧合酶
15d – PGJ$_2$	15 – deoxy – Δ12，14 – prostaglandin J2	环戊烯酮类前列腺素
A	adenine	腺嘌呤
ABCG2	ATP binding cassette subfamily G member 2	ATP 结合盒转运蛋白 2
AdipoR1	adiponectin receptor 1	脂联素受体 1
ADRN	adriamycin – induced nephropathy	阿霉素肾病
AECs	alveolar epithelial cells	肺泡上皮细胞
AGEs	advanced glycation end products	晚期糖基化终末产物
AHR	aryl hydrocarbon receptor	芳香烃受体
AIM2	absent in melanoma 2	黑色素瘤缺乏因子
AKI	acute kidney injury	急性肾损伤
Akt	protein kinase B	蛋白激酶 B
ALK5	activin receptor – like kinase 5	激活素受体样激酶 5
ALP	alkaline phosphatase	碱性磷酸酶
ALT	alanine aminotransferase	丙氨酸转氨酶
AMPK	AMP – activated protein kinase	腺苷酸活化蛋白激酶
Ang II	angiotensin II	血管紧张素 II
ANGPTL4	angiopoietin like protein 4	血管生成素样蛋白 4
ANP	atrial natriuretic peptide	心钠素
AP – 1	activator protein – 1	激活蛋白 – 1
Apaf – 1	apoptotic protease – activating factor – 1	凋亡蛋白酶激活因子 1
Apelin	adipocytokines	脂肪细胞因子
AQP1	aquaponn1	水通道蛋白 1
ARE	antioxidant response element	抗氧化反应元件
Arg II	arginase II	精氨酸酶 II
AS	atherosclerosis	动脉粥样硬化
ASC	apoptosis-associated speck-like protein	凋亡相关斑点样蛋白
ASGPR	asialoglyco protein receptor	去唾液酸糖蛋白受体
AST	aspartate aminotransferase	天冬氨酸转氨酶

（续）

缩略词	英文全称	中文全称
AT1	angiotensin Ⅱ type 1	血管紧张素Ⅱ 1型
ATF4	activated transcription factor 4	活转录因子 4
ATG5	autophagy – related gene 5	自噬相关基因 5
ATGL	adipose triglyceride lipase	甘油三酯脂解酶
AUF1	AU – rich element – RNA binding factor	富含 AU 元件的 RNA 结合因子
AXIN2	axis inhibitor 2	轴心 2
Axl	tyrosine receptor kinase Axl	酪氨酸蛋白激酶 Axl
BALF	bronchoalveolar lavage fluid	支气管肺泡灌洗液
BAs	bile acids	胆汁酸
BAT	brown adipose tissue	棕色脂肪组织
Bax	Bcl – 2 – associated X protein	Bcl – 2 相关 X 蛋白
Bcl – 2	B – cell lymphoma – 2	B 淋巴细胞瘤 – 2
BDHSCs	bone marrow – derived hepatocyte stem cells	骨髓来源的肝细胞干细胞
BDNF	brain – derived neurotrophic factor	脑源性神经营养因子
Beclin1	mammalian ortholog of yeast ATG 6	酵母 ATG 6 同系物
bFGF	basic fibroblast growth factor	碱性成纤维细胞生长因子
BPA	bisphenol A	双酚 A
BLM	bleomycin	博来霉素
BMDM	bone marrow – derived macrophage	骨髓巨噬细胞
BMP – 7	bone morphogenetic protein – 7	骨形态发生蛋白 – 7
BNP	brain natriuretic peptide	脑钠素
BRD4	bromodomain protein 4	溴结构域蛋白 4
BUN	blood urea nitrogen	血尿素氮
CARD	caspase activation and recruitment domain	半胱氨酸天冬氨酸蛋白酶募集结构域
caspase	cysteinyl aspartate specific proteinase	半胱氨酸天冬氨酸蛋白酶
CAT	catalase	过氧化氢酶
CATB	cathepsin B	组织蛋白酶 B
CATD	cathepsin D	组织蛋白酶 D
Cav	voltage – gated calcium	电压门控离子通道
CB2	cannabinoid 2	大麻素 2 型
CCL	chemoattractant cytokine ligand	趋化因子配体
CCl$_4$	carbon tetrachloride	四氯化碳
Ccr	creatinine clearance rate	肌酐清除率

（续）

缩略词	英文全称	中文全称
Cd	cadmium	镉
CF	cystic fibrosis	囊性纤维化
CdCl₂	cadmium chloride	氯化镉
CFA	complete Freund's adjuvant	完全弗氏佐剂
CFs	cardiac fibroblasts	心脏成纤维细胞
CGRP	calcitonin gene - related peptide	降钙素基因相关肽
CHI3L1	chitinase - 3 - like protein 1	壳多糖酶 3 样蛋白 1
CHOP	enhancer - binding protein homologous protein	增强子结合蛋白同源蛋白
CK	creatine kinase	肌酸激酶
CKD	chronic kidney disease	慢性肾脏病
CK - MB	creatine kinase isoenzyme	肌酸激酶同工酶
COL Ⅳ	collagen Ⅳ	胶原蛋白Ⅳ
COL Ⅰ	collagen Ⅰ	胶原蛋白Ⅰ
COL1A1	collagen type Ⅰ alpha1	Ⅰ型胶原 α1 亚基基因
COM	calcium oxalate monohydrate	一水草酸钙
CoQ10	coenzyme Q10	辅酶 Q10
COVID - 19	corona virus disease 2019	新型冠状病毒肺炎
COX - 2	cyclooxygenase 2	环氧合酶 2
CP	chronic pancreatitis	慢性胰腺炎
CREB	cAMP - response element binding protein	海马环磷腺苷效应元件结合蛋白
CS	cigarette smoke	香烟烟雾
CTGF	connective tissue growth factor	结缔组织生长因子
CTX	cyclophosphamide	环磷酰胺
CVB3	coxsackievirus 3	柯萨奇 B3 病毒
Cx43	connexin 43	缝隙连接蛋白 43
CYP1A2	cytochrome P450 1A2	人细胞色素 P450 酶 1A2
CYP2D6	cytochrome P450 2D6	人细胞色素 P450 酶 2D6
CYP2E1	cytochrome P4502 E1	细胞色素 P4502E1
Cyto - c	cytochrome C	细胞色素 C
DALYs	disability adjusted life years	伤残调整生命年
DANCR	differentiation antagonizing non - protein coding RNA	非蛋白编码 RNA
dATP	deoxyadenosine triphosphate	去氧腺苷三磷酸
DCM	dilated cardiomyopathy	糖尿病心肌病

（续）

缩略词	英文全称	中文全称
DDC	3，5 - diethoxycarboxyl - 1，4 - dihydro - 2，4，6 - trimethylpyridine	3，5 -二乙氧基羰基 - 1，4 -二氢 - 2，4，6 -三甲基吡啶
DHEA	dehydroepiandrosterone	去氢表雄酮
DIO	diet - induced obese	饮食诱导肥胖
DISC	death - inducing signaling complex	死亡诱导信号复合体
DLM	deltamethyrin	溴氰菊酯
DMAPT	dimethylamino parthenolide	二甲氨基小白菊内酯
DMD	duchenne muscular dystrophy	杜氏肌营养不良症
DMED	diabetes mellitus erectile dysfunction	糖尿病性勃起功能障碍
DMTHB	demethylenetetrahydroberberine	去亚甲基四氢小檗碱
DN	diabetic nephropathy	糖尿病肾病
DNMT1	dNA methyltransferase 1	DNA 甲基转移酶 1
DOX	doxorubicin	阿霉素
Dvl2	dishevelled - 2	蓬乱蛋白 Dsh 同源物 2
E - cadherin	epithelial cadherin	上皮钙黏蛋白
ECM	extracellular matrix	细胞外基质
EMT	epithelial - mesenchymal transition	上皮间质转化
eNOS	endothelial nitric oxide synthetase	内皮型一氧化氮合酶
EOCW	cymbopogon winterianus essential oil	香茅精油
ERK	extracellular signal - regulated kinases	胞外信号调节激酶
ERS	endoplasmic reticulum stress	内质网应激
ET	endothelin	内皮素
EtOH	ethyl alcohol	乙醇
FABP	fatty acid binding protein	脂肪酸结合蛋白
FADD	fas - associating via death domain	Fas 相关死亡域蛋白
FAK	focal adhesion kinase	黏附斑激酶
Fas	factor associated suicide	凋亡相关因子
FasL	factor associated suicide ligand	凋亡相关因子配体
FASN	fatty acid synthase	脂肪酸合成酶
FBG	fasting blood glucose	空腹血糖
fBMF	fibrotic buccal mucosa fibroblasts	纤维化颊黏膜成纤维细胞
FeA	ferulic acid	阿魏酸
FFA	free fatty acids	游离脂肪酸
FGF	fibroblast growth factor	成纤维细胞生长因子

（续）

缩略词	英文全称	中文全称
FMD	fibroblast－myofibroblast differentiation	成纤维细胞-肌成纤维细胞分化
FN	fibronectin	纤连蛋白
FOXO1	forkhead box O1	叉头框转录因子 1
FOXO3	forkhead box O3	叉头框转录因子 3
FXR	farnesoid X receptor	法尼醇 X 受体
Gas6	growth arrest specific protein 6	生长停滞特异性蛋白 6
GCLC	glutamate cysteine ligase catalytic subunit	谷氨酸-半胱氨酸连接酶催化亚基
GCLM	glutamate cysteine ligase modifier subunit	谷氨酸-半胱氨酸连接酶调节亚基
Gli－1	glioma associated oncogene homolog 1	胶质瘤相关癌基因-1
GLP－1R	glucagon－like peptide－1 receptor	胰高血糖素样肽-1 受体
Glut4	glucose transporter 4	葡萄糖转运蛋白 4
GLUT9	glucose transporter 9	葡萄糖转运体 9
GMC	glomerular mesangial cells	肾小球系膜细胞
Gp91 phox	NADPH oxidase 2	NADPH 氧化酶 2
GPX4	glutathione peroxidase 4	谷胱甘肽过氧化物酶-4
GRP78	glucose regulated protein 78	葡萄糖调节蛋白 78
GSH－Px	glutathione peroxidase	谷胱甘肽过氧化物酶
GSK3β	glycogen synthase kinase 3β	糖原合成酶激酶 3β
GZMA	granzyme A	颗粒酶 A
GZMB	granzyme B	颗粒酶 B
H_2O_2	hydrogen peroxide	过氧化氢
HA	hyaluronan	透明质酸
HbA1c	glycosylated hemoglobin	糖化血红蛋白
HCAEC	human coronary artery endothelial cells	人冠状动脉内皮细胞
HD	hesperetin derivative	橙皮素衍生物
HDAC2	histone deacetylase 2	去乙酰化酶 2
Hes1	hairy and enhancer of split 1	发状分裂相关增强子 1
HF	high－fat	高脂
HFD	high－fat diet	高脂饮食
HFF－1	human skin fibroblasts	人皮肤成纤维细胞
HG	high glucose	高糖
HGF	hepatocyte growth factor	肝细胞生长因子
Hh	hedgehog signaling pathway	刺猬信号通路
HIF－1α	hypoxia inducible factor－1α	低氧诱导因子-1α

（续）

缩略词	英文全称	中文全称
HK2	hexokinase 2	己糖激酶 2
HK - 2	human proximal tubular epithelial cells	人近端肾小管上皮细胞
HLF	human lung fibroblasts	人肺成纤维细胞
HMGB1	high mobility group protein 1	高迁移率族蛋白 1
HMGCR	hMG - Co A reductase	羟甲基戊二酰辅酶 A 还原酶
HMOX1	heme oxygenase 1	血红素加氧酶 1
HMrSV5	human peritoneal mesothelial cell	人腹膜间皮细胞
HO - 1	heme oxygenase - 1	血红素氧合酶-1
HOMA - IR	homeostasis model assessment - insulin resistance	胰岛素抵抗稳态模型评估
HOTAIR	homeobox gene transcript antisense intergenic RNA	同源盒基因转录反义 RNA
HPMC	hydroxypropyl methyl cellulose	人腹膜间皮细胞
HRI	hepatorenal index	肝肾指数
HS	hypertrophic scar	肥厚性瘢痕
HSCs	hepatic stellate cells	肝星状细胞
HSFs	hypertrophic scar fibroblasts	增生性瘢痕成纤维细胞
HSP90β	heat shock protein 90β	热休克蛋白 90 β
HTF	human tenon's capsule fibroblast	人 Tenon 囊成纤维细胞
HTRA2	hightemperature requirement protein A2	高温需求蛋白 A2
HUVEC	human umbilical vein endothelial cell	人脐静脉内皮细胞
HYP	hydroxyproline	羟脯氨酸
ICAM - 1	intercellular adhesion molecule - 1	细胞间黏附分子-1
IFN - γ	interferon - γ	干扰素-γ
IGF - 1	insulin - like growth factor - 1	胰岛素样生长因子-1
IGFBPrP1	insulin - like growth factor binding protein - related protein 1	胰岛素样生长因子结合蛋白相关蛋白 1
IgM	immunoglobulin M	免疫球蛋白 M
IAPs	inhibitor of apoptosis family of proteins	IAP 家族
IL - 10	interleukin - 10	白介素 10
IL - 1β	interleukin - 1β	白介素 1β
IL - 22	interleukin - 22	白介素 22
IL - 6	interleukin - 6	白介素 6
iNOS	inducible nitric oxide synthase	诱导型一氧化氮合酶
IPF	idiopathic pulmonary interstitial fibrosis	特发性肺间质纤维化
IR	insulin resistance	胰岛素抵抗

（续）

缩略词	英文全称	中文全称
IRE1α	inositol‐requiring enzyme‐1α	肌醇依赖性激酶1α
IRI	ischemia‐reperfusion injury	缺血-再灌注损伤
IRP2	iron regulatory protein 2	铁调节蛋白2
IRS2	insulin receptor substrate 2	胰岛素受体底物2
ISO	isoproterenol	异丙肾上腺素
IκBα	I‐kappa B alpha	核转录因子κB抑制蛋白α
JAK1	janus kinase 1	Janus激酶1
JAK2	janus kinase 2	Janus激酶2
JNK	c‐Jun N‐terminal kinase	c‐Jun氨基末端激酶
Keap1	kelch like ECH‐associated protein 1	Kelch样环氧氯丙烷相关蛋白1
KFs	keloid fibrobalsts	瘢痕疙瘩成纤维细胞
KLF5	krüpple‐like factor 5	Krüpple样因子5
LA	left atrium	左心房
LAD	left atrial diameter	左房内径
LBE	lemon balsam extract	柠檬香脂提取物
LC3‐II	microtubule associated protein 1 light chain 3‐II	微管相关蛋白1轻链3‐II
LDH	lactate dehydrogenase	乳酸脱氢酶
LDL	low density lipoprotein	低密度脂蛋白
LDL‐C	low density lipoprotein cholesterol	低密度脂蛋白胆固醇
LEC	lens epithelial cells	晶状体上皮细胞
LiCl	lithium chloride	氯化锂
LKB1	liver kinase B1	肝激酶B1
LN	laminin	层黏连蛋白
Lnc RNA	long‐stranded non‐coding RNA	长链非编码RNA
LOXL2	lysyl oxidase like 2	类赖氨酰氧化酶2
LPO	lipid peroxide	脂质过氧化物
LPS	lipopolysaccharide	脂多糖
LRP	low‐density lipoprotein receptorrelated protein	低密度脂蛋白受体相关蛋白
LSEC	liver sinusoidal endothelial cells	肝窦内皮细胞
LV	left ventricle	左心室
MAP1S	microtubule‐associated protein 1S	微管相关蛋白1S
MAPK	mitogen‐activated protein kinase	丝裂原活化蛋白激酶
MCD	methionine‐choline deficient	胆碱缺乏
MCP‐1	monocyte chemoattractant protein‐1	单核细胞趋化蛋白-1

（续）

缩略词	英文全称	中文全称
MDA	malondialdehyde	丙二醛
MDCK	madin‑darby canine kidney	犬肾细胞
MDS	myelodysplastic syndromes	骨髓增生异常综合征
MF	myocardial fibrosis	心肌纤维化
MFb	myofibroblasts	肌成纤维细胞
MI	myocardial infarction	心肌梗死
miR‑124	microRNA‑124	微小 RNA‑124
MMPs	matrix metalloproteinases	基质金属蛋白酶
MPC‑5	mouse renal podocytes	小鼠肾脏足细胞
MPO	myeloperoxidase	髓过氧化物酶
MS	metabolic syndrome	代谢综合征
MTEC	mouse thymic epithelial cell	小鼠胸腺上皮细胞
mTOR	mammalian target of rapamycin	哺乳动物雷帕霉素靶蛋白
MyD88	myeloid differentiation protein 88	髓样分化蛋白 88
Myh7	myosin heavy 7	编码肌球蛋白 7
NADPH	nicotinamide adenine dinucleotide phosphate	烟酰胺腺嘌呤二核苷酸
NAFLD	nonalcoholic fatty liver disease	非酒精性脂肪肝病
NAG	N‑acetyl‑β‑D‑glucosaminidase	N‑乙酰‑β‑D 氨基葡萄糖苷酶
NASH	nonalcoholic steatohepatitis	非酒精性脂肪性肝炎
NE	norepinephrine	去甲肾上腺素
NFAT	nuclear factor of activated T cells	活化 T 细胞核因子
NF‑κB	nuclear factor‑kappa B	核因子‑κB
Ngfr	nerve growth factor receptor	神经生长因子受体
NLRP3	NOD‑like receptor protein 3	NOD 样受体蛋白 3
NLRs	nucleotide‑binding and oligomerization domain（NOD）‑like receptors	核苷酸结合寡聚化结构域样受体
NO	nitric oxide	一氧化氮
NOD	nucleotide‑binding and oligomerization domain	核苷酸结合寡聚化结构域
NOX	nicotinamide adenine dinucleotide oxidase	烟酰胺腺嘌呤二核苷酸磷酸氧化酶
NOX 4	NADPH oxidase 4	NADPH 氧化酶 4
NQO1	NADPH：quinone oxidoreductase‑1	醌氧化还原酶‑1
NR4A1	orphan nuclear receptor subfamily 4 A1	孤儿核受体亚家族 4A1
NRCM	neonatal rat cardiac myocytes	新生大鼠心肌细胞
Nrf2	nuclear factor erythroid 2‑related factor 2	核因子红系相关因子 2

（续）

缩略词	英文全称	中文全称
NRK-49F	normal renal fibroblast of rat	大鼠肾脏成纤维细胞
NRK-52E	normal renal tubularduct epithelial cells of rat	大鼠肾小管导管上皮细胞
OA	osteoarthritis	骨关节炎
OAT1	organic anion transporter 1	有机阴离子转运蛋白1
OCT1	organic cation transporter 2	有机阳离子转运体2
OCTN2	organic carnitine/organic cation transporter	有机阳离子/肉碱转运蛋白2
OGD/R	oxygen glucose deprivation/reoxygenation	氧糖剥夺/复氧
-OH	hydroxyl	羟基
OPA1	opticatrophy 1	视神经萎缩蛋白1
OSF	oral submucosal fibrosis	口腔黏膜下纤维化
OVA	ovalbumin	抗原卵清白蛋白
P-gp	P-glycoprotein	P-糖蛋白
P21	cyclin-dependent kinase inhibitor 1 A	细胞周期蛋白依赖性激酶抑制剂1A
P2X7R	purinergic 2X7 receptor	嘌呤能2X7受体
p38 MAPK	p38 mitogen-activated protein kinase	p38丝裂原活化蛋白激酶
p53	tumor protein 53	肿瘤蛋白53
PⅢN-P	recombinant procollagen Ⅲ N-terminal propeptide	Ⅲ型前胶原氨基端原肽
PAH	pulmonary arterial hypertension	肺动脉高压
PCNA	proliferating cell nuclear antigen	增殖细胞核抗原
PCOS	polycystic ovary syndrome	多囊卵巢综合征
PDGF	platelet derived growth factor	血小板衍生生长因子
PDGF-BB	platelet-derived growth factor-BB	血小板衍生生长因子-BB
PDK4	pyruvate dehydrogenase kinase 4	丙酮酸脱氢酶激酶4
PERK	protein kinase R-like endoplasmic reticulum kinase	内质网应激蛋白激酶R样内质网激酶
PF	pulmonary fibrosis	肺纤维化
PFK2	6-phosphofructo-2-kinase	6-磷酸果糖激酶-2
PGC-1α	peroxisome proliferator-activated receptor gamma coacti-vator 1α	过氧化物酶体增殖活化受体γ共激活因子1α
PGE2	prostaglandin E2	前列腺素E2
PI	propidium Iodide	碘化丙啶
PI3K	phosphatidylinositol 3-kinase	磷酸化磷脂酰肌醇3-激酶
PKCδ	protein kinase Cδ	蛋白激酶Cδ
PLA2	phospholipase A2	磷脂酶A2

（续）

缩略词	英文全称	中文全称
PO	potassium oxoxazine	氧嗪酸钾
Poldip2	polymerase delta – interacting protein 2	聚合酶 δ 相互作用蛋白 2
Postn	periostin	骨膜蛋白
PPAR-α	peroxisome proliferator – activated receptor – α	过氧化物酶体增殖物激活受体-α
PPARγ	peroxisome proliferator – activated receptor gamma	过氧化物酶体增殖物激活受体 γ
PROX1	prospero – related homeobox 1	转录因子 Prospero 同源框 1
PSC	pancreatic stellate cell	胰腺星状细胞
PTEN	phosphatase and tensin homolog gene	磷酸酶及张力蛋白同源基因
PTP1B	protein tyrosine phosphatase 1 B	蛋白酪氨酸磷酸酶 1B
PUMA	p53 upregulated modulator of apoptosis	p53 上调凋亡调控因子
PXR	pregnane X receptor	孕烷 X 受体
PYD	pyrin domains	热蛋白结构域
RA	rheumatoid arthritis	类风湿性关节炎
RAC1	ras – related C3 botulinum toxin substrate 1	RAS 相关 C3 肉毒杆菌毒素底物 1
RAGE	receptor of advanced glycation endproducts	晚期糖基化终末产物受体
Ras	rat sarcoma virus	大鼠肉瘤病毒
Reg3a	regeneration protein3a	再生蛋白 3
RhoA	ras homologous family member A	Ras 同源蛋白家族成员 A
RIPK	receptor interacting protein kinase	蛋白激酶
RLE – 6TN	rat lung epithelial – T – antigen negative	大鼠肺泡 II 型上皮细胞
RNS	reactive nitrogen species	活性氮
ROCK	rho – associated coiled coil – forming protein kinase	Rho 相关螺旋卷曲蛋白激酶
ROS	reactive oxygen species	活性氧
RV	right ventricle	右心室
SCAP	sterol regulatory element – binding protein cleavage – activating protein	固醇调节元件结合蛋白裂解活化蛋白
SCD	stearoyl – CoA desaturase	硬脂酰辅酶 A 去饱和酶
SCr	serum creatinine	血清肌酐
SENP1	SUMO specific peptidase 1	SUMO 特异性蛋白酶 1
SERP1	stress – associated endoplasmic reticulum protein 1	内质网应激相关蛋白
SGLT2	sodium – glucosecotransporter – 2	钠-葡萄糖协同转运蛋白-2
SHR	spontaneous hypertension rats	自发性高血压大鼠
SIRT3	silent information regulator factor 2 related enzyme 3	沉默信息调节因子 2 相关酶 3
SMAC	second mitochondria – derived activator of caspases	线粒体促凋亡蛋白

（续）

缩略词	英文全称	中文全称
Smo	smoothened frizzled class receptor	平滑受体蛋白
SOAT1	sterol O－acyltransferase－1	甾醇 O－酰基转移酶－1
SOCS1	suppressor of cytokine signaling 1	细胞因子信号传送阻抑物 1
SOD	superoxide dismutase	超氧化物歧化酶
SP1	specialized protein 1	特化蛋白 1
SREBP 2	sterol－regulatory element binding protein 2	胆固醇调节元件结合蛋白 2
SREBP 1	sterol regulatory element binding protein 1	固醇调节元件结合蛋白 1
SSc	systemic sclerosis	系统性硬化症
SSF	systemic scleroderma fibroblasts	人硬皮病皮肤成纤维细胞
ST2	suppression of tumorigenicity 2	肿瘤抑制素 2
STAT1	signal transducer and activator of transcription 1	信号转导与转录激活因子 1
STAT 3	signal transduction and transcriptional activator 3	信号转导及转录激活因子 3
STING	stimulator of interferon genes	干扰素基因刺激因子
STZ	streptozotocin	链脲佐菌素
SUMO	small ubiquitinrelated modified protein	小泛素样修饰蛋白
T1DM	type 1 diabetes mellitus	1 型糖尿病
T2DM	type 2 diabetes mellitus	2 型糖尿病
TAA	thioacetamide	硫代乙酰胺
TAC	transverse aortic constriction	横向主动脉缩窄
TAK1	TGF－β－activated kinase 1	转化生长因子 β 激活激酶 1
TAZ	transcriptional coactivator with PDZ－binding motif	含 PDZ 结合基序的转录共激活因子
TBARS	thiobarbituric acid reactive substances	硫代巴比妥酸
TC	total cholesterol	总胆固醇
TECs	tubular epithelial cells	肾小管上皮细胞
TG	triglyceride	三酰甘油
TGF－β1	transforming growth factor－β1	转化生长因子 β1
TGR5	G－protein－coupled bile acid receptor 1	G 蛋白偶联胆汁酸受体 1
Th17	T helper cell 17	辅助性 T 细胞
Thy－1	Thy－1 cell surface antigen	Thy－1 细胞表面抗原
TIMPs	tissue inhibitor of metalloproteinases	金属蛋白酶组织抑制剂
TLR4	toll－like receptor 4	Toll 样受体 4
TNC	tenascin－C	肌腱蛋白 C
TNF－α	tumor necrosis factor α	肿瘤坏死因子 α
TNF－α－R1	tumor necrosis factor－α－recepter1	肿瘤坏死因子－α－受体 1

（续）

缩略词	英文全称	中文全称
TP	thromboxane	血栓素
tPA	tissue plasminogen activator	组织型纤溶酶原激活物
TPEP	total phenolic compounds extracted from E. konishii pericarp	圆齿野鸦椿果皮总酚类化合物
tRADD	TNF receptor - associated death domain	死亡结构域蛋白
TRAF 6	tumor necrosis factor receptor - associated factor 6	肿瘤坏死因子受体相关因子 6
Treg	regulatory cell	调节性细胞
Trf	thyrotropin releasing factor	促甲状腺素释放因子
TRPM8	melastatin - related transient receptor potential 8	M 型瞬时受体电位通道 8
Trx	thioredoxin	硫氧还蛋白
TrxR	thioredoxin reductase	硫氧还蛋白还原酶
TUNEL	TdT - mediated dUTP nick - end labeling	末端脱氧核苷酸转移酶缺口末端标记
TXNIP	thioredoxin - Interacting Protein	硫氧还蛋白相互作用蛋白
TβRI	transforming growth factorβ receptor Ⅰ	转化生长因子 β1 的受体 Ⅰ
UA	uric acid	尿酸
ULK1	unc - 51 - like kinase1	Unc - 51 样激酶 1
U - mAlb	urinary microalbumin	尿微量白蛋白
uPA	uroplasminogen activato	尿型纤溶酶原激活剂
uPAR	uroplasminogen activato receptor	尿型纤溶酶原激活剂受体
UPR mt	mitochondrial unfolded protein response	线粒体未折叠蛋白反应
URAT1	urate transporter 1	尿酸转运蛋白 1
UUO	unilateral ureteral obstruction	单侧输尿管梗阻
VCAM - 1	vascular cell adhesion molecule - 1	血管细胞粘附分子- 1
VEGF	vascular endothelial growth factor	血管内皮生长因子
VNN1	vanin - 1	重组人血管非炎性因子 1
vWF	von Willebrand Factor	血管性血友病因子
WAT	white adipose tissue	白色脂肪组织
WWP2	WW domain - containing protein 2	WW 结构域的蛋白 2
XO	xanthine oxidase	黄嘌呤氧化酶
YAP	yes - associated protein	转录调节因子 Yes 相关蛋白
ZO - 1	zona occlusive protein - 1	闭锁小带蛋白- 1
α - SMA	α - smooth muscle actin	α -平滑肌蛋白
β - arrestin2	beta arrestin 2	β 抑制蛋白 2

附录二　天然活性物质汇总表

表 1　生物碱类信息

中文名	CAS登录号	英文名	分子结构式	分子式	分子量
石蒜碱	476 - 28 - 8	lycorine		$C_{16}H_{17}NO_4$	287.31
长春花碱	142741 - 24 - 0	conophylline		$C_{44}H_{50}N_4O_{10}$	794.89
长春西汀	42971 - 09 - 5	vinpocetine		$C_{22}H_{26}N_2O_2$	350.45
四甲基吡嗪	1124 - 11 - 4	tetramethylpyrazine		$C_8H_{12}N_2$	136.19
小檗碱	2086 - 83 - 1	berberine		$[C_{20}H_{18}NO_4]^4$	336.37
粉防己碱	518 - 34 - 3	tetrandrine		$C_{38}H_{42}N_2O_6$	622.75

（续）

中文名	CAS登录号	英文名	分子结构式	分子式	分子量
苦参碱	519 - 02 - 8	matrine		$C_{15}H_{24}N_2O$	248.37
氧化苦参碱	16837 - 52 - 8	oxymatrine		$C_{15}H_{24}N_2O_2$	264.36
益母草碱	24697 - 74 - 3	leonurine		$C_{14}H_{21}O_5N_3$	311.33
荜茇酰胺	20069 - 09 - 4	piperlongumine		$C_{17}H_{19}NO_5$	317.34
异钩藤碱	6859 - 01 - 4	isorhynchophylline		$C_{12}H_{22}O_{11}$	384.47
去甲乌药碱	5843 - 65 - 2	higenamine		$C_{16}H_{17}NO_3$	271.31
甜菜红	7659 - 95 - 2	betanin		$C_{24}H_{26}N_2O_{13}$	550.47

（续）

中文名	CAS登录号	英文名	分子结构式	分子式	分子量
青藤碱	115-53-7	sinomenine		$C_{19}H_{23}NO_4$	329.38
胡椒碱	94-62-2	piperine		$C_{17}H_{19}NO_3$	285.34
苦茶碱	2309-49-1	theacrine		$C_9H_{12}N_4O_3$	224.22
白屈菜红碱	478-03-5	chelerythrine		$C_{21}H_{18}NO_4$	348.37
秋水仙碱	64-86-8	colchicine		$C_{22}H_{25}NO_6$	399.44
甲基莲心碱	2292-16-2	neferine		$C_{38}H_{44}N_2O_6$	624.77
加兰他敏	357-70-0	galanthamine		$C_{17}H_{21}NO_3$	287.35

（续）

中文名	CAS登录号	英文名	分子结构式	分子式	分子量
高三尖杉酯碱	26833 - 87 - 4	homoharringtonine		$C_{29}H_{39}NO_9$	545.63
吴茱萸碱	518 - 17 - 2	evodiamine		$C_{19}H_{17}N_3O$	303.36
葫芦巴碱	535 - 83 - 1	trigonelline		$C_7H_7NO_2$	137.14
黄连碱	3486 - 66 - 6	coptisine		$C_{19}H_{14}NO_4$	320.32

表2 多糖信息

中文名	CAS登录号	英文名	分子结构式	分子式	分子量
海藻糖	99 - 20 - 7	trehalose		$C_{12}H_{22}O_{11}$	342.3
黄芪多糖	89250 - 26 - 0	astragalus polysaccharides		$C_{10}H_7ClN_2O_2S$	254.69
岩藻多糖	9072 - 19 - 9	fucoidan		$C_7H_{14}O_7S$	242.25

（续）

中文名	CAS登录号	英文名	分子结构式	分子式	分子量
β-葡聚糖	9051-97-2	β-glucan		$C_{18}H_{30}O_{15}$	486.42
菊粉	9005-80-5	inulin		$C_{17}H_{11}N_{5}$	285.3

表 3　黄酮类化合物信息

中文名	CAS登录号	英文名	分子结构式	分子式	分子量
异鼠李素	480-19-3	isorhamnetin		$C_{16}H_{12}O_{7}$	316.26
灯盏花乙素	27740-01-8	scutellarin		$C_{21}H_{18}O_{12}$	462.36
鹰嘴豆芽素 A	491-80-5	biochanin A		$C_{16}H_{12}O_{5}$	284.26
槲皮素	117-39-5	quercetin		$C_{15}H_{10}O_{7}$	302.24
异甘草素	961-29-5	isoliquiritigenin		$C_{15}H_{12}O_{4}$	256.25

（续）

中文名	CAS登录号	英文名	分子结构式	分子式	分子量
新橙皮苷	13241-33-3	neohesperidin		$C_{28}H_{34}O_{15}$	610.56
橙皮素	520-33-2	hesperitin		$C_{16}H_{14}O_6$	302.29
金丝桃苷	482-36-0	hyperoside		$C_{21}H_{20}O_{12}$	464.38
柳穿鱼黄素	520-12-7	pectolinarigenin		$C_{17}H_{14}O_6$	314.29
水飞蓟宾	22888-70-6	silibinin		$C_{25}H_{22}O_{10}$	482.44
水飞蓟素	65666-07-1	silymarin		$C_{25}H_{22}O_{10}$	482.44
山柰酚	520-18-3	kaempferol		$C_{15}H_{10}O_6$	286.24

（续）

中文名	CAS登录号	英文名	分子结构式	分子式	分子量
二氢槲皮素	480 – 18 – 2	dihydroquercetin		$C_{15}H_{12}O_7$	304.25
根皮素	60 – 82 – 2	phloretin		$C_{15}H_{14}O_5$	274.27
漆黄素	528 – 48 – 3	fisetin		$C_{15}H_{10}O_6$	286.24
高良姜素	548 – 83 – 4	galangin		$C_{15}H_{10}O_5$	270.24
芹菜素	520 – 36 – 5	apigenin		$C_{15}H_{10}O_5$	270.24
汉黄芩素	632 – 85 – 9	wogonin		$C_{16}H_{12}O_5$	284.26
杨梅素	529 – 44 – 2	myricetin		$C_{15}H_{10}O_8$	318.24
二氢杨梅素	27200 – 12 – 0	dihydromyricetin		$C_{15}H_{12}O_8$	320.25

（续）

中文名	CAS登录号	英文名	分子结构式	分子式	分子量
甘草素	578 - 86 - 9	liquiritigenin		$C_{15}H_{12}O_4$	256.25
天竺葵素	7690 - 51 - 9	pelargonidin		$C_{15}H_{11}O_5$	271.24
二水槲皮素；槲皮素二水合物	6151 - 25 - 3	quercetin dihydrate		$C_{15}H_{14}O_9$	338.27
槲皮素3，5，7，3′，4′-五甲基醚	1247 - 97 - 8	pentamethyl quercetin		$C_{20}H_{20}O_7$	372.37
柚皮苷	10236 - 47 - 2	naringin		$C_{27}H_{32}O_{14}$	580.54
黄芩苷	21967 - 41 - 9	baicalin		$C_{21}H_{18}O_{11}$	446.36

（续）

中文名	CAS登录号	英文名	分子结构式	分子式	分子量
木犀草素	491-70-3	luteolin		$C_{15}H_{10}O_6$	286.24
白杨素	480-40-0	chrysin		$C_{15}H_{10}O_4$	254.24
黄腐酚	6754-58-1	xanthohumol		$C_{21}H_{22}O_5$	354.40
淫羊藿苷	56692-02-5	icariin		$C_{33}H_{40}O_{15}$	676.66
胡桃苷	5041-67-8	juglanin		$C_{20}H_{18}O_{10}$	418.35
桑黄素	480-16-0	morin		$C_{15}H_{10}O_7$	302.24
桑色素水合物	654055-01-3	morin hydrate		$C_{15}H_{12}O_8$	320.25
橘皮素	481-53-8	tangeretin		$C_{20}H_{20}O_7$	372.37

（续）

中文名	CAS登录号	英文名	分子结构式	分子式	分子量
葛根素	3681 - 99 - 0	puerarin		$C_{21}H_{20}O_9$	416.38
染料木黄酮	446 - 72 - 0	genistein		$C_{15}H_{10}O_5$	270.24
鸢尾黄素	548 - 77 - 6	tectorigenin		$C_{16}H_{12}O_6$	300.26
马里苷	535 - 96 - 6	marein		$C_{21}H_{22}O_{11}$	450.40
柚皮素	480 - 41 - 1	naringenin		$C_{15}H_{12}O_5$	272.25
芦丁	153 - 18 - 4	rutin		$C_{27}H_{30}O_{16} \cdot 3(H_2O)$	610.52
金合欢素	480 - 44 - 4	acacetin		$C_{16}H_{12}O_5$	284.26

（续）

中文名	CAS登录号	英文名	分子结构式	分子式	分子量
黄杞苷	572 - 31 - 6	engeletin		$C_{21}H_{22}O_{10}$	434.39
地奥司明	520 - 27 - 4	diosmin		$C_{28}H_{32}O_{15}$	608.55
千层纸素	480 - 11 - 5	oroxylin A		$C_{16}H_{12}O_5$	284.26
红花黄色素	36338 - 96 - 2	safflower yellow		$C_{43}H_{44}O_{24}$	910.78
松属素	480 - 39 - 7	pinocembrin		$C_{15}H_{12}O_4$	256.25
飞燕草素；氯化花翠素	528 - 53 - 0	delphinidin chloride		$C_{15}H_{11}ClO_7$	338.69
毛蕊异黄酮	20575 - 57 - 9	calycosin		$C_{16}H_{12}O_5$	284.26
落新妇苷	29838 - 67 - 3	astilbin		$C_{21}H_{22}O_{11}$	450.39

（续）

中文名	CAS登录号	英文名	分子结构式	分子式	分子量
黄芩素；贝加灵	21967 - 41 - 9	baicalin		$C_{21}H_{18}O_{11}$	446.36
黄芩素	491 - 67 - 8	baicalein		$C_{15}H_{10}O_5$	270.24
紫花牡荆素	479 - 91 - 4	casticin		$C_{19}H_{18}O_8$	374.34
苦参黄素	34981 - 26 - 5	kurarinone		$C_{26}H_{30}O_6$	438.51
黄豆苷元	486 - 66 - 8	daidzein		$C_{15}H_{10}O_4$	254.24
刺芒柄花素	485 - 72 - 3	formononetin		$C_{16}H_{12}O_4$	268.27
川陈皮素	478 - 01 - 3	nobiletin		$C_{21}H_{22}O_8$	402.39
山姜素	1090 - 65 - 9	alpinetin		$C_{16}H_{14}O_4$	270.28
柽柳黄素	603 - 61 - 2	tamarixetin		$C_{16}H_{12}O_7$	316.26

中文名	CAS 登录号	英文名	分子结构式	分子式	分子量
棕矢车菊素	18085 - 97 - 7	jaceosidin		$C_{17}H_{14}O_7$	330.29
8 -醛基麦冬黄烷酮	1316224 - 76 - 6	8 - formyl ophiopogonanone		$C_{19}H_{18}O_6$	342.34
7，8 -二羟基黄酮	38183 - 03 - 8	7，8 - dihydroxyflavone		$C_{15}H_{10}O_4$	254.24
香叶木素	520 - 34 - 3	diosmetin		$C_{16}H_{12}O_6$	300.26

表 4　萜类化合物信息

中文名	CAS 登录号	英文名	分子结构式	分子式	分子量
灵芝酸	81907 - 62 - 2	ganoderic acid		$C_{30}H_{44}O_7$	516.67
黄芪甲苷	84687 - 43 - 4	astragaloside		$C_{41}H_{68}O_{14}$	784.97

（续）

中文名	CAS登录号	英文名	分子结构式	分子式	分子量
雷公藤红素	34157 - 83 - 0	celastrol；tripterine		$C_{29}H_{38}O_4$	450.61
雷公藤内酯	38647 - 11 - 9	triptonide		$C_{20}H_{22}O_6$	358.39
大麻二酚	74219 - 29 - 7	cannabidiol		$C_{21}H_{30}O_2$	314.46
竹节参皂苷ⅣA	51415 - 02 - 2	chikusetsusaponin ⅣA		$C_{42}H_{66}O_{14}$	794.97
青蒿素	63968 - 64 - 9	artemisinin		$C_{15}H_{22}O_5$	282.33
双氢青蒿素	71939 - 50 - 9	dihydroartemisinin		$C_{15}H_{24}O_5$	284.35
蒿甲醚	71963 - 77 - 4	artemether		$C_{16}H_{26}O_5$	298.38
青蒿琥酯	88495 - 63 - 0	artesunate		$C_{19}H_{28}O_8$	384.42

生物活性物质在器官纤维化治疗中的应用

（续）

中文名	CAS 登录号	英文名	分子结构式	分子式	分子量
人参皂苷 Rb1	41753-43-9	ginsenoside Rb1		$C_{54}H_{92}O_{23}$	1 109.30
人参皂苷 Rg3	14197-60-5	ginsenoside Rg3，20(S)-ginsenoside Rg3		$C_{42}H_{72}O_{13}$	785.01
人参皂苷 Rg2	52286-74-5	ginsenoside Rg2		$C_{42}H_{72}O_{13}$	785.01
人参皂苷 Re	51542-56-4	ginsenoside Re		$C_{48}H_{82}O_{18}$	947.15

156

（续）

中文名	CAS 登录号	英文名	分子结构式	分子式	分子量
人参皂苷 Rd	52705 - 93 - 8	ginsenoside Rd		$C_{48}H_{82}O_{18}$	947.15
人参皂苷 Rk3	364779 - 15 - 7	ginsenoside Rk3		$C_{36}H_{60}O_8$	620.86
人参皂苷 AD2	72480 - 62 - 7	ginsenoside AD2		$C_{59}H_{52}O_4$	824
20（S）- 原人参三醇	34080 - 08 - 5	20（S）- protopanaxatriol		$C_{30}H_{52}O_4$	476.73
穿心莲内酯	5508 - 58 - 7	andrographolide		$C_{20}H_{30}O_5$	350.45

（续）

中文名	CAS 登录号	英文名	分子结构式	分子式	分子量
姜黄二酮	13657 - 68 - 6	curdione		$C_{15}H_{24}O_2$	236.35
小白菊内酯	20554 - 84 - 1	parthenolide		$C_{15}H_{20}O_3$	248.32
二甲氨基小白菊内酯	870677 - 05 - 7	dimethylaminop arthenolide		$C_{17}H_{27}NO_3$	293.4
Δ9 -四氢大麻酚酸	23978 - 85 - 0	Δ9 - tetrahydroca nnabinolic acid		$C_{22}H_{30}O_4$	358.47
积雪草酸	464 - 92 - 6	asiatic acid		$C_{30}H_{48}O_5$	488.70
积雪草苷	16830 - 15 - 2	asiaticoside		$C_{48}H_{78}O_{19}$	959.12
柴胡皂苷 A	20736 - 09 - 8	saikosaponin A		$C_{42}H_{68}O_{13}$	780.98

（续）

中文名	CAS登录号	英文名	分子结构式	分子式	分子量
柴胡皂苷 B2	58316 - 41 - 9	saikosaponin B2		$C_{42}H_{68}O_{13}$	780.98
柴胡皂苷 D	20874 - 52 - 6	saikosaponin D		$C_{42}H_{68}O_{13}$	780.98
冬凌草甲素	28957 - 04 - 2	oridonin		$C_{20}H_{28}O_6$	364.43
熊果酸	77 - 52 - 1	ursolic acid		$C_{30}H_{48}O_3$	456.70
丹参酮 II A	568 - 72 - 9	tanshinone II A		$C_{19}H_{18}O_3$	294.34
科罗索酸	4547 - 24 - 4	corosolic acid		$C_{30}H_{48}O_4$	472.70
木香烃内酯	553 - 21 - 9	costunolide		$C_{15}H_{20}O_2$	232.32
獐牙菜苷	14215 - 86 - 2	sweroside		$C_{16}H_{22}O_9$	358.34

（续）

中文名	CAS登录号	英文名	分子结构式	分子式	分子量
藏红花素	42553－65－1	crocin		$C_{44}H_{64}O_{24}$	976.97
龙胆苦苷	20831－76－9	gentiopicroside		$C_{16}H_{20}O_9$	356.32
桔梗素A	66779－34－8	platycodin A		$C_{59}H_{94}O_{29}$	1 267.36
桔梗皂苷D	58479－68－8	platycodin D		$C_{57}H_{92}O_{28}$	1 225.32
常春藤皂苷元	465－99－6	hederagenin		$C_{30}H_{48}O_4$	472.70

（续）

中文名	CAS登录号	英文名	分子结构式	分子式	分子量
竹柏内酯D	19891-53-3	nagilactone D		$C_{18}H_{20}O_6$	332.34
甜菊糖苷	57817-89-7	stevioside		$C_{38}H_{60}O_{18}$	804.87
瑞鲍迪苷A；莱苞迪苷A	58543-16-1	rebaudioside A		$C_{44}H_{70}O_{23}$	967.01
白术内酯Ⅰ	73069-13-3	atractylenolide I		$C_{15}H_{18}O_2$	230.30
白术内酯Ⅲ	73030-71-4	atractylenolide Ⅲ		$C_{15}H_{20}O_3$	248.32
黄柏酮	751-03-1	obacunone		$C_{26}H_{30}O_7$	454.51

（续）

中文名	CAS登录号	英文名	分子结构式	分子式	分子量
胡黄连苷 I	27409 - 30 - 9	picroside I		$C_{24}H_{28}O_{11}$	492.47
巴卡亭Ⅲ	27548 - 93 - 2	baccatin Ⅲ		$C_{31}H_{38}O_{11}$	586.63
桦木酸	472 - 15 - 1	betulinic acid		$C_{30}H_{48}O_3$	456.70
吉马酮	6902 - 91 - 6	germacrone		$C_{15}H_{22}O$	218.34
葫芦素 B	6199 - 67 - 3	cucurbitacin B		$C_{32}H_{46}O_8$	558.70
印苦楝内酯	25990 - 37 - 8	nimbolide		$C_{27}H_{30}O_7$	466.52
莪术醇	4871 - 97 - 0	curcumol		$C_{15}H_{24}O_2$	236.35

（续）

中文名	CAS登录号	英文名	分子结构式	分子式	分子量
球姜酮	471 - 05 - 6	zerumbone		$C_{15}H_{22}O$	218.33
野鸦椿酸	53155 - 25 - 2	euscaphic acid		$C_{30}H_{48}O_5$	488.7
丹酚酸B	121521 - 90 - 2	salvianolic acid B		$C_{36}H_{30}O_{16}$	718.61
绞股蓝皂苷	11028 - 00 - 5	bacoside a		$C_{41}H_{68}O_{13}$	768.97
绞股蓝皂苷 LXXV	110261 - 98 - 8	gypenoside LXXV		$C_{42}H_{72}O_{13}$	785.01
獐牙菜苦素	17388 - 39 - 5	swertiamarine		$C_{16}H_{22}O_{10}$	374.34

（续）

中文名	CAS登录号	英文名	分子结构式	分子式	分子量
卡拉维洛苷Ⅲ		karaviloside Ⅲ		$C_{37}H_{62}O_8$	634.9
香芹酚	499-75-2	5-isopropyl-2-methylphenol		$C_{10}H_{14}O$	150.22
紫杉醇	33069-62-4	paclitaxel		$C_{47}H_{51}NO_{14}$	853.92
七叶皂苷钠	20977-05-3	sodium escinate; sodium aescinate		$C_{54}H_{83}NaO_{23}$	1 124.22
薄荷醇	89-78-1	menthol		$C_{10}H_{20}O$	156.27
芍药苷	23180-57-6	paeoniflorin		$C_{23}H_{28}O_{11}$	480.47

（续）

中文名	CAS 登录号	英文名	分子结构式	分子式	分子量
蒲公英甾醇	1059 - 14 - 9	taraxasterol		$C_{30}H_{50}O$	426.72
土木香内酯	546 - 43 - 0	alantolactone		$C_{15}H_{20}O_2$	232.32
京尼平苷	24512 - 63 - 8	geniposide		$C_{17}H_{24}O_{10}$	388.37
山芝麻酸甲酯	102637 - 02 - 5	methyl helicterate		$C_{40}H_{56}O_6$	632.90
丹参醇 A	189308 - 08 - 5	danshenol A		$C_{21}H_{20}O_4$	336.38
去氧苦地胆苦素	29307 - 03 - 7	deoxyelephantopin		$C_{19}H_{20}O_6$	344.36
短叶老鹳草素 A	16503 - 32 - 5	brevilin A		$C_{20}H_{26}O_5$	346.42

（续）

中文名	CAS 登录号	英文名	分子结构式	分子式	分子量
佛司可林	66575 - 29 - 9	forskolin		$C_{22}H_{34}O_7$	410.50
灵芝酸	81907 - 62 - 2	ganoderic acid		$C_{30}H_{44}O_7$	516.67
茯苓酸 A	137551 - 38 - 3	poricoic acid A		$C_{31}H_{46}O_5$	498.69
茯苓新酸 A	137551 - 38 - 3	poricoic acid A		$C_{31}H_{46}O_5$	498.69
奇任醇	52659 - 56 - 0	kirenol		$C_{20}H_{34}O_4$	338.48
紫苏醇	536 - 59 - 4	perilla alcohol		$C_{10}H_{16}O$	152.23
三七皂苷 R1	80418 - 24 - 2	notoginsenoside R1		$C_{47}H_{80}O_{18}$	933.13

（续）

中文名	CAS登录号	英文名	分子结构式	分子式	分子量
闹羊花毒素Ⅱ	26116 - 89 - 2	rhodojaponin Ⅱ		$C_{22}H_{34}O_7$	410.50
甘草酸	1405 - 86 - 3	glycyrrhizic acid；glycyrrhizin		$C_{42}H_{62}O_{16}$	822.94
梓醇	2415 - 24 - 9	catalpol		$C_{15}H_{22}O_{10}$	362.33
堆心菊灵	6754 - 13 - 8	helenalin		$C_{15}H_{18}O_4$	262.30
鼠尾草酸	3650 - 09 - 7	carnosic acid		$C_{20}H_{28}O_4$	332.43
1，8-桉树脑	470 - 82 - 6	1，8 - cineole		$C_{10}H_{18}O$	154.25
桔梗皂苷 D	58479 - 68 - 8	platycodin D		$C_{57}H_{92}O_{28}$	1 225.32

（续）

中文名	CAS登录号	英文名	分子结构式	分子式	分子量
岩大戟内酯B	37905 - 08 - 1	jolkinolide B		$C_{20}H_{26}O_4$	330.42
诺卡酮	4674 - 50 - 4	nootkatone		$C_{15}H_{22}O$	218.34
裂叶苣荬莱内酯	4290 - 13 - 5	santamarine		$C_{15}H_{20}O_3$	248.32
Petchi醚A		petchiether A		$C_{21}H_{28}O_5$	360.40
银杏内酯A	15291 - 75 - 5	ginkgolide A		$C_{20}H_{24}O_9$	408.40
香叶醇	106 - 24 - 1	geraniol		$C_{10}H_{18}O$	154.25
橙花叔醇	7212 - 44 - 4	nerolidol		$C_{15}H_{26}O$	222.37
法尼醇	4602 - 84 - 0	farnesol		$C_{15}H_{26}O$	222.37
土荆皮乙酸苷	82508 - 31 - 4	pseudolaric acid B		$C_{23}H_{28}O_8$	432.46
岩藻黄质	3351 - 86 - 8	fucoxanthin		$C_{42}H_{58}O_6$	676.92

表5　酚类化合物信息表

中文名	CAS登录号	英文名	分子结构式	分子式	分子量
红景天苷	10338 – 51 – 9	salidroside		$C_{14}H_{20}O_7$	300.3
姜黄素	458 – 37 – 7	curcumin		$C_{21}H_{20}O_6$	368.38
四氢姜黄素	36062 – 04 – 1	tetrahydrocurcumin		$C_{21}H_{24}O_6$	372.41
白藜芦醇	501 – 36 – 0	resveratrol		$C_{14}H_{12}O_3$	228.24
酪醇；2 – (4 –羟苯基)乙醇	501 – 94 – 0	tyrosol；4 – hydroxyphenyl ethanol		$C_8H_{10}O_2$	138.16
原儿茶酸	99 – 50 – 3	protocatechuic acid		$C_7H_6O_4$	154.12
原儿茶醛；3,4 –二羟基苯甲醛	139 – 85 – 5	3, 4 – dihydroxybenzaldehyde		$C_7H_6O_3$	138.12
柯里拉京	23094 – 69 – 1	corilagin		$C_{27}H_{22}O_{18}$	634.45

（续）

中文名	CAS登录号	英文名	分子结构式	分子式	分子量
没食子酸	149 - 91 - 7	gallic acid		$C_7H_6O_5$	170.12
迷迭香酸	20283 - 92 - 5	rosmarinic acid		$C_{18}H_{16}O_8$	360.32
天麻素	62499 - 27 - 8	gastrodin		$C_{13}H_{18}O_7$	286.28
丁香树脂酚	6216 - 81 - 5	syringaresinol		$C_{22}H_{26}O_8$	418.44
丁香脂素	1177 - 14 - 6	syringaresinol		$C_{22}H_{26}O_8$	418.44
丹皮酚	552 - 41 - 0	paeonol		$C_9H_{10}O_3$	166.17
补骨脂酚	10309 - 37 - 2	bakuchiol		$C_{18}H_{24}O$	256.38

（续）

中文名	CAS登录号	英文名	分子结构式	分子式	分子量
姜油酮；姜酮	122-48-5	zingerone；vanillylacetone		$C_{11}H_{14}O_3$	194.23
6-姜酚	23513-14-6	6-gingerol		$C_{17}H_{26}O_4$	294.39
8-姜酚	23513-08-8	8-gingerol		$C_{19}H_{30}O_4$	322.43
6-姜烯酚	555-66-8	6-shogaol		$C_{17}H_{24}O_3$	276.37
白皮杉醇	10083-24-6	piceatannol		$C_{14}H_{12}O_4$	244.24
香草酸	121-34-6	vanillic acid		$C_8H_8O_4$	168.15
丁香酚	97-53-0	eugenol		$C_{10}H_{12}O_2$	164.2
阿魏酸	1135-24-6	ferulic acid		$C_{10}H_{10}O_4$	194.18
阔叶黄檀酚	10154-42-4	latifolin		$C_{17}H_{18}O_4$	286.32

（续）

中文名	CAS登录号	英文名	分子结构式	分子式	分子量
诃黎勒酸	23094 - 71 - 5	chebulagic acid		$C_{41}H_{30}O_{27}$	954.66
诃子酸	18942 - 26 - 2	chebulinic acid		$C_{41}H_{32}O_{27}$	956.68
芝麻酚	533 - 31 - 3	sesamol		$C_7H_6O_3$	138.12
安石榴苷	65995 - 63 - 3	punicalagin		$C_{48}H_{28}O_{30}$	1 084.72
银杏酚酸	22910 - 60 - 7	ginkgolic acid		$C_{22}H_{34}O_3$	346.5

（续）

中文名	CAS登录号	英文名	分子结构式	分子式	分子量
绿原酸	327-97-9	chlorogenic acid		$C_{16}H_{18}O_9$	354.31
咖啡酸	331-39-5	caffeic acid		$C_9H_8O_4$	180.16
派立辛；巴利森苷	62499-28-9	parishin		$C_{45}H_{56}O_{25}$	996.91
丹参酸A；丹参素乳酸	23028-17-3	salvianic acid A		$C_9H_{10}O_5$	198.17

表6　其他化合物信息

中文名	CAS登录号	英文名	分子结构式	分子式	分子量
松果菊苷	82854-37-3	echinacoside		$C_{35}H_{46}O_{20}$	786.73

（续）

中文名	CAS 登录号	英文名	分子结构式	分子式	分子量
杠柳次苷	32476 - 67 - 8	periplocymarin		$C_{30}H_{46}O_8$	534.68
百里醌	490 - 91 - 5	thymoquinone		$C_{10}H_{12}O_2$	164.2
香兰素	121 - 33 - 5	vanillin		$C_8H_8O_3$	152.15
松酯醇二葡萄糖苷	63902 - 38 - 5	pinoresinol diglucoside		$C_{32}H_{42}O_{16}$	682.67
番茄红素	502 - 65 - 8	lycopene		$C_{40}H_{56}$	536.87
竹红菌甲素	77029 - 83 - 5	hycrecrellin A		$C_{30}H_{26}O_{10}$	546.52

（续）

中文名	CAS登录号	英文名	分子结构式	分子式	分子量
龙胆酸； 2，5－ 二羟基 苯甲酸	490－79－9	2，5－ dihydroxybenzoic acid		$C_7H_6O_4$	154.12
芦荟素	1415－73－2	aloin		$C_{21}H_{22}O_9$	418.39
大车 前苷	104777－68－6	plantamajoside		$C_{29}H_{36}O_{16}$	640.59
棕榈 油酸 （C16： 1n7)	373－49－9	palmitoleic acid		$C_{16}H_{30}O_2$	254.41
香茅醛	106－23－0	citronellal		$C_{10}H_{18}O$	154.25

图书在版编目（CIP）数据

生物活性物质在器官纤维化治疗中的应用 / 张志刚，李心慰，徐闯主编 . —北京：中国农业出版社，2024.12
ISBN 978-7-109-31900-4

Ⅰ.①生…　Ⅱ.①张…　②李…　③徐…　Ⅲ.①生物活性—物质—应用—人体器官—纤维变性（病理）—治疗
Ⅳ.①R364.2

中国国家版本馆 CIP 数据核字（2024）第 076238 号

中国农业出版社出版
地址：北京市朝阳区麦子店街 18 号楼
邮编：100125
责任编辑：张艳晶
版式设计：杨　婧　责任校对：吴丽婷
印刷：中农印务有限公司
版次：2024 年 12 月第 1 版
印次：2024 年 12 月北京第 1 次印刷
发行：新华书店北京发行所
开本：787mm×1092mm　1/16
印张：12
字数：270 千字
定价：98.00 元